의 과 대 학 통 합 교 재

임상가정의학

Clinical Family Medicine

순천향대학교 의과대학 편

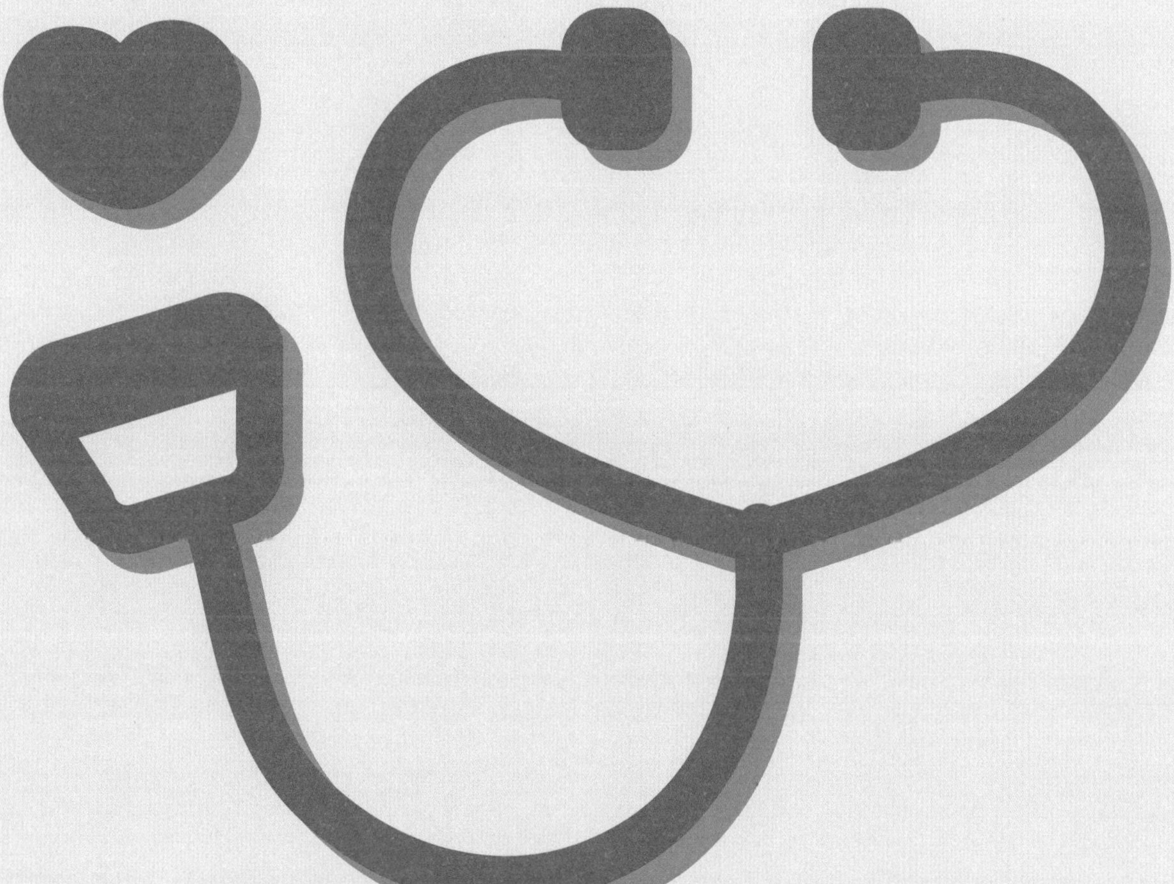

SCH 순천향대학교 출판부

집필진 (가나다순)

박재홍 순천향대학교 구미병원 이비인후과학교실

서주영 순천향대학교 서울병원 가정의학교실

신경숙 순천향대학교 구미병원 가정의학교실

오정은 순천향대학교 천안병원 가정의학교실

유병욱 순천향대학교 서울병원 가정의학교실

윤여준 공군 군의관

이경식 가천의과대학교 길병원 가정의학교실

조용진 순천향대학교 천안병원 가정의학교실

조주연 순천향대학교 서울병원 가정의학교실

홍성호 순천향대학교 서울병원 가정의학교실

황승열 순천향대학교 구미병원 신경과학교실

목 차

I부 가정의학 원론

II부 일차의료에서의 건강증진

III부 일차의료에서 흔한 질병들

IV부 일차의료인으로서의 임상수기

머리말

「임상가정의학」의 발간을 가정의학을 사랑하는 모든 분들과 함께 기쁘게 생각합니다.

우리나라에서 가정의학이 시작된지도 이제 30년이 지났고 그동안 6,000여 명의 전문의가 가정의학의 길로 들어섰으며 해마다 300여 명의 가정의학도가 새로이 들어와 우리나라의 가정의학과 일차의료를 위해서, 우리나라의 올바른 의료전달체계의 확립을 위한 가정의학적 진료, 교육과 연구에 열의를 다하고 있습니다. 그럼에도 불구하고 국내외 사회경제적 환경과 의료 환경이 하루가 다르게 변화하여 가정의학을 전공하는 저자들로서의 이에 대한 대응을 위해 학문적으로 뿐 아니라 정책적으로도 지속적으로 변화하고 혁신해야 하는 과제를 안고 있습니다.

가정의학에 대한 교과서나 서적은 이미 대한가정의학회를 비롯한 여러 기관 및 학자들에 의하여 다양한 방식으로 발간되었으며, 이들이 있어 가정의학이 더욱 발전하는 데 있어 기반이 되었다고 봅니다. 이번에 저희가 발간하는 「임상가정의학」은 조금 더 핵심적이고 실제적인 내용들이라고 할까요? 최근 일차의료에서 흔하게 접하는 질환들에 대한 임상 치료 지침들이 새롭게 소개되고 있으며, 또한 일차 진료의사로서의 가정의가 필수적으로 알아야하는 진료 기술, 수기 등을 정리하였으며, 특히 가정의학에 대해 알고 싶어하는 의과대학 학생과 실제 가정의학을 전공하는 전공의들을 위한 소위 가정의학 지침서를 새로이 발간하게 된 것에 의미를 부여하고 싶습니다.

이 책은 환자를 진료할 때 쉽게 찾아보고 적용할 수 있도록 원론을 비롯한 일차의료에 있어서의 다양한 질병의 진단과 치료에 초점을 맞추어 간명하게 기술되어 있습니다. 또한 임상진료에 필요한 최신의 지식과 술기를 포함하고 있어 가정의학과를 찾아오는 환자에게 최상의 진료를 제공할 수 있도록 도와주는 소중한 친구가 되었으면 하는 것이 저자들의 자그마한 바람입니다.

이 책이 발간되기까지 오랜 기간 가정의학에 대한 열정과 사랑으로 바쁘신 중에도 옥고를 보내주신 집필진 선생님들, 여러 조언을 주신 선생님들, 순천향대학병원 가정의학과 교실 의국원들, 그리고 발간 기회를 주신 순천향대학교 관계자분들께 깊은 감사를 드립니다.

2011년 3월

대표 저자 조주연

제 I 부

가정의학 원론

제 1 장

가정의학의 개념

조 주 연

1 정의

가정의학(family medicine)은 연령, 성별, 질병의 종류에 구애됨이 없이 가족을 대상으로 지속적이고 포괄적인 의료를 제공하는 학문이다. 이 정의는 세 가지 개념을 포함하고 있는데, 첫째, 지속적 의료(continuity care), 둘째, 포괄적 의료(comprehensive care), 셋째, 가족 의료(family care)의 개념이다.

지속적 의료란 환자와 의사의 관계에서 시간적인 관계를 의미하며, 아플 때나 건강할 때나 언제든지 건강상의 문제점에 대해서는 지속적인 책임을 갖는다는 의미와 질병의 자연사에 대하여 의사는 병이 다 나을 때까지 계속적인 책임을 진다는 개념을 포함한다.

예를 들면, 폐렴 환자가 있을 때 가정의의 책임은 환자를 통원 치료한다든가 입원 치료하여 폐렴을 치료해야 할 뿐만 아니라, 그 후에라도 가족의 문제(알코올 중독, 부부 싸움, 위생 상태 등 폐렴을 일으킬 수 있는 정신적, 육체적, 사회경제적 문제)를 함께 해결해 가는 지속적인 책임을 지는 것이다.

포괄적 의료란 의료의 범위를 말하는 것으로, 의사들이 환자 진료시 치료 의학적인 측면 뿐 아니라 예방의학, 재활의학적인 방법으로도 접근하여 건강 증진과 건강을 유지하게 하는 의료와 기타 임상 각과의 영역을 범위로 하는 광범위한 의료라는 의미를 내포한다.

가족 의료란 가족이 의료의 단위로서 가족을 구성하는 어린이, 남자, 여자, 할머니, 할아버지 등 연령이나 성별에 구애됨이 없이 전 가족 구성원이 의료의 대상이며, 동시에 가족의 역동, 질병과의 연관성을 다루는 의료를 의미한다.

2 역사

1923년 미국의 Francis Peabody는 당시의 의학이 의료를 지나치게 분절화시켜 왔다고 주장하면서, 개인을 포괄적이고 인간적으로 진료할 수 있는 일반의 제도의 필요성을 역설하였다. 그 당시 이 선언은 시기상조로 여겨졌지만, 그 후 의료의 전문화(specialization)와 세분화(sub-specialization)는 더욱 가속화되었고 1950년대를 거치면서 정점에 도달하게 되었으며, 그에 따라 일반진료를 담당하는 의사의 수는 매우 적어졌다.

1960년대 초에 일반진료 분야의 지도자들은 일차의료인의 부족을 시정하기 위한 해결책을 주장하기 시작했는데, 언뜻 보기에는 역설적인 그 해결 방안은 바로 색다른 전문 분야를 만드는 일이었다.

1966년 한 달 간격을 두고 발간된 두 보고서에 의해 일차의료 전문 분야라는 개념이 공식적으로 인정받게 되었다. 소위 '밀리스 위원회 보고서(Millis Commission Report)로 알려져 있는 Report of Citizen's Commission of Graduate Medical Education 이 발표되어 현대의료의 세분화를 비난하면서 단순히 몇 개의 잘못된 규정만을 고치기보다는 전체적인 개혁의 필요성이 주장되었다.

또한 이에 대한 해결책의 하나로 미국의학협회 의학교육위원회에서 '가정의학 교육에 관한 특별위원회' 를 구성하고 여기에서 나온 연구 논문을 통해 새로운 형태의 전문의인 가정의(family physician)를 양성할 것을 주장하였다.

이 두 보고서 내용의 실현을 추진한 단체는 미국일반의학협회(AAGP)였으며, 그 결과 1969년에 가정의학이 미국에서 20번째 전문과목으로 인정받게 되었다. 1971년에는 미국가정의학회(American Academy of Family Physician, AAFP)로 개칭하게 되었는데, 이것은 가족지향적 보건의료를 강조하며 의료에서의 전문성에 대한 학술적 승인을 얻고자 하는 의도가 반영되었기 때문이다.

한편, 우리나라도 광복 이후 미국과 유사한 의료전달 체계였으나 산업이 발달되면서 역시 의료의 전문화와 세분화에 따르는 문제들에 봉착하게 되었다. 1978년 가정의학이 도입된 후 큰 발전을 하게 되었는데, 1979년부터 정식 가정의학 전공의가 선발되어 체계적인 전문의 양성의 길이 열리게 되었다.

1980년에 대한가정의학회가 탄생하게 되었고 1983년부터 세계가정의학회(WONCA)에 30번째 정식 회원국으로 등록하게 되었으며, 1985년 드디어 정식 전문과목으로 인정받게 되었다. 우리나라에서 23번째 전문 과목으로 인정받은 후, 2011년 현재 4,800명이 넘는 의사들이 가정의학 전문의로 각지에서 활동하고 있다.

3 가정의학의 필요성

가정의학이 하나의 전문 분야로 대두하게 된 배경은 다음과 같다.

첫째, 일반 개업의사의 진료 수준의 질적 저하로 인한 사회 문제의 야기이다. 의학이 비약적으로 발전함에 따라 의사가 지녀야 할 지식의 양은 점점 많아지게 되었는데, 의과대학에서의 교육과 어떤 세분화된 분야만을 훈련시키는 전공의 과정만으로는 다양한 문제를 가진 대부분의 환자들을 만족시킬 만한 수준에 이르지 못하게 되었다. 이 때문에 의료에 대해 문외한인 대부분의 사람들은 자신의 문제를 명쾌하게 해결해 줄 마땅한 의사를 찾기 위해 여러 의료기관을 돌아다니며 중복 진료하는 '의사 장보기(doctor shopping)'라는 기현상을 초래하게 되었고, 그에 따라 의료를 제공하는 의사도 마찬가지로 만족을 얻지 못하게 되었다.

둘째, 의료의 비인간화 문제이다. 의료가 점차 분화됨에 따라 전체적인 진료(total care)보다는 분절된 진료(fragmented care)로 흘러가게 되어 진료의 대상이 사람이 아닌 어떤 장기, 또는 어떤 질환만이 되어 신체, 정신의 조화뿐만 아니라 문화적 배경, 가정, 사회의 위치 등의 복합적인 연관에 의해 야기되는 많은 질병들에 대해서 책임 있는 진료를 감당하기 어렵게 되었다. 이 때문에 다양한 문제를 가진 사람들은 의사에게는 천덕꾸러기가 되고 말았다.

셋째, 의료비의 상승에 따른 경제적인 문제이다. 의학 교육 자체가 희귀한 질병이나 입원 중심의 교육이 되어, 고도의 시설 및 검사 방법을 사용하게 되므로 의료비가 상승하게 되고 높은 수준의 의료가 일차진료를 받아야 하는 일반 환자들에게 적용됨으로써 고급 자원의 적절한 활동에 실패하게 되었다. 즉 세부전문의(subspecialist)가 일반 질병을 치료함으로써 많은 검사를 하게 되어 의료비가 올라가고, 정작 세부전문의의 진료를 받아야만 하는 환자들의 진료 기회는 오히려 줄어들어 의료 혜택의 불균형을 초래하게 되었다.

넷째, 환자의 요구이다. 많은 사람들이 거리감 없이 가족 전체의 의료 문제를 모두 해결해 줄 수 있는 의사를 요구하게 되었다. 소위 능력 있는 친밀한 단골 의사를 원하게 되었다.

다섯째, 미래의 의사가 될 의과대학생들도 어떤 장기만을 고치는 의사가 아닌, 인간미가 넘치고 환자와 폭넓은 관계를 가지는 그러한 의사의 모습을 원하게 되었다.

Rakel은 'Compassion and the Art of Family Medicine: From Osler to Oprah'라는 제목의 2000년 Pisacano 강연에서, 최근 의학 기술의 급격한 발전에도 불구하고 환자와 의사와의

관계는 더욱더 멀어지고 있음을 지적하면서, 현대의 의료는 건강을 돌보는 체계(health care system)가 아닌 질병을 치료하는 체계(disease cure system)라고 했다.

이러한 체계 속에서 의사들은 점차 자신의 책무는 환자를 돌보는 것이 아닌 질병 자체의 치료라고 믿고 있고 진단과 치료 과정에서 환자 자신은 소외되고 있다고 했으며, 이러한 문제가 환자를 돌보지 않는 의사에게 있는 것은 아니고 시간이 갈수록 증가하는 지식과 술기에 지나치게 의존하는 경향 때문이라고 했다. 이런 상황 속에서 환자에 대한 애정을 가진, 신뢰할 수 있고 존경받을 수 있는 가정의의 필요성은 의학이 발전하고 세분화될수록 역설적으로 오히려 증가되고 있는 것이 현실적인 상황이다.

4 개념

가정의학은 일차의료(primary care)를 담당하는 전문과목이다. 일차의료란, 앞서 언급한 지속적인 의료, 포괄적 의료를 제공하는 것을 의미한다. 현재에는 의료의 수준에 따라 일차,이차, 삼차의료로 나누어 생각하는 경향이 있는데, 이는 여러 가지 논란을 가져올 수 있다. 특히 의사들이 종사하는 의업에 있어서 이러한 수학적 분류는 또 다른 각도에서 의료의 분절화(fragmentation)를 가져오기 때문이다.

그러므로 일차의료란 지속적이며 포괄적인 의료를 제공하는 것을 의미하고, 환자의 질병이나 치료에 대해 가벼운 것, 중한 것, 더 중한 것 등 정도에 따라 의료의 수준을 나누는 것이 아니라, 환자가 병원에 왔을 때부터 입원, 퇴원하고 아플 때나 안 아플 때나 건강을 책임지는 지속적이며 포괄적인 의료를 의미한다.

일차의료에 대한 다른 분야의 전문의료 분야는 자문의료(consult care)라고 부른다. 자문의료란 주로 각 전문 분야의 수련 과정을 마친 후의 세부전문분야(subspeciality)를 의미한다. 그러므로 가정의학에서는 일차, 이차, 삼차의료가 아니라 일차의료와 자문의료의 개념만이 존재한다.(그림 1-1)

그러나 구태여 가정의학에서 생각해야 할 진료 수준에 의한 의료를 일차, 이차, 삼차로 분류한다면, 일차의료는 인구가 2,000명만 모여도 발생하는 흔한 질환이며, 이차의료는 인구가 10,000~50,000명인 경우에 생기는 질병이고, 삼차의료는 인구가 50만명 정도인 경우에 발생하는 질병을 다루는 의료를 말한다.

그러면 가정의학의 학문성과 전문성은 어떻게 정의하는 것일까? 전통적인 방법들은 신체의 부위에 따라(안과), 나이에 따라(소아청소년과), 새로운 기술에 따라(영상의학과) 분류하고 정의하였

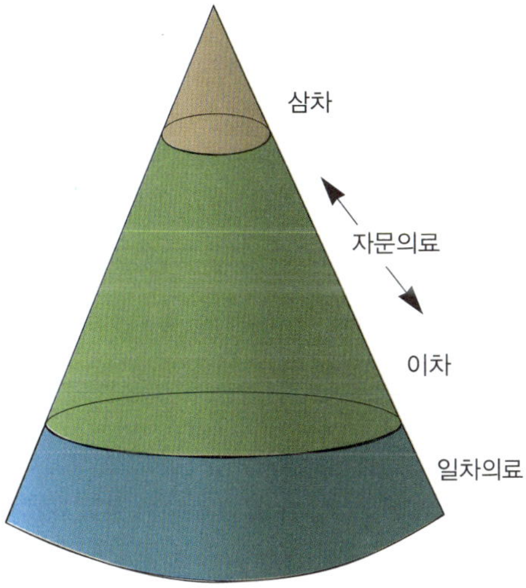

그림 1-1 일차의료와 자문의료와의 관계

다. 하나의 전문 과목으로써의 가정의학은 전통적인 정의에 의하기보다는 가정의들의 신념 체계에 의한다. 신념 체계에는 일반적으로 가족을 단위로 한 건강 관리, 독특한 의사들의 역할 및 가치관 등이 포함되어 있다. 이러한 개념들이 가정의학의 학문성과 전문성의 기초가 된다.

5 가정의학의 학문성

McWhinney는 어떤 분야가 학문성을 갖기 위해서는 독특한 지식 체계, 독특한 활동 분야, 활발한 연구 분야, 지적 만족을 얻을 수 있는 확립된 수련 과정의 네 가지 조건을 만족해야 한다고 하였다.

Pellegrino는 가정의학의 학문성에 대한 과제로 다음 세 가지를 제시하였다. 첫째, 다른 어떠한 학문에도 귀속되지 않는 독특한 방법론과 지식적 내용이 무엇인가? 둘째, 가정의학이 환자를 치료하는데 특별하고도 유용한 도움을 창출해 낼 수 있겠는가? 셋째, 가정의학이 과연 밀접한 연관 분야들과 성숙한 관계를 가질 수 있겠는가?

학문이란 현재 밝혀져 있고 행하고 있는 것이며, 또한 배우고 있고 가르치고 있는 것이다. 가정의학이란 가족 단위의 개인뿐 아니라 가족의 건강과 안녕 상태를 다루는 축적된 지식 체계이다. 또한, 과정면으로 살펴본다면 가정의가 의원에서, 병원에서, 집에서 매일 행하는 바가 바로 가정의학이라고 할 수도 있다.

다음의 개념들-지식 내용, 가족 중심의 건강 관리, 가정의학 교육, 연구 및 학문적 활동- 이 가정의학의 학문성을 설명하고 있다.

1) 가족 중심의 건강관리

가정의학의 활동 영역은 가족 중심의 건강 관리이다. 이 개념에 대한 접근은 가족과 연관시켜 환자를 치료하는 것부터 치료의 단위로써 가족을 치료하는 것까지 매우 다양하다. 개인과 가족은 사실상 분리할 수 없으므로 가족을 하나의 단위로 진료해야 한다.

의사가 환자 개인을 치료할 때마다 가족에게 영향을 미치고 있으며, 개인의 질병 특성 또한 가족 환경에 의해 크게 영향을 받는다. 가족의 문제를 파악하지 않고서 환자 및 질병의 원인, 악화 요인을 이해한다는 것은 큰 오산이다. 따라서 가족에 영향을 미치지 않고서 수동적으로 개인만을 치료하려는 시도는 불가능하다.

(1) 가족생활주기(family life cycle)

가족생활주기는 가족 중심의 건강 관리의 개념을 체계화하는데 유용하며, 전통적인 가족생활주기는 Duvall의 연구에 기초를 두어 8단계로 나눈다. 그러나 Duvall의 가족생활주기에 대한 개념이 도입된 이래 사회 기준에 상당한 변화가 있어 Duvall의 8단계 분류는 현대 가정의 과반수 이상을 설명하지 못하고 있다. 그리하여 다양한 형태의 가족을 다루기 위해서는 보다 포괄적인 분류법의 개발이 요구된다.

(2) 가족 역동(family dynamics)

가족 중심의 건강 관리를 하려면, 모든 가족이 동질의 집단이 아니라 한 쌍일 수도 있고, 하나의 동맹 단위일 수도 있고, 하나의 부분 집합 단체일 수도 있다는 것을 알아야 한다. 이를 위해서는 가족의 구조는 어떻게, 가족 관계는 어떻게, 자신을 보호하는 영역은 어떻게, 생물학적, 경제적, 심리적, 사회적 기능에는 어떻게 서로 영향을 미치는가를 파악해야 한다.

(3) 가족 역학과 가족 자원

가족은 생활, 질병, 그리고 건강 문제를 다루는데 있어서 서로 많은 영향을 미친다. 특히 유전 질환, 감염질환, 사회적 문제들이 두통이나 복통과 같은 신체적 증상으로 표현되어 의사에게 찾아온다. 그 외에도 가족 역학과 가족 자원은 증상이 있을 때 환자 역할을 할 것인지 안 할 것인지에도 영향을 미친다. 가정의는 건강 관리 문제를 다루는데 자주 가족과 지역사회의 자원을 활용한다. 이에는 재정적 지원, 사랑과 감정적 지원, 교육, 옹호, 정보, 구조적 지원, 의학적 관리 등이 포함될 수 있다.

2) 가정의학의 지식 내용

가정의학의 지식 내용은 현재 발전 단계에 있다. 전공의 과정이 생김에 따라 새로운 교과과정의 개발이 불가피하게 되었는데, 초창기에 가정의학 전공의 교육과정이 시작될 때는 그 내용들은 주로 다른 과로부터 가져온 것이거나 떨어져 나온 조각들로 이루어졌다. 차차 시간이 지남에 따라 가정의학 전공의들이 타과로부터 위탁교육을 받을 때 무엇을 터득해야 하는지를 정리하게 되었고, 이러한 교육과정은 방대한 가정의학의 진료 내용을 독자적인 진료(definitive care), 협력 진료(shared care), 보조 진료(supportive care)의 개념으로 편집하였다.

가정의학의 내용을 정의하기 위한 가정의가 주로 접하는 문제 유형에 대한 역학 조사들이 있었다. 가장 흔히 이용되는 '버지니아 연구'는 50만 가지 이상의 건강문제들을 조사하였고, 국내에서 가정의들이 진료하는 13만여 건강문제의 진료 내용을 분석했던 결과, 가정의는 다양한 문제의 환자들과 계속적으로 부딪히게 되고 아울러 이러한 광범위한 문제들의 대부분은 복잡한 치료의 침습적인 처치가 필요하지 않았다는 사실이 잘 나타나 있었다. 또한 의사 소통의 기법, 흔한 의학적 문제들에 대한 정보, 종적 · 횡적 건강 관리, 지역 사회 자원이나 건강 관리팀의 이용, 그리고 의뢰 기법 등의 중요성이 강조된다.

3) 가정의학의 연구 및 학술 활동

가정의학은 연구 영역 부분에서 아직 확조한 지식 체계를 가지고 있지는 못하다. 그러나 지속적인 연구결과를 통해 Pellegrino의 학문적 과제에 답할 수 있을 때 가정의학의 미래상이 결정될 수 있다.

미국의 가정의학연구협의회는 현대 가정의학의 연구분야로서 건강과 질병, 의료전달 체계, 의학 교육 등의 세가지 영역을 설정하고 있다. 가정의학이 연구에 좋은 조건으로는 많은 환자를 담당하는 가정의 진료, 연구강사 과정의 수적 증가, 수련 병원과 개업의 사이의 협조 체계 등을 들 수 있다. 또한, 연구결과의 출판은 Family Practice를 비롯하여 Family Medicine, Journal of the American Board of Family Practice, Family Practice Research Journal 등이 있으며 이외에 거의 모든 나라별 고유한 학술지가 발간되고 있다.

표 1은 앞으로 연구할 가치가 있다고 여겨지는 가정의학 분야를 기술한 것이다. 이들 각각에 대한 지식 체계는 점차 성장하고 있으며, 앞으로는 이런 항목이 더욱 늘어날 것으로 보인다.

표 1. 가정의학 연구 분야들

임상 문제	흔한 질병의 역학 질병의 자연사 질병의 검색 질병예방 및 건강증진 흔한 건강 문제들의 치료
의료 전달	제공자의 특성 건강 공공사업의 이용 진료의 조직 체계 다른 방법의 의료 행위에 대한 임상 결과 비용 · 효과적인 의료 행위
의학에서의 가족	가족의 역학 질병이 가족에 미치는 영향 가족이 질병에 미치는 영향 가족 내 갈등 및 생활 사건 가족 자원의 이용
가정의학적 접근	예견 지도(anticipatory guidance) 의사결정 과정 분석(decision making process analysis) 가족 치료 환자 교육 가정의학 교육

4) 가정의학 교육

가정의학 교육은 의과대학 교육, 전공의 수련과정과 평생교육 과정의 세 단계를 통해 이루어진다. 첫 번째 단계는 4년간의 의과대학 교육과정으로 이 기간에는 가정의학에 대한 정규과목과 가정의학 임상 실습, 그리고 개원 가정의의 외래 실습 등으로 이루어지며, 여기에서의 교육 목표는 학생들에게 환자 관리에 대한 가정의학적 접근 방법을 가르치는 것이다. 이 기간에는 가정의학에서 전공의 과정을 할 것인가 하는 여부도 결정하여야 한다. 두 번째 단계는 졸업 후 교육과정으로 3년간의 전공의 수련 과정이며 이러한 3년 동안의 교육과정은 매우 엄격하다.

세 번째 단계는 평생교육 과정으로서 의학의 최신지견을 지속적으로 공부하는 것으로, 학문 기관이나 의학 단체에서 주관하는 연수교육 과정과 그 밖에 자율 학습 등이 포함된다. 미국에서의 가정의학은 의무 보수교육을 통한 평생교육을 강조하고 있으며 6년마다 재시험을 통하여 자격을 인정하고 있다.

5) 가정의학의 발전 영역

가정의학에 적합한 여러 분야의 발전은 가정의가 현재와 미래의 의료계에서 성공적으로 생존하게 할 뿐만 아니라 가정의학의 학문적 발전을 도모할 수 있기 때문에 이에 대한 관심과 노력이 요구된다. 따라서 앞으로 가정의학이 다음과 같은 11가지 분야에서 앞서 나갈 수 있다고 생각된다.

(1) 건강증진과 질병예방

대부분의 단과 진문의들은 건강증진과 질병예방에 대한 관심이 부족하다. 왜냐하면, 이러한 노력이 실제적인 효과를 보려면 상당한 시간이 필요하고 현실적으로 돈이 되지 않으며, 과연 의사가 이런 역할을 해야 하는가에 대한 확신이 없기 때문이다.

그러나 대부분의 환자들은 건강증진과 질병 예방을 위하여 의사와 상담하기를 원하고, 국가 보건의 관점에서 보면 이것이 가장 중요한 분야이기 때문에 가정의학의 이상적인 발전 분야로 여겨진다. 따라서 대한가정의학회에서는 수 년 전에 '한국인의 건강증진' 이라는 책을 발간하였으며 비용-효과 분석에 기초한 각종 건강증진과 질병 예방 프로그램을 개발하고 있다. 외래에서의 건강 위험인자에 대한 평가와 상담, 평생 건강관리 프로그램, 정기 건강검진, 건강교육 등이 좋은 예라 할 수 있다. 건강증진과 질병예방은 가정의가 관장해야 할 분야이며 앞으로 많은 발전이 있으리라 생각된다.

(2) 노인의학

미국에서는 노인의학에서 일차의료의 중요성을 인식하여 가정의학과와 내과 전문의들을 대상으로 2년간의 노인의학 추가 수련 과정(geriatric fellowship)을 마련하여 노인의학 전문의를 양성하고 있다. 아마도 앞으로는 소아청소년과를 제외한 거의 모든 과가 적극적으로 참여하는 분야가 될 것이다.

현재 대부분의 단과 전문의들은 노인 환자의 진료를 꺼린다. 이것은 노인 환자 진료에 시간이 많이 걸리고, 대부분의 노인들이 만성 질환을 가지고 있기 때문에 치료를 해도 잘 낫지 않으며, 그렇다고 많은 돈을 버는 것도 아니기 때문이다. 가정의는 노인의학이라는 용어가 생겨나기 이전부터 이미 노인의학 전문의였다고 할 수 있을 만큼 노인들은 우리들의 진료에 친숙하면서도 중요한 부분을 차지해 왔다.

따라서 가정의는 노인 환자 진료에 필요한 지식과 술기를 잘 습득하여야 할 것이다. 특히 노화에 따른 신체적 및 정신적 기능의 변화, 노인 환자의 기능적 평가, 흔한 노인성 질환의 진단과 치료, 노인성 증후군의 예방과 관리, 노인 임상약물학, 장기 의료(long term care)들에 대한 지식이 필요하다.

(3) 스포츠의학

미국에서는 1993년부터 가정의학과, 응급의학과, 내과, 소아청소년과 등이 공동으로 스포츠의학 전문의를 양성하고 있다. 스포츠의학에는 영양, 운동, 행동과학, 그리고 운동 선수를 위한 보건 등이 포함된다. 스포츠의학이 생겨나기 이전부터 이미 가정의들이 많은 운동 팀을 담당하여 왔다.

직업적인 운동 선수보다는 취미로 운동을 하는 사람들이 앞으로 더욱 늘어날 것이 예상되므로 대부분의 부상을 가정의들이 치료하게 될 것이다. 우리나라에서는 단순히 운동 선수의 관리 뿐만 아니라 환자와 일반인들을 위한 운동 처방과 운동 상담에도 관여해야 할 것이다.

(4) 갱년기의학

갱년기의학은 건강증진과 질병예방의 일부분으로 최근 갱년기 클리닉이 여러 병원이나 개원가에서 개설되고 있다. 갱년기에 발생하는 건강 문제들을 효과적으로 해결하기 위해서는 여러 전문 분야에 대한 포괄적인 지식과 술기가 요구되기 때문에 가정의가 이 분야를 담당하기에 가장 적합하다고 여겨진다.

따라서 가정의학을 하고자 하는 수련의들과 기존의 가정의들을 대상으로 갱년기의학에 대한 교육이 제공되고 이에 대한 임상적 연구가 수행되어야 하겠다. 장기적인 측면에서 가정의학의 특성을 살린 비용-효과적인 프로그램이 개발되어야 할 것이다.

(5) 산업의학

산업의학은 가정의가 담당해야 하는 분야로 여러 장기와 조직, 역학, 질병예방과 건강증진을 포함한다. 최근 들어 많은 기업체들이 건강 관리 비용과 생산 단가를 줄이기 위해 직원들에게 직접 의료 서비스를 제공하려는 경향을 보이고 있으며, 앞으로는 이러한 경향이 보다 소규모의 기업체에도 확산될 것이 예상되므로 미래의 산업의학은 호기를 맞게 될 것이다. 이 분야에서 가정의의 역할이 기대된다.

(6) 청소년의학

가정의학에서는 가족을 중요시하기 때문에 청소년의학을 담당하기에는 가장 적합하다. 또한 청소년의 주된 건강 문제인 감염질환, 외상, 행동과 정서 문제들은 이미 가정의학의 전문 영역이기 때문에 가정의들은 청소년 진료에 있어서 그들의 지속적인 역할을 주장해야 할 것이다.

(7) 학교보건

학교의사는 학교 내에서 여러 역할을 수행해야 한다. 학생이나 교직원 환자들을 직접 치료하고 그들의 건강관리를 담당하며, 학교의 보건정책에도 참여해야 한다. 특히 세균성 인후염이나 성병에 대한 새로운 프로그램의 개발, 학교신체검사, 운동 전 평가와 스포츠 손상의 치료, 수두와 같은 감염질환에 대한 정책의 수립 등에 많은 기여를 할 수 있다. 따라서 이러한 다양한 역할을 효과적으로 수행하려면 가정의가 가장 적합할 것이다. 앞으로는 학교 내에서 청소년 건강관리 클리닉이 많이 생길 것으로 생각되므로 이 분야에 관심을 가져야 할 것이다.

(8) 응급의학

응급의학은 개념적인 측면에서 가정의학의 일부분으로 생각된다. 즉, 지속적인 가정의학이 아니라 에피소드적인 가정의학인 것이다. 미국에서는 응급의학 전문의 수련 내용 중 2/3가 가정의학과 거의 같다.

최근 응급의학에 대한 관심이 고조되고 있으므로 가정의들의 이에 대한 관심과 노력이 그 어느 때보다 요구된다. 실제로 응급실은 포괄적인 진료 능력을 가진 가정의의 장점이 가장 두드러지게 보이는 장소인 것이다.

(9) 지역사회 중심의 가정의학

Rogers는 "현대사회에서 홀로 진료하는 의사가 단순히 환자를 일대일로 치료함으로써 건강한 사회를 만들 수 있다고 믿는 사람은 없을 것이다"라고 하였다. 지역사회중심의 가정의학은 지역사회를 기반으로 직접적인 진료, 예방, 재활, 기타 서비스에 대한 통합을 추구한다.

지역사회 중심의 가정의학은 한편으로는 가정의학에, 다른 한편으로는 공중보건과 예방의학에 근거를 두고 있다. 향후 지역주민의 건강 증진을 주요 정책 과제로 삼는 지방자치단체가 늘어감에 따라 지금은 무시되고 있는 지역사회 중심의 의료가 우리의 보건 체계에서 중요한 역할을 할 수 있을 것이다.

(10) 보건의료행정학

의료가 복잡해지고 병·의원의 운영이 어려워짐에 따라 의료에서 경영과 행정의 중요성이 대두되고 있다. 의료가 점차 일반화되고 경영 중심화로 바뀌면서 이에 대한 의사들의 관심도 그 어느 때보다 고조되고 있다. 따라서 의료행정의 중요한 중계자의 역할을 하며, 사례 관리의 역할이 앞으로 더욱 요구되기 때문에 숙련된 의사 행정가의 필요성은 증가할 것이다. 현재 다수의 가정의들이 보건복지부, 국립보건원, 보건소 등에 행정가로 참여하고 있는 것은 의미있는 일이다. 이러한 의사들은 계약의 협상, 의료의 질적 향상, 지역사회와의 관계에 있어서 주도적인 역할을 해야 한다. 가정의는 단순히 진료뿐만 아니라 병 · 의원 경영에도 적극 참여해야 한다.

(11) 완화의학(palliative medicine)

완화의료는 현재는 주된 치료 영역은 아니지만 머지않아 주된 치료영역으로 포함될 분야이다. 완화 의료는 다른 의학과 달리 환자 중심적, 포괄적, 지속적, 협력적, 개별적인 특성을 가지고 있다. 이러한 특성은 가정의학의 그것과 대동소이하며, 이는 가정의학의 철학에 부합된다. 가정의는 완화의학 분야에서도 주도적인 역할을 하여야 한다.

6 가정의학의 전문성

학문성과 달리 전문성은 의료의 진료 형태를 말하는 것이며, 여기에는 임상가의 실체가 함축되어 있고 조직적, 경제적, 정치적 의미도 내포되어 있다. 가정의학의 진료는 가족을 중심으로 개인이나 가족에게 지속적이고 포괄적인 건강관리를 제공하는 의학적 전문 분야이다.이는 생물학적, 임상적, 행동과학적 학문을 통합하는 폭넓은 전문 과목으로 연령이나 성별의 구분이 없고, 모든 신체 기관 및 질병을 다루는 것이다.

1) 환자 관리의 기술

환자 관리는 임상의학의 정수이며 가정의의 독특한 지식분야이다. 가정의학의 필수 불가결한 요건은 정리되지 않은 문제를 가진 많은 사람들을 만날 때 환자와 의사와의 관계를 유지하기 위한 지식과 기술을 갖는 것이다.

가정의는 폭넓은 문제를 다루고 있고, 이러한 다양한 문제를 다루는 가정의의 역할에 따라 세 가지 영역, 즉 독자적인 진료(스스로 병을 진단하고 치료함), 자문 진료(자문이 필요한 경우), 보조 진료(의뢰가 필요한 경우)로 나누어 설명할 수 있다. 40명의 가정의가 본 1,014명의 환자를 분석해 보면 90%는 독자 진료, 7%는 자문 진료, 3%는 보조 진료를 받았다.

대부분의 사람들이 가지고 있는 광범위한 문제들은 일반적으로 복잡한 치료나 고통스러운 진단 기술 및 처치가 필요하지는 않다. Balint는 대부분의 경우 "의사는 곧 약이다"라는 말로 의사가 환자의 곁에 있는 것만으로도 처방과 시술을 대치할 수 있다고 강조하고 있다. 의사 자신을 약물 대신으로 할 수 있는 의사는 상실, 갈등, 상태의 변화, 적응 장애, 스트레스, 고립 또는 실패 등과 같은 사회적 요인들에 의해서 손상 받은 건강을 잘 다룰 수 있다.

환자를 관리하는 데는 대화의 중요성이 강조되며, 또한 환자의 건강과 질병을 관리하는 데는 환자와 의사간의 개인적, 문화적 차이를 극복할 수 있는 능숙하고 원만한 상호 관계가 요구된다. 최근에는 점점 환자를 관리하는데 컴퓨터를 이용한 의사 전달이 점차 늘어나고 있으며, 이러한 도구가 환자-의사간의 대화를 촉진시키는데 이용되고 있다.

또한 가정의학의 임상 문제 해결 및 결정 과정에 대한 방법에 점차 관심이 높아 지고 있다. 심장이나 눈과 같은 제한된 분야만을 전문으로 하는 단과 전문의는 주로 깊은 지식과 경험을 바탕으로 접근하는 반면, 가정의는 환자의 문제에 접하면 일반화된 이론과 치료와 진단의 기본 원칙을 따라 문제를 해결해 나간다.

2) 의사-환자-가족관계

환자와 환자의 가족, 그리고 주치의 사이에 이루어지는 관계는 가정의학의 임상적 기반이 된다. Brown은 가정의의 진료가 타분야 전문의 진료와의 가장 큰 차이점은 환자 가족과의 독특한 관계를 갖고 있는 것이라고 하였다. 이런 관계는 은연 중에 혹은 표면적으로 드러날 수 있다.

이들간의 관계 의미는 의사가 가족들의 건강을 적절히 돌봐주고, 필요에 따라 다른 전문가의 도움도 구해주며, 환자는 필요시 적절하게 도움을 청하고 사적인 내용도 함께 하며 도움 받은 것에 대해 지불하는 계약 관계를 말한다. 즉, 상호 서로의 이익을 위한 동반자적인 관계를 이룬다는 의미이다.

의사-환자-가족 관계는 시간이 지남에 따라 점차 깊어지는 상호 존경과 신뢰가 바탕이 된다. 어떤 때는 가정의는 가족의 일원이 되며, 출생부터 성장, 사망까지의 전 가족 생활의 흐름에 적극적인 참여자이기도 하다. 집에서도 전화 상담을 하는 가정의는 담당 가족의 전화 번호들이 전화기 옆 메모지에 붙어 있으며, 현재나 과거에 담당했던 환자들로부터 안부 편지나 크리스마스 카드를 받기도 하며, 담당했던 환자가 죽으면 그 환자 장례식에 참석하기도 한다.

3) 건강에 대한 전인적 접근

잘 알려진 생의학적 모델(biomedical model) 이론에 따르면 모든 병적 과정은 분자생물학적 기초에 의해 설명될 수 있다. Engel은 "오늘날 질병을 설명하는 가장 유력한 모델은 분자생물학을 과학적 기초로 하는 생의학이나, 여기에는 질병의 사회적, 심리적, 행동과학적 체계를 전혀 고려하지 않고 있다. 질병은 단순히 측정 가능한 생물학적 변수로만 설명될 수 없다"라고 하였다.

질병의 과정이 전적으로 분자생물학적 구성요소로만 설명되고 이해될 수 있다면, 모든 질병은 충분히 이해되며 치료될 수 있게 될 것이다. 그러나 이것은 매우 요원한 일이다.

가정의학의 특징인 전인적인 접근법은 이러한 분자생물학적인 이론과는 다른 이론인 Engel이 주장한 생정신사회학적 모델(biopsychologosocial model)이 바탕이 된다. 이 모델은 연구, 교육, 건강관리 체계의 청사진을 제공할 수 있다. 이를 요약하면 건강 문제는 육체적, 감정적, 사회적, 문화적 요인들을 고려하여 관찰해야 한다는 것이다.

혈당이 450mg/dL인 환자가 왔을 때를 예로 설명하면, 의사는 고혈당만을 치료하는 것이 아니라 당뇨병을 갖게 된 환자와 그 가족, 사회적 역할, 직업, 그리고 여러 착잡한 감정 등을 다루어야 한다. 그렇게 함으로써 당뇨병 환자의 관리에는 적절한 식이요법과 인슐린의 용량 결정 뿐만 아니라 환자가 받는 충격 및 가족의 식단 변화, 치료의 비용, 합병증에 대한 염려, 유전의 위험도 등이 포함될 것이다.

4) 지속적, 포괄적, 조정적 관리

가정의는 질병의 모든 자연사의 단계에 관여하여 주치, 자문, 보조 진료 중 어떠한 형태로든지 적절한 의료를 제공하며 건강관리 및 조정하는 역할을 한다.

(1) 지속적 관리

가정의는 수태 전부터 사후까지 가족생활주기의 모든 단계에서 전체 가족들의 건강을 관리해 준다. '지속성' 이란 복잡한 현대 사회에서 소실된 의료의 인간적인 면을 찾고자 시도된 용어이다. 지속적 관리는 문제가 발생되기 이전부터, 예를 들면 10대의 청소년이 있는 가정에서의 비행이나 가출 등으로 인한 정신사회적 문제나, 은퇴기에 접하는 사람의 직업과 사회적 지위 상실로 인한 우울의 위험성 등을 미리 알아차릴 수 있어야 한다. 지속성은 하나의 태도적 특징이므로 의료에서의 지속성을 평가하기 위해서는 방문 횟수나 다른 양적인 것으로서가 아니라 태도 면을 평가할 수 있어야 한다.

(2) 포괄적 관리

의사는 질병의 다양한 관계에서 여러 형태로의 의료를 제공한다. 따라서 젊은 사람에게 예견 지도(anticipatory guidance)를 통해 흡연을 시작하지 않도록 할 수 있고, 흡연자에게는 만성 폐쇄성 폐질환이나 폐암 등의 질병 예방을 위해 금연을 하도록 도울 수 있고, 훗날 체중 감소나 객혈을 하는 흡연자에게는 호흡기 전문의와 상의하여 정확한 진단을 위한 기관지 생검 등을 시행할 수 있으며, 때에 따라서는 종양제거 수술을 위해 흉부외과 전문의에게 의뢰하는 일도 가정의가 한다.

또한, 회복 환자 관리나 임종 관리의 일도 다시 가정의에게 전담될 수 있다.

(3) 조정적 관리

의학이 점점 복잡해짐에 따라 전체를 조정하는 팀장이 될 수 있는 한 사람의 유능한 의사의 필요성이 증가되었다. 의료의 조정자로서의 역할을 하는 가정의는 모든 건강 관리 자원을 이용할 때 효율적 또는 비용-효과적 측면에서 책임을 가져야 하며, 환자의 입장에 서서 의료를 시행하고, 적절한 검사 선택과 자문 및 의뢰 등을 결정해야 한다.

참고 문헌

1. 대한가정의학회 최신가정의학 : 총론편. 한국의학; 2007.p4-11.
2. 윤방부, 가정의학의 개념, 대한가정의학회 편. 가정의학 : 총론편. 제2판. 서울 : 계축문화사 ; 2003. p13-24.
3. Rakel RE. The family physician. In : Rakel RE. editor. Textbook of Family Practice. 6th ed. Philadelphia : W.B. Saunders Compnay. 2007 : 3=24, 107-26
4. Christian NR. Family systems in Medicine. New York : The Guilford Press, 1989 : 18-35
5. 가정의학 20년 기념사업위원회. 가정의학의 선구자들 - 한국 가정의학 20년 - 1998.
6. 대한가정의학회. 한국인의 건강증진. 서울 : 고려의학, 1996 : 1-36.
7. Clemens W, Paine P. The family physician's family. J Fam Prac 1981 : 13; 105-12.
8. Crouch M. Working with one's own family : Another path for professional development. Fam Med 1986 : 18; 93-7.
9. Geyman JP. Trainmg primary care physicians for the 21st century. JAMA 1986 : 225 ; 2631-5.
10. Kinnersky P, Stott N, Peters T. et al. A comparison of methods for measuring patients satisfaction with consultations in primary care. J Fam Fract 1996: 1: 41-51.

제2장

일차의료와 가정의학

홍 성 호

1 일차의료(Primary Care)

일차의료는 아픈 사람들의 증상, 증후 또는 그 아픈 문제의 생물학적, 행동과학적, 사회적인 원인과 밝혀지지 않은 문제에 대해 의학의 전반에 걸쳐서 진단하고, 치료할 수 있도록 특별히 수련받고, 기술을 익힌 의사들에 의해 제공되는 의료이다.

일차의료는 외래 진료, 입원진료, 응급실 진료, 장기진료, 가정방문진료 등의 다양한 제도를 통해서 급성과 만성 질병의 진단 및 치료뿐만 아니라 건강 증진, 질병 예방, 건강 유지, 상담, 환자의 교육 등을 담당한다. 일차의료는 다른 의료 전문의에게 적절히 의뢰를 선택함으로써 수행될 수 있다.

많은 의사들이 다양한 형태로 일차의료를 제공하고 있기 때문에, ABFP는 다음과 같은 명료한 정의를 내렸다.

일차의료는 다음의 기능을 완수하는 의료이다.

1. 환자가 환자의 문제에 대해 처음으로 접하게 되는 최초 접촉의료이다.
2. 질병이 있을 때나 없을 때나 계속 환자를 돌보아 준다.
3. 진료 내용은 전과를 포함하는 포괄적 진료이다.
4. 환자의 모든 건강관련 요구들에 대해 조정하는 역할을 한다.
5. 환자의 개개인에 대해서 계속 추적 진료를 하고, 지역사회 보건 문제에 대한 지속적인 책임을 맡는다.

6. 진료는 매우 인간적인 개별진료를 한다.

2 일차의료인(Primary Care Physician)

일차의료인은 분류되지 않은 환자를 최초로 접촉하고 지속적인 책임감을 제공한다는 의미에서 일반의이다. 일반의는 일차의료를 제공하기 위해 특별히 수련 받아야 한다.

일차의료인은 진료의 많은 부분을 한정된 환자에게 일차의료를 제공하는데 할애한다. 의료의 방법은 인간적인 일차의료인이 환자의 문제점의 원인, 신체장기, 성별, 진단에만 국한되는 것이 아니라 환자가 의료와 건강에 관심을 갖게 되는 창구 역할을 하게 된다. 또한 환자에게 유익한 전반적인 건강관리 체계 이용을 조정하는 역할을 한다(AAFP, 1994).

ABFP와 ABIM(American Board of Internal Medicine)은 "일반전문의는 진료를 위해서 단편적이고 통합되지 않은 경험에서는 얻어질 수 없는 광범위하고 포괄적인 수련이 요구된다"고 하였고(Kimball & Young, 1994), 일반전문의는 "성별이나 질병, 신체 기관계 등에 관계없이 지속적이고 포괄적이며 통합된 의료를 제공할 수 있는 사람"이라고 정의하고 있다.

Millis commission은 일차 진료의를 다음과 같이 정의하였다.

환자와 최초로 접촉하게 되는 첫 번째 의료인인 동시에 환자나 그 가족의 첫 번째 상담자이다. 입원이나 다른 의료요원의 도움이 필요할 때 일차 진료의는 적절한 조치를 취하여 환자를 계속 돌보아 준다. 반면 단과 전문의는 포괄적이고 지속적인 진료는 자신의 의무나 권리가 아니라고 생각한다.

일차의료를 담당하는 의사는 일반 개원의와 병원, 공공의료 기관에서 속한 의사로 환자를 처음으로 접하게 되는 의료인이다. 이러한 일차의료 담당을 하게 되는 의사는 개원가에서 흔히 마주칠 수 있는 문제에 대한 수련을 받아야 한다. Rivo 등은(1994) 일반전문의가 일반 의료를 수행하는데 필요한 공통적인 조건 및 진단명을 분류하였고, 다양한 일반전문의들을 비교하였다. 그들은 일반전문의의 수련은 기본 진단명을 최소한 90%는 포함해야 한다고 추천했다. 전공의 교육제도의 내용을 비교해 보면, 가정의학(95%), 내과학(91%), 소아과학(91%)로 이런 목표에 맞지만, 산부인과학(47%), 응급의학(42%)로 이런 목표와는 동떨어져 있다.

3 가정의학

환자에게 제공되는 일차의료 서비스는 시대와 나라에 따라 다르다. 의학이 전문화 되지 않았던 시대에는 모든 의사는 일차 진료를 담당하였다. 그러나 의학이 발달하면서 의학은 점점 세분화 되고 전문화 되어갔다.

1923년 미국의 하버드대 교수였던 Francis Peabody는 전문화로 진행되는 의료의 움직임이 정점에 이르렀고 현대의학은 지나치게 세분화되어 가고 있다는 사실을 지적했다. 그는 포괄적이고 인간적인 진료를 제공하는 일반의의 배출을 서둘러야 한다고 주장하였다.

Dr. Peabody의 선언은 시기상조로 여겨졌다. 사회와 의료계는 그러한 선언에 대해 준비되지 않았다. 전문화로 되는 경향은 1950년대를 거치면서 전환점에 도달했고, 매우 적은 의사들만이 일반 진료를 담당하였다. 1960년대 초에, 일반 진료 분야의 선구자들은 그러한 경향을 역전시키고 일차 의료인의 부족을 시정하기 위한, 얼핏 보기엔 역설적인 - 여전히 색다른 전문분야를 만드는 일 - 해결책을 주장하기 시작했다. 그러나 의사들은 자신들이 알고 있던 일차의료에 관한 지식과 기술과 이념을 구체화시키는 하나의 전문분야를 마음속에 그리고 있었다. 1966년에 한 달 간격을 두고 발간된 두 보고서에서 일차의료 전문분야라는 개념이 공식적인 인정을 받았다. 처음의 것은 "미국의학협회의 졸업생 의학교육에 관한 시민위원히 보고서(Report of the Citizens' Commission on Graduate Medical Eduation of the AMA)"로, 일명 Millis Commission Report라고도 알려져 있다. 두 번째의 것은 미국의학협회 산하 의학교육심의회의 가정의학과 교육에 관한 Ad Hoc 위원회(Ad Hoc Committee on Education of Family Practice of the Council of Medical Education of the AMA)에서 제출한 보고서로, 일명 Willard Committee Report라고도 한다. 삼년 후에, 미국 가정의학전문의 위원회(American Board of Family Pracitce ; ABFP)는 스무 번째 전문위원회(medical specialty board)가 되었고, 가정의학과가 전문과로 탄생하게 되었다.

이러한 제도는 각 나라 별로 다른데 우리나라도 미국과 같은 제도로 1985년도 가정의학 전문의 제도를 만들어 현재까지 가정의학 전문의 제도를 통하여 많은 일반진료를 담당할 수 있는 전문의가 배출되고 있다.

미국 가정의학전문의 위원회(ABFM)는 그 회원의 지속적인 자격을 유지하기 위해 매 7년마다 자격 갱신이 요구되는 최초의 전문위원회가 됨으로써 특징 지워진다. 자격증 획득과 갱신을 위한 기본적인 조건으로, ABFM는 지속적인 교육을 포함시켜왔다. ABFM의 자격 취득자는 자격 갱신에 적격하기 위해, 인정받을 만한 지속적인 교육 활동을 6년마다 300시간 참여해야 하며 매년 갱신을 위해 인터넷을 통해 신고해야한다. 한번 적격한, 지원자의 자격은 필기시험과 실기평가로 심사된다. ABFM 제도가 질적인 교육, 의학지식, 업무수행능력에 역점을 두어 의료계에서 가정의학과 의사의 권위는 빠르게 신장되었다.

4 PERSONALLIZED CARE

"환자가 어떠한 질병을 갖고 있는가 보다 어떤 환자가 질병에 이환 되었는가를 아는 것이 더 중요하다." Sir William Osler (1904)

가정의학과 의사는 환자들을 단순히 치료(Treatment)만 하는 것이 아니라, 인간 자체를 치료(Care)한다. 이러한 치료 역할은 인간적으로 환자를 이해하고, 개성을 존중하며, 환자의 고통에 공감을 표하는 인간적인 태도를 중요시 한다. 그러나, Lown(1996)은 "과학없는 치료는 의학이 아니라 선의의 친절이다. 다른 면에서, 치료없는 과학은 치유의 의학을 공허하게 하고, 과거 직업의 상당한 가능성을 부정한다."고 말했다.

공감이란, 함께 슬퍼하고, 고통을 나누며, 아파하는 환자를 이해하는 것을 의미한다. 공감은 환자와 함께 "느끼고자" 노력하는 것이다. Pellegrino(1979)는 "우리가 우월감을 가지고 있으면 다른 사람과 공감할 수 없으며 환자와 마찬가지로 나약한 면이 있다는 사실을 이해하고 있을 때 가능한 것이다."라고 했다. Pellegrino는 권위를 가진 사람은, 동정심을 보이려고 해도, 다른 사람이 수치심 없이 "지시"를 받아들일 때에만 효과적이라고 했다. 환자와 공감한다는 것은 오늘날의 고도로 기구화되고 기술지향적인 의료가 안고 있는 비인간화 경향을 최소화 시킬 수 있는 토대이다.

Peabody(1930)는 "질병을 치료하는 것은 비인간적일 수 있지만, 환자를 돌보는 것은 완벽하게 인간적이어야 한다."라고 하였다. 만약 환자와의 관계가 친밀하게 유지된다며, 경제나 규칙과 관계없이 양질의 의료가 계속 이루어질 수 있을 것이다. 이런 이유로, 가정의학과 진료에서는 주소를 일시적으로 돌보는 일보다는, 환자 개개인의 일생을 고려하는 일을 강조한다. Millis 위원회 보고서는, 가정의학과 의사는 "개별적인 장기나 계통에 초점을 두는 것이 아니라, 복잡한 세상에서 살고 있는 인간 전반에 초점을 두고 있다. 한 부분만을 진단하고 치료하면, 때때로 중요한 원인이나 치료기회를 간과할 수 있다는 사실을 알고 있다"고 강조한다.(Citizens' Commission, 1966).

가정의학과 의사는 대부분은 스스로 해결하고, 일부는 전문인에게 도움을 청하여 그들에게 보이는 질병과 주소를 평가한다. 가정의는 환자의 옹호자로써 의료행위를 하며, 환자와 그의 가족들에게 병의 원인과 결과에 대해 설명하며, 가족들에게 조언자와 친구로서 일한다.

환자들은 어느 정도 인간적인 진료에 앞서 질병 자체만을 치료하는 의료 형태에 익숙해져 왔다. 그러나 질병의 치료가 자동차나 기계를 고치는 것과 같지 않다. 따라서 치료자는 질병과 함께 인간적인 관심과 공감하는 마음이 필요하다. Tumulty(1970)는 환자들이 생각하는 훌륭한 의사는 (1) 환자에게 관심을 보이고, (2) 진료를 할 때는 철저하게 하며, (3) 공감하고, 이해하고, 따뜻하게 대하는 그리고, (4) 잘못된 것과 고쳐야 할 것을 확실하게 알려주는 사람으로 생각한다.

가정의학과 의사는 환자와의 관계에서 공감하고, 이해하고, 인내하며, 정직한 태도를 보여야 한다. 문제를 다룰 때는 철저해야 하며, 날카로운 유머 감각이 필요하다. 환자에게 긍정적인 사고, 용기, 통찰력, 회복에 필요한 자제심 등을 고취시킬 수 있어야 한다. 때때로 자신이 치료할 수 없는 경우에도, 환자를 위로하고, 다른 의사의 치료에 대해 안도감을 가질 수 있도록 한다.

Ludmerer(1999)는 오늘날 의료 환경에서 의학적 교육이 직면한 문제에 초점을 맞추었다. "어떤 치료 제도는 의사들이 그들이 치료하는 환자보다도 보험금 지급자의 옹호자로서 그 부분에서 일하는 것을 배워야 한다고 강조한다. 의학 교육자는 현세대의 상업적 환경에서 국가의 의사 교육에 대한 가능성 있는 장기적인 결과에 대해 심사숙고해야 하고, 짧게 방문하는 사람이 좋은 방문자이고, 환자가 '고객'이 되고, 병원직원은 의료서비스와 환자들의 고통에 대한 해결보다는 병원 경영에 대해 관심이 더 있다.

"우리의 첫 번째 의무는 그것을 제공하는 우리들에 대한 신뢰와 우리의 도움을 찾는 사람들에게 가치를 제공해야 한다. 의사는 의사로서가 아니고, 상업적 계획자, 수위, 혹은 우리의 신뢰를 셈하는 회계법의 회사가 되어서는 안 된다. 환자의 안녕에 대한 우선의 부족이, 의학적 치료를 평가하거나 그것의 질에 손상을 줄 수도 있는 것들에 의해 환자를 위험하게 할 수도 있다. 단지 환자를 치료하고, 옹호하는 것만으로도, 우리의 직업이 지지될 수 있다"(Cranshaw et al, 1995).

5 가정의학 분야

가정의학은 의학 분야를 구성하는 지식과 기술의 본체이다. 이 지식과 기술을 환자와 그의 가족을 보살피는 일에 적용할 때, 이 분야는 가정의학과 진료의 전문영역이 된다. 가정의학은 총괄적 보건의료에 대한 책임을 강조한다. – 총괄적 보건의료는 처음 환자와 접촉하고 질병을 조기에 평가하는 일에서부터 만성적인 문제를 지속적으로 보살피는 일 등을 모두 포함한다. 질병의 예방과 조기 발견은 이 분야의 중요한 특성이다. 모든 필요한 보건자원을 개별화시키지 않고 조정 통합하여 의학적인 문제를 다루는 기술을 습득함으로써 비용절감의 의료를 제공할 수 있다.

가정의학과는 하나의 전문분야로서 타 분야와 많은 영역을 공유하고 있으며, 공유된 지식들을 통합하고 슬기롭게 이용하여 일차의료를 제공한다.

가정의학과는 타 전문분야의 공유하고 있는 업무 이외에, 가족 역동학, 대인관계학, 상담, 정신치료 등과 같은 영역의 지식을 강조한다. 그러나 전문성의 토대는 어디까지나 임상적인 것이며, 질병에 걸린 사람을 의학적으로 돌보는데 일차적인 관심을 두는 것이다.

이러한 가정의학과 의사가 제공하는 진료 내용은 급성 감염병을 잘 다루고, 피부나 다른 부위의 생검을 하고, 열상을 봉합하고, 염좌나 단순 골절을 치료하며, 이물질을 제거하고, 질염을 치료하고, 산과적인 치료를 하며, 신생아를 돌보고, 지지적인 정신치료를 행하고, 진단을 위한 처치술을 행한다.

가정의학과 의사는 또한 지역사회에서 지속적이고 포괄적이며 인간적인 의료에 관심을 기울이고, 질병의 조기발견과 치료를 위해 노력하고, 질병 예방과 건강유지를 위해 최선을 다하며, 환자의 지속적인 관리에 대한 헌신이 가정의학과 의사를 일차의료의 담당자로서 자격을 갖추게 한다.

가정의학과 수련의 교육과정은 임상에서 필요로 되는 실제적인 기술과 지식들을 배울 수 있도록 짜여 있다. 이 교육과정은 가정의학과 의사가 이용하는 처치술과 흔히 접하는 문제점들에 대한 정확한 분석에 바탕을 두고 이루어진다. 일정한 수련과정을 거치지 않았던 과거의 일차의사들이, 진료시에 흔히 접하는 문제들을 다룰 수 있도록 특정한 수련을 받은 일차의료인에 의하여 대체되고 있다.

참고 문헌

1. 일차의료와 가정의학 가정의학회 계측문화사, 2003.
2. 최신가정의학 대한가정의학회 한국의학, 2007.
3. Peabody FW: Doctor and Patient. New York, Macmillan, 1930.
4. Baliant M; The Doctor, His Patient and the illness. New York, Pitman, 1965.
5. Ad Hoc Committee on Education for Family Practice, Council on Medicalo Education of the American Medical Association (Willard Committee): Meeting the Challenge of Family Practice (Report), Chicago, America Medical Association, 1966.
6. Citizens' Commission on Graduate Medical Education, American Medical Association (Millis Commission); The Graduate Education of Physicㅑans (Report). Chicago, American Medical Association, 1966.
7. Tumulty PA: What is a clinician and what does he do? N Engl J Med.283, 1970.
8. Pellegrino ED: Humanism and the Physician. Knoxville, university of Tennessee press, 1979.
9. World Organization of National Colleges, Academies and Academic Associations of General practitioners/Family Physicians. The Role of the General Practioner/Family Physician in Health Care Systems. Victoria, Australia, 1991.

10. American Academy of Family Physicians, Congress Reporter: Congress Adopts Revised Definitions Concerning Family Physician, Oct, 5-7, 1993.
11. American Academy of Family Physicians, AAFP Revises Primary Care Definition and Exhibit Directors Newslett. 1 Orlando F1, Leawood KS, AAFP. (Feb4):1, 1994.
12. Osler W:Aequanimitas and Other Addresses. Philadelphia, Blakiston, 1994.
13. Cranshow R, Rogers DE, Pellegrino ED, et al: Patient-physician covenant. JAMA 273, 1995.
14. Lown B: The Lost Art of Healing. Boston, Houghton Mifflin, 1996.
15. Bulger RI; The Quest for Mercy: The forgotten Ingredient in Health Care Reform. 1998.
16. Ludmerer KM: Instilling professionalism in medical education. JAMA 282, 1999.
17. Rakel Textbook of Family Medicine, Seventh Edition, Saunders, 2007.

제3장

의사소통과 면담

조 용 진

1 머리말

면담은 단순한 정보수집만을 의미하는 것이 아니라 정보수집 과정 중 일어나는 의사-환자의 상호작용 전체를 포함한다. 이는 환자를 편안하게 하고, 환자의 걱정거리를 듣고, 정확한 자료를 모아서 환자의 건강 문제를 평가한 다음 환자와 치료계획을 논의하는 모든 과정을 포함하게 된다.

의학적 면담의 기능에는 첫째, 효과적인 의사-환자관계를 수립하고 유지하며 둘째, 환자의 문제를 평가하기 위한 유익하고도 세세한 정보를 얻는 것이며 셋째, 의사가 환자를 교육하고 치료에 잘 협력하도록 하게 하는 것이다.

진단학의 대부분에서 면담에 의한 병력 청취가 진단의 70%를 결정할 만큼 중요하며, 효과적이지 못한 의사소통은 환자 불만의 큰 원인이며 의사 스스로도 자신의 직업에 만족하지 못하는 결과를 낳게 된다. 면담은 환자-의사 사이의 의사소통 뿐만 아니라 상호 만족도를 결정하고, 질병의 결과와 예후를 예측하게 한다.

2 의사소통의 방법

면담 과정에서 이루어지는 의사소통은 언어적 의사소통, 부언어적 의사소통, 비언어적 의사소통의 세 가지 방법이 있으며, 이 중에서 언어적 의사소통이 큰 비중을 차지하지만 실제로는 이 세 가지가 동시에 일어나기 때문에 전체적 의미를 종합적으로 파악해야 한다.

1) 언어적 의사소통(linguistic communication)

일반적인 진료의 형태로 말을 통해 서로의 의사를 전달하는 방법이다. 면담을 효율적으로 진행시키고 환자의 말을 촉진시키며, 순응도를 높일 수 있는 기법으로 개방적이고 탐구적인 반응, 명료화 반응, 감정적 반응, 솔직한 표현 등이 있다.

2) 부언어적 의사소통(para-linguistic communication)

단어 이외에 억양이나 어조, 말의 속도, 음색, 떨림, 침묵 등을 통해 전달되는 의사소통의 방법이다. 면담 중에는 환자가 하는 말의 내용보다는 오히려 말을 어떻게 하는가를 통해 감정 상태나 의미를 더 잘 파악할 수 있는 경우가 많다. 예로, 말이 느려지고 작게 말하는 경우 우울함이나 분노를 참고 있다는 표현일 수 있다. 침묵은 오히려 의사에게 많은 정보를 줄 수 있는데 이는 말을 만들거나 기억해 내기에 필요한 시간일 수도 있으며 말하기 곤란한 내용이거나 감정을 억제하기 위한 방법일 수 있어 잠시 기다려 주는 것도 좋은 의사소통의 방법이다.

3) 비언어적 의사소통(nonlinguistic communication)

말을 쓰지 않고 표정, 눈맞춤, 손이나 다리 등의 움직임, 자세 등과 같은 신체 언어를 사용하여 자신의 태도나 감정을 표현하거나 의미를 강조하는 것을 말한다. 환자의 비언어적 의사소통이 의사에게는 확실히 드러나지만, 환자는 그것을 의식하지 못하고 있을 가능성이 많다. 즉, 비언어적인 전달이 의미 없는 행동이 아니라 환자 자신도 모르게 솔직한 상태를 그대로 표현할 수 있다. 그러므로, 의사는 환자의 이런 행동을 주의하면서 그것이 환자의 말과 일관성이 있는지를 파악하는 것이 중요하다. 의사의 경우에도 자신의 비언어적 행동에 주의를 기울여야 하는데 예로 뒤로 기대어 앉는 버릇을 고치고, 환자들이 이야기할 때 고개도 같이 끄덕여 주고, 눈맞춤도 소홀히 하지 않아야 한다.

3 면담 시 주의 사항

다음은 면담에 나쁜 영향을 주는 질문이나 태도로 효율적인 환자 관계를 위해서는 피하는 것이 바람직하다. 물론, 예외적인 상황으로 면담자가 효과적인 면담을 위해 의도적으로 할 수도 있지만 습관적으로 사용하고 있었다면 주의 깊은 노력으로 고쳐야 한다.

1) '왜' 로 시작하는 질문

면담에서의 "왜"라는 질문은 환자의 행위에 대한 해명을 요구하게 되어 환자가 자신도 모르게 위축되고 방어적인 자세를 취하게 만들 수 있다. 환자는 의사의 질문에 자신이 잘못했다는 의미가 담겨 있다고 느끼게 되면 의사를 적대시할 수도 있다. 그러므로 "왜 운동을 안 하시죠?" 라는 질문 대신 "운동을 못 하시는 이유가 있습니까?" 등의 질문으로 바꾸어서 표현해야 한다.

2) 직선적인 질문

면담자가 알고 싶어하는 정보에 대해 일일이 직선적으로 질문하는 것으로 환자가 경험한 사실과 말하고 싶어하는 내용을 이야기할 기회를 주지 않을 수 있어 얻을 수 있는 정보에 제한을 주게 된다.

3) 암시적인 질문

암시적인 질문은 면담자 자신이 어떠한 문제의 가설이나 방향을 정해 놓고 특정 대답을 부추기는 질문이다. "좀 나아 보이는데, 많이 좋아지셨죠?" "복통이 왼쪽보다는 오른쪽에 가깝죠?" 등으로 이런 질문은 환자에게 의사가 듣고 싶어하는 것이 무엇인지를 암시하게 되어 객관성을 잃은 진료가 이루어지기 쉽다.

4) 복수 질문

한 번에 여러 가지의 질문을 동시에 하는 것으로 "열이 있었나요? 그리고, 복통은 어때요?" 등과 같은 질문으로 환자의 대답에 앞서 두 번째 질문을 면담자가 빨리 진행시키는 경우로 환자가 대답하는 데에 있어 혼선을 줄 수 있으며 정확한 대답을 하지 못하는 경우가 많다.

5) 갑작스런 화제의 전환

어떤 한 주제에 대하여 이야기 하다가 갑자기 다른 주제로 예고 없이 면담자가 화제를 돌리게 되면 환자는 당황하게 된다. 즉, 과거 자신의 질환에 대해 묻고 있다가 갑자기 가족에 대한 질환을 묻게 되면 환자는 시간적인 여유를 갖지 못하고 계획성 없는 면담처럼 느끼게 된다. "자, 이제 가족력에 대해 물어보겠습니다." 등의 간단한 예고를 하는 것이 효과적이다.

6) 시선 결여

환자를 바라보지 않고 기록에만 열중하거나 컴퓨터를 주로 바라보고 있다면 환자의 입장에서는 의사가 적극적으로 진료하지 않는 것 같다는 느낌을 갖게 되므로 적절히 눈을 맞추며 면담해야 한다. 눈을 마주치는 것이 면담 시간의 약 50% 정도가 되도록 한다.

7) 환자에게 되먹이기 반응을 주지 않는 경우

환자의 감정을 지지하거나 되먹이기 반응을 보여 주의 깊게 듣고 있음을 보여주는 것이 순응도를 높이는데 있어 매우 효과적이다. "많이 아프셨겠네요", "아, 그래서 그랬군요" 등의 표현을 통해 환자와 공감하도록 해야 한다.

4 어려운 환자와의 면담법

'어려운' 환자란 여러 측면해서 정의할 수 있지만 의학적으로 또는 심리학적으로 의사로 하여금 다양한 종류의 부정적인 감정을 갖게 하는 환자라고 할 수 있다. 의사는 환자의 진료가 어렵다고 생각함으로써, 문제 해결에 어떤 영향을 미치든 간에 의사나 환자 모두에 불만족을 초래하여 환자의 순응도에 큰 영향을 미칠 수 있다. 의사는 환자의 문제를 있는 그대로 총체적으로 받아들일 수 있어야 하며, 좌절감을 극복하고 이성적 판단에 의하여 자신의 감정 및 상황을 재점검하고, 유연한 의사와 환자 관계를 유지할 수 있어야 한다.

1) 화가 난 환자

우선, 환자가 화낼만한 이유를 가지고 있다는 것을 인지해야 한다. 환자들은 자신이 처한 상황, 질병으로 인한 장애, 병원 직원에게 받은 대우, 예약 시간의 기다림, 의사와의 의사소통이 잘 이루어지지 않은 것 등의 많은 이유로 화를 낼 수 있다. 그렇다면 그런 사실을 인정하고 환자에게 충분한 배려를 해 주어야 한다. 특별한 이유 없이 계속 화를 내는 경우에는 같이 화를 내지 말고 환자의 마음을 이해하고 받아들임으로써 환자가 노여움을 풀도록 해야 한다. 환자가 화가 난 사실을 말로 표현해 주고, 화를 낸 이유에 동의할 수 없더라도 환자의 상황에서라면 화가 날 수도 있다는 것을 인정해 주는 자세가 필요하다.

2) 의존적이고 요구가 많은 환자

이런 환자는 의사의 특별한 관심과 지속적인 충고를 바라며 지시에 잘 따르므로 처음에는 좋은 환자로 생각될 수 있지만, 곧 끝도 없는 배려와 돌봄을 요구하게 되고, 환자도 이제는 자신의 요구가 지속적으로 받아들여지지 않게 되면 낙심하고 의사를 책망하게 된다. 이런 환자에게는 한계선을 정확히 정해 놓을 필요가 있는데 특별히 예약 시간을 잡아주거나, 일과 후에 응급상황이 아닌 문제로 전화 통화를 허용해서는 안 된다. 추후 방문 일자를 구체적으로 지정하고, 지시 사항도 서면으로 구체적으로 할 뿐만 아니라 환자의 책임을 일깨워주는 것이 바람직하다.

3) 장황하게 늘어놓는 환자

어떤 환자는 진료에 전혀 도움이 되지 않는 불필요한 병력을 자세히 말하면서 자신의 문제를 치장하려는 경향이 있다. 의사가 이 이야기를 다 들으려 한다면 진단이나 치료의 방향을 정하는 데 있어 혼동될 뿐만 아니라 다른 사람을 진료할 시간도 부족하게 된다. 이런 환자에게는 무례하게 보이거나 흥미를 잃은 것처럼 보이지 않고 환자를 요점으로 인도하는 것이 중요한데, 환자의 말을 요약하고 제한된 시간에 당면한 문제를 해결해야 함을 이해시키면서 한 번에 한 주제씩 다루어 나가는 것이 도움이 된다.

4) 말이 적은 환자

환자들이 말을 하지 않는 이유를 먼저 파악해야 한다. 우울증, 치매, 불안, 과묵한 성격 등에서 흔한데, 환자가 자발적으로 제공하는 정보가 더 가치 있는 것이므로 폐쇄형 질문보다는 개방형 질문이나 예상되는 답변의 목록을 나열해서 환자에게 선택하게 하는 질문이 도움이 될 수 있다. 유도 질문을 하지 않고 느긋한 태도를 보여주면서 "어떤 증상이 있는지 정확하게 아는 것이 중요합니다. 최대한 잘 말해주세요"라는 말을 자주 해주는 것이 필요하다.

5) 정돈되고 통제된 환자

어떤 환자들은 질환으로 인한 스트레스 상황에서 자신의 불안을 해결하기 위한 방법으로 의학에 관한 지식을 가능한 많이 얻으려고 한다. 그러므로, 의사를 방문하기 전에 증상이나 검사 결과, 질문 등을 철저히 기록해서 가져온다. 의사의 지시에도 잘 순응하여 별다른 어려움이 없어 보일 수 있으나, 신체검사를 조금 오래 한다거나 병과 관련이 없다고 생각되는 병력을 물어보면서 왜 그렇게 하는지 설명이 부족하다면 환자는 심한 불안을 느끼는 경우가 많다. 또한 검사나 치료 절차와 결과를 설명하는 데 있어 철저하고 체계적으로 하기를 원하고 기록도 꼼꼼히 해 주기를 바란다. 이런 환자에게는 환자가 질병에서 회복하려 하는 노력에 대해 긍정적인 반응을 보여주어야 하며, 치료에 있어 환자가 주도적으로 참여하도록 하는 것이 필요하다.

6) 오랫동안 고통 받고 자학적인 환자

이런 환자들은 질병으로 오랜 기간 동안 고통 받은 병력을 가지고 있으며 의료에 대해서는 어떤 치료도 크게 도움이 되지 않으며 한 가지 증상이 없어지면 다른 것으로 대치된다고 느끼게 된다. 그러므로, 자학적인 환자에게는 간단히 안심시키거나 낙관이 받아들여지지 않는다. 환자의 비관적인 태도를 인정하고, 회복을 위한 노력이 환자 자신보다 다른 사람을 위해 환자에게 부과된 특별한 과제로 생각하도록 해야 한다.

7) 건강염려증 환자

이런 환자들은 의사에게 늘 불만을 가지게 되고, 의사는 환자를 대할 때 좌절을 느끼게 된다. 이러한 환자들에게는 일정 기간마다 병원을 방문하도록 처음부터 미리 계획하여 규칙적인 진료를 받게 될 것이라는 것을 환자가 알도록 하는 것이 중요하다. 증상에 집착하는 마음을 이해해주고, 자신이 더 이상 건강하지 않다고 생각되면 두려워질 수밖에 없다는 것을 인정해 주어야 한다.

8) 경계적인 태도를 보이는 환자

어떤 환자는 의료인과 의료체계를 의심하는 경향이 있다. 이들은 병이 어떻게 잘못 진단되고 치료되었는지 공개적으로 지적할 뿐만 아니라 자신의 병을 다른 사람 탓으로 돌리기도 한다. 이런 환자에게는 진단과 치료의 방침을 명확하게 설명하는 것이 중요하다. 만약 면담자가 전공의거나 실습학생이라면 자신의 역할을 인식하고 한계를 명확히 하여야 한다. 환자는 화를 돋우는 말을 하기도 하는데, 이 때 논쟁을 하거나 환자의 의심하는 태도를 무시하는 것은 도움이 전혀 안 된다. 환자의 말에 동의하지 않더라도 환자의 생각을 인정하면서 친절한 태도를 유지하는 것이 가장 좋은 방법이다.

9) 거만한 환자

이런 환자들은 자기를 과신하며, 독선적이고 자만하거나 과장하는 것처럼 보인다. 유명한 의사나 권위 있는 의사를 찾는 경향이 있으며, 무리한 요구를 하며 의사를 지배할 자격이 있는 것처럼 행동하려 한다. 이런 환자는 때로는 병원에서 일어나는 상황에 대하여 분노의 반응을 보이기도 한다. 대부분의 경우에서 환자가 중요한 임무나 역할을 하고 있는 사람이라는 것을 인정해 주면서 진료를 시작하는 것이 치료 반응에 도움이 되며, 차츰 질환의 종류나 치료 방법이 다른 사람과 차이가 없음을 인식시키도록 한다.

10) 말이 분명하지 않은 환자

환자가 모호한 표현을 하는 이유가 증상 자체의 모호함 때문인지 환자의 표현이 모호하기 때문인지 구별하기 어려울 때가 있다. 환자가 고의로 모호한 표현을 사용하고 있다는 생각을 갖지 말고 환자에게 좀 더 자세하게 설명하도록 부탁하거나, 환자에게 증상에 대한 표현을 나열하여 선택하게 하는 것이 도움이 된다.

5 효율적인 면담법

1) 개방적이고 탐구적인 반응

"피로에 대해 좀 더 구체적으로 이야기 해 주시겠어요?", "예, 계속하세요" 등의 개방형의 말로 환자가 자신의 상황을 표현하도록 북돋아 주어야 한다.

2) 명료화 반응

"식사를 하면 증상이 더 심해진다는 거죠?" 등과 같이 환자의 이야기를 다시 쉽게 바꾸어 되물음으로써 환자의 이야기를 잘 듣고 있다는 것을 보여주고, "제가 이 약을 어떻게 복용하라고 했는지 말씀해 보시겠어요?"와 같은 질문으로 잘못 이해된 부분이 있다면 정정할 기회를 주어야 한다. 명료화를 통해 의사가 설명해 준 부분을 환자가 잘 이해하고 있는지 확인할 수 있으며 환자는 자신의 병을 좀 더 많이 이해하게 되고 더욱 적극적으로 자신의 건강 문제를 해결하게 된다.

3) 감정적 반응

"정말 많이 힘들었을 것 같네요." "설명하기 힘드신지 알지만 어디가 불편하신지는 말씀해 주실 수 있을 것 같은데요." 등과 같이 환자의 기분을 물어보고 환자로 하여금 자신의 감정을 표출시키도록 하는 것으로 환자의 감정, 태도, 가치에 관심을 보이면 환자가 자기 스스로를 파악하는데 도움을 줄 뿐만 아니라 환자의 감정 상태를 알 수 있다.

4) 솔직한 표현

"제가 잘 듣지 못했는데 다시 한 번 말씀해 주시겠어요?", "네, 저는 학생의사입니다." 등과 같이 필요한 경우 직접적이고 솔직하게 말할 수 있어야 하며 불명확하고 오해의 소지가 있는 표현을 피해야 한다.

5) 치료적 면담

외래에서 짧은 시간에 간단하면서도 효과적으로 이용할 수 있는 심리 치료법으로 "BATHE" 술법을 적용시켜 보는 것도 한 방법인데 즉, 어떤 질병이나 문제들이 발생한 환경을 캐물어 보는 것으로서, 지금까지 살면서 어떤 일이 일어났는가(Background)를 먼저 물어본 다음, 현재의 환자의 감정상태(Affect)를 물어 보기위하여 "지금 기분은 어떠세요?" 등을 물어 보고, "어떤 점이 당신을 가장 괴롭히고 있나요(Trouble)?" 그리고 그 문제를 해결하기위하여 "어떤 조치를 당신은 취하고 있나요(Handling)?" 등을 물어보면서 환자에게 적절히 감정이입을 해 주는 것(Empathy)도 한 방법이 된다고 한다. 또 중요한 것은 환자 면담과정에서 환자 자신이 자기 자신의 문제를 해결하기 위하여 환자 자신을 능동적으로 개입시키는 것이 중요한데 의사들이 환자들의 순응도를 높이기 위해서는 무조건 의사의 말을 따르라고 강요하기 보다는 자발적으로 의사와 함께 밀착(adherence)하게 만드는 것이 무엇보다 더 중요하다.

6 맺음말

모든 면담에는 내용과 과정이 있는데, 내용은 환자와 말하려고 하는 문제들로써 이 문제들을 원활하게 해주는 과정과 흐름이 있어야 하며, 이때 서로의 감정이나 미세한 몸짓 등을 하나도 빼 놓지 않고 세밀하게 관찰하여야 한다. 이러한 기본 기술이 있어야만 효율적인 병력 청취(history taking)를 할 수 있고 환자 교육과 동기 부여를 통한 치료가 가능하며, 적절한 감정대응기법을 통하여 환자와의 관계증진도 도모하게 된다. 또한 의학 면담에 있어서 대인 관계적 요소는 매우 중요하다. 환자와의 관계가 좋아야 치료뿐만 아니라 순응도가 좋아지며 의사들의 지시(recommendation)에도 잘 따르게 된다.

성공적인 면담을 위해서는 의사-환자 서로 간에 공감적 이해를 가지는 것이 무엇보다 중요하고, 상호 수용적 존중의 태도를 보이는 것도 한 성공 요인이 될 수 있다. 이를 위해서는 면담 도중 항상 존중하고 진실하게 대하면서 일관되게 성실함을 보여주어야 한다.

참고 문헌

1. Rubak S, Sandbaek A, Lauritzen T, Christensen B. Motivational interviewing: a systematic review and meta-analysis. Br J Gen Pract. 2005 Apr;55(513):305-12.
2. Maynard DW, Heritage J. Conversation analysis, doctorpatient interaction and medical

communication. Med Educ. 2005 Apr;39(4):428-35.

3. 박주성. 의사소통과 면담. 대한가정의학회편. 가정의학:총론편. 제2판. 서울:계축문화사. 2003.p147-69
4. Bishop FM, Freolich RE. Interviewing techniques. In : Rakel RE editor. Textbook of Family Practice. 5th ed. Philadelphia WB Saunders Company. 1995;291-99.
5. Beckman HB, Markakis KM, Suchman AI, Frankle RM. The doctor-patient relationship and malpractice. Arch Intern Med 1994;154:1365-70.
6. Craig JL: Retention of interviewing skills learned by first year medical students: A longitudinal study. Med Educ. 1992;26:276-81.

제4장

노인의학

조 주 연

1 노인의학의 소개

노인의학은 쉽게 정의를 내릴 수 있는 전문과목이 아니다. 노인의학은 기존의 다른 전문과목과는 달리 제한된 인체의 질병이나 신체의 특정한 계통 또는 특수한 일단의 기술을 다루지 않는다. 더군다나 노인의학을 소아과학과 마찬가지로 연령만을 기준으로 정의할 수는 없다. 왜냐하면 노인을 단지 연도상의 연령(chronological age)만을 가지고 정의한다면 오류를 남길 수 있기 때문이다. 노인의학은 노인의 건강문제를 다루는 의학의 한 전문분야로 노인의 질병과 장애를 치료하고 예방하는 학문이다. 노인의학(또는 노인병학), 즉 geriatrics의 어원은 'geras(elders:노인)' 과 'atrics(care:치료, 보살핌)' 라는 그리스어에서 유래하였으며, 이 용어는 1914년 '미국 노인의학의 아버지' 라고 일컬어지는 Ignaz Nascher박사가 처음으로 사용하였는데, 일반적으로 care라는 것은 보건사회학적인 의미를 가진다. 또한 geriatric medicine은 특히 의학적인 면에 치중한 보살핌의 의미를 가지며 노인의학으로 부른다. 한편 노년학(또는 노인학, gerontology)은 노인에 대한 신체학적, 정신적, 의학적, 사회적 및 경제적 인자에 관하여 연구하는 학문으로 노인의학보다는 광범위하고 사회적인 의미를 많이 내포하고 있다. 노년학, 즉 gerontology에서 '-logy(logos)' 는 연구를 의미하므로 노년학은 한 마디로 노인에 관하여 연구하는 학문이라고 정의할 수 있다. 반면, 노화학은 노화(aging)의 원인 및 기전에 대해 연구하는 기초의학적인 면을 주로 다루는 학문이다.

노인의학은 기존하는 의학의 다른 전문분야들과는 다른 몇 가지 독특한 특성을 가진다.

1) 노인의학은 포괄적 의료(comprehensive care)를 제공한다. 환자가 가지고 있는 단순한 질병이나 증후군보다는 환자에게 보다 관심을 두는 전체적인 의료(total care)를 제공한다. 다시 말해서, 노인 환자가 무슨 질병을 가지고 있느냐가 아니라 과연 그 질병을 어떤 사람이 가지고 있느냐에 더욱 관심이 있다. 노인의학에서는 노인 환자에 대한 의학적 접근은 물론 정신적, 사회적 및 기능적 접근을 강조한다.

2) 노인의학은 현대의학의 심각한 문제 중의 하나인 지속적 의료(continuous care)를 강조한다. 실제적으로 노인의학은 지속적 의료의 가장 좋은 모델이라고 할 수 있다.

3) 노인의학 전문의는 노인 환자의 복잡하고 미묘한 문제들을 많이 다루기 때문에 환자로부터 정보를 얻기 위하여 노인들의 특성을 고려하여 체계적이고 구조화된 접근을 시도하여야 한다.

4) 노인의학은 다양하고 포괄적인 중재(comprehensive intervention)를 위하여 노인 환자의 건강상태가 호전될 수 있다는 신념을 강조한다. 전문분야간 노인진료팀(geriatric interdisciplinary team)에 의해 문제를 해결하고, 이에 의해 노인 환자의 가족들이 노인 환자에 대하여 긍정적인 사고와 태도를 가지도록 도와주어야 한다.

5) 노인의학은 의학의 어떤 다른 전문분야보다도 환자를 진료할 때 더욱 많은 시간과 노력을 요구한다. 따라서 의료인들이 노인 환자를 진료하는데 필요한 시간과 노력을 효과적으로 줄이는 방안과 적절하게 분배하는 지혜가 요구된다.

노인의학은 과학적(학문적 가치), 인구통계학적(평균수명 증가), 역학적(노인 질환 증가), 그리고 의료비 증가와 노인에 대한 태도(부정적 사고) 문제 등을 다루기 위한 여러 가지 필요에 의해 대두되었으며, 이제는 새로운 학문이 아닌 모든 사람의 호응을 얻고 있는 의학의 한 전문분야로 성장하였다.

2 역학

지난 수십 년에 걸쳐 노인인구의 사망률은 현저히 변화하였다. 노인인구 수는 선진국 뿐 아니라 개발도상국에 있어서도 급격히 증가하고 있다. 개발도상국에 있어서 노인인구의 비율은 아직 일반적으로 낮지만, 전체적인 수에 있어서는 현저하다. 최근에는 개발도상국에서의 노인인구의 수가 선진국에서의 노인인구의 수를 능가하는 시기에 이르렀다. 이러한 변화는 노령화 사회에 관련된 의료비의 상승에 대한 지대한 관심을 초래하였다.

1) 인간수명의 세기

20세기는 흔히 인간수명의 세기라고 말한다. 인류 역사상 최초로 남성과 특히 여성은 그들의 수명을 거의 채우며 살아가고 있다. 건강을 증진시키고 출산을 감소시키려는 국가적인 노력과 세계적인 시도로 인해 최초로 세계는 다수의 노인인구를 가지게 되었다.

전체적으로 세계인구의 7.1%가 65세 이상이며, 그중 약 2/3의 노인인구는 개발도상국에서 살고 있다. 북아메리카 이상으로 라틴아메리카, 유럽, 그리고 아시아의 인구가 빠르게 노령화되고 있다

2) 노인인구의 성장률이 개발도상국에서, 높은 연령층에서 현저히 증가하고 있다.

유엔은 2050년 세계 인구를 89억 명으로 전망하였는데 이는 현재 인구(63억명)보다는 41%(26억명)나 늘어나는 것이다. 선진국은 평균수명이 2000년 76세에서 2050년엔 82세로 높아지고, 개도국은 63세에서 73세로 늘어나며, 그 결과 전 세계 60세 이상 인구는 6억 6백만명에서 19억명으로 세배로 늘어나고, 80세 이상 노인인구는 다섯 배(6천 6백만명에서 3억 7천 7백만명) 불어날 전망이다.

3) 국가별 고령화가 빠르게 진행되고 있다.

2000년 기준으로 우리나라의 고령인구 비중은 7.1%로 12-18%에 이르는 선진국에 비해서는 아직 그 비중이 크지 않다(표4-1). 노인부양비율도 다른 선진국의 절반 수준에 불과해 생산가능인구(20~64세) 10명이 노인 1명을 부양하고 있다(표4-2). 그러나 이처럼 양호한 인구학적 구조는 우리나라가 초 고령 사회로의 진입이 예상되는 2020년대에 들어서면 달라진다. 2025년에는

표 4-1 국가별 65세 이상 고령인구 비중 전망(2000 · 2050년)(단위:%)

	2000	2025	2050	200~2050 증가율
호주	12.3	19.1	23.9	11.6
캐나다	12.6	21.3	25.7	13.1
프랑스	16.0	22.0	26.4	10.4
독일	16.3	23.8	28.0	11.7
이탈리아	18.1	25.5	34.4	16.3
일본	17.2	29.2	36.5	19.3
대한민국	7.1	17.6	30.5	23.4
영국	15.9	19.6	23.3	7.4
미국	12.3	17.8	20.0	7.7

표 4-2 국가별 노인부양비율 전망(2000 · 2050년)(단위:%)

	2000	2025	2050	200~2050 증가율
호주	20.5	32.7	13.9	23.5
캐나다	20.5	36.3	48.0	27.5
프랑스	27.2	41.1	54.1	27.9
독일	26.1	41.1	54.1	27.9
이탈리아	29.0	43.4	71.8	42.8
일본	27.6	53.8	79.5	51.8
대한민국	11.2	27.7	59.8	48.7
영국	26.9	33.3	42.4	15.4
미국	20.9	31.8	35.8	14.9

고령자 비율이 미국, 호주와 비슷해지고 2050년에는 고령인구의 비중이 30%를 넘어 세계에서 가장 많은 노인을 가진 국가 중 하나가 된다. 그 증가율도 선진국의 2~3배에 이를 것으로 보여 엄청난 속도로 고령화가 진행될 것임을 예상할 수 있다. 뿐만 아니라 노인부양비율의 경우에는 그 증가속도가 더욱 빨라 2050년에는 생산 가능인구 2명이 노인 1명을 부양하는 모습을 보이게 되어 일본과 이탈리아를 제외하고는 노인부양비율이 가장 높은 국가가 될 전망이다.

4) 출생률이 인구의 노화를 결정한다.

인구의 노화는 진화의 한 과정으로 노인인구는 전체인구 내에서 증가하는 비율로 나타난다. 이와 같은 인구통계학적 변화는 출생률과 사망률의 저하에 의해 초래된다. 고출생률을 가진 나라의 인구는 노인인구의 비율이 낮은 반면에 출생률의 지속적인 감소와 사망률의 점진적인 감소를 보인 나라의 노인인구의 비율은 증가하고 있다. 이것은 중국의 예에서 극적으로 나타나고 있다. 1970년경 중국은 급증하는 인구를 억제하기 위하여 출산율 감소정책을 채택하여 결혼한 부부들에게 한 명의 자녀만을 가질 수 있도록 법적으로 제한하였다. 이 같은 정책이 성공적으로 수행되어 다가오는 21세기 중간에 65세 이상의 노인인구의 비는 40%에 이를 것으로 예견된다. 이 수치는 현재 세계에서 가장 노인인구가 많은 스웨덴이 2025년에 도달할 것으로 기대되는 수준의 거의 2배에 달한다. 2025년에 스웨덴의 노인인구의 비는 22%에 달할 것이고, 유럽과 미국은 이것보다 약간 낮은 수준에 도달할 것이다.

3 노화, 노화에 따른 신체적 변화 및 임상적 의의

1) 노화 이론

왜 노화가 오는가를 설명하는 이론은 크게 두 가지로 양분될 수 있다. 하나는 유전자 등에 의해 미리 프로그램되어 있다는 것이고 다른 하나는 시간이 지남에 따른 퇴행성 변화가 축적되어 발생한다는 것이다. 프로그램 이론의 대표적인 이론이 아래에서 언급될 텔로미어 이론이고 퇴행성 변화의 대표적인 이론이 '라디칼' 또는 '산화' 이론이다. 물론, 이 두 가지 기전은 함께 작용하고 있으며 어느 기전이 더 우세하게 작용하는가와 더욱더 세부적인 기전에 대한 연구는 계속 진행되고 있다.

(1) 산화 스트레스 이론

산화 스트레스 이론(oxidative stress theory)은 노화과정에 대하여 가장 널리 받아들여지고 있는 이론 중의 하나이다. 이 이론은 산소가 대사되면서 superoxide anion, hydrogen peroxide와 hydroxyl radicals 등으로 전환되어 시간이 지남에 따라 손상을 일으킨다고 주장한다. 진행되는 사건들은 무차별적이고 누적이 되며, 핵심적 관찰은 다음을 포함한다.

ㄱ. 지질, 단백질 그리고 DNA에 대한 유리기(free radical)의 손상은 심장, 간, 그리고 신장조직의 노화에서 볼 수 있다.

ㄴ. 수명이 짧은 종들은 이러한 손상이 빠르게 축적된다.

ㄷ. 구리와 아연과 산소 디스뮤타아제와 카탈라아제(copper and zinc superoxide dismutase and catalse)의 동시 발생적 과표현을 일으키는 유전자삽입 동물모델(transgenic animal model)은 수명이 연장되었다.

ㄹ. 비타민 E와 같은 항산화적 물질은 동물모델에서의 평균수명을 연장시킬 수가 있다.

(2) 텔로미어 이론

텔로미어라는 유전자에 의해 세포의 수명이 정해져 있다는 이론이다. 이 이론은 세포가 암으로 변하기 전에는 일정 수 이상의 분열을 한 뒤에는 분열할 수 있는 기능을 잃어버리는 'Hayflick' 현상을 설명하는 가장 좋은 해답이기도 하다. 사람의 섬유세포는 시험관에서 배양하면 약 50회 분열 이후에는 분열을 멈추어 버리는데, 세포분열의 횟수는 섬유세포를 채취한 사람의 나이에 반비례하며, 여러 동물을 대상으로 조사하여 보면, 세포분열의 횟수는 그 동물의 수명과 대체적으로 비례한다. 그후 피부 상피세포, 근육세포, T림파구세포, 멜라닌세포, 신경교세포, endothelial cell

등에서도 같은 결과를 확인하였다. 따라서 이 현상을 세포 노화(replicative senescence)라고 하며, 정상 세포의 노화를 대변하는 현상으로 생각된다. 그런데, 이러한 세포의 분열 기능은 세포가 얼마나 오래 살았는가 보다는 몇 번을 분열했느냐와 더 많은 관련을 갖고 있다.

사람의 텔로미어는 TTAGGG 염기서열이 반복된 구조로 되어있다. 그런데 DNA는 복제할 때마다 DNA의 양쪽 끝의 telomere가 계속 조금씩 짧아지게 된다. 따라서 telomere의 길이에 의하여 세포분열 횟수가 정해진다는 설명이다. 실제, 생식세포를 제외한 모든 체세포에는 telomere 길이를 유지해주는 telomerase활성이 없으며, telomere길이가 짧아지면 염색체의 분해, 융합, 전위 등이 증가한다.

(3) 세포 노화와 세포 소멸

세포 노화(cellular senescence)와 아포토시스(apoptosis)는 포유류와 같은 복합체의 생애를 통해 두 가지 과정으로 설명된다. 복합체에서 이 두 과정은 종양의 발생을 예방하는데 중요하다. 세포 노화와 아포토시스는 손상 받은 세포나 불필요한 세포를 제거하거나 성장을 억제한다. 이러한 과정은 배아 발생 과정과 태생 초기에 조직의 기능과 통합을 유지하는데 도움을 주지만 생의 말기에 이러한 과정은 표현형과 연령-관련 질환과 관련된다. 노화는 연령과 관련하여 자연적 선택의 능력이 감소함에 따른 결과로 생각되며, 그 결과 중의 하나는 젊은 개체의 건강의 유지에 선택된 것은 늙은 개체에서 선택될 수 없고 파괴적인 결과를 낳는다는 것이다. 이러한 견해는 대항적 다형질 발현(antagonistic pleiotropy)이라는 용어로 정의된다. 두 기전은 재생된 조직을 가진 개체에서 암 발생을 예방하기 위한 진화로 이용되고 있으며 생애의 대부분 기간 동안 암으로부터 보호받는다. 그러나 이러한 초기 삶의 기간을 초과하여 생존하는 개체에서 세포 노화와 아포토시스의 해로운 효과가 점차 명백해져 노화의 표현형 또는 나이와 관련된 질병으로 인지되는 병리적 상태가 되기도 한다. 세포 노화와 아포토시스는 포유류와 같은 복합체의 생애를 통해 두 가지 과정으로 설명된다. 두 과정은 배자반생이 쉽게 전개되는 후생동물의 관찰을 통해 밝혀졌다. 복합체에서 이 두 과정은 종양의 발생을 예방하는데 중요하다. 세포 노화와 아포토시스는 손상 받은 세포나 불필요한 세포를 제거하거나 성장을 억제한다. 그러므로 배아 발생 과정과 태생 초기에 이러한 과정은 조직의 기능과 통합을 유지하는데 도움을 준다. 그러나 생의 말기에는 이러한 과정은 표현형과 연령-관련 질환과 관련된다.

(4) 소식 이론

소식 이론은 기본적인 육체적, 정신적 활동을 하는데 필요한 에너지만을 공급하는 정도의 영양분을 섭취할 때 인간을 포함하여 동물들의 수명이 연장된다는 노화 이론이다. 거의 대부분의 사람은 필요 이상으로 과식하고 있으며, 소식을 계속 유지하면 궁극적으로 수명의 연장을 가져온다는 설명이다. 현재까지의 동물실험 결과는 소식이론이 실제로 모든 동물에 적용된다는 사실을 밝혀주었다. 물벼룩에서부터, 거미, 물고기, 생쥐 및 랫드에 이르기까지 소식은 30~50%까지의 수명연장 효과를 나타내었다. 포유동물인 생쥐와 랫드의 경우에는 약 30% 정도의 수명연장 효과를 나타내어 사람의 경우도 소식이 유사한 영향을 미칠 것으로 기대하고 있다. 한가지 주의해야할 것은 소식이라 해서 모든 영양분을 적게 섭취하는 것이 아니라, 필수적인 영양분인 단백질, 지방, 탄수화물, 비타민, 미네랄 및 그 밖의 영양소를 충분히 고루 섭취하되 열량은 필요한 만큼만 섭취한다는 것이 소식이론의 원리이며, 모든 영양분의 소량 섭취는 오히려 몸을 상하게 하여 노화를 촉진한다는 점이다.

(5) 신경내분비 이론

내분비 이론은 생체 항상성의 유지는 생존에 있어 필수 불가결한 조건으로써 항상성을 유지하는 데에는 신경계와 내분비계가 관여하고 있는데, 노화는 내분비계 또는 신경계의 조절기능이 연령의 증가에 따라 점차적으로 감소되는데 기인한다고 설명한다. 노화에 따른 신경내분비계의 변화는 자극에 대한 호르몬의 합성 및 분비 능력의 저하, 표적기관의 수용체 변화 등이 보고되고 있다. 이중에서도 성장호르몬의 역할에 대한 연구가 활발히 진행되고 있다.

2) 노화에 따른 신체의 변화

(1) 신체 조성

뼈의 성장이 완료된 성인 이후에 신장의 변화는 거의 없으나 70세 이후가 되면 골밀도 및 연골층의 감소, 추간판의 축소, 척추만곡 등으로 남자의 경우 5㎝ 가량 줄어든다. 대개 하체의 감소가 상체보다 먼저 일어난다. 체중의 변화는 개인의 식생활 및 운동량에 따라 변화가 심한 편이나, 일반적으로 남성의 체중은 50세 까지 증가되다가 그 이후는 약간 감소된다. 30세의 젊은이에 비하여 80세의 남성은 제지방 체중이 10% 가량 감소하는 반면 체지방의 무게는 10% 가량 증가된다. 여성의 경우는 60세까지 체중이 전반적으로 증가되며, 그 이후에는 약간 감소하거나 변화가 없다. 제지방 체중이 약간 감소하는 반면 체지방의 무게가 10% 가량 증가된다.

노화에 따른 신체의 조성은 개인에 따라 변동이 심하다. 나이가 들면서 체지방이 증가하기 때문에 신체의 수분 함량은 젊을 때에 비하여 10% 가량 감소된다. 수분의 감소 정도는 세포내 수분의 경우가 세포외 수분의 감소보다 크게 나타난다. 이는 노화에 따른 체내 세포수의 감소에 기인하는 것으로 여겨지나 노화에 따라 단위 세포내 수분의 함량이 감소된다는 주장도 있다. 노화됨에 따라 피하지방은 감소하기 때문에 체지방은 주로 복부 내장 주위와 장간막에 축적된다. 50세 이후에 체내 총 단백질의 양은 20% 가량 감소되고 뼈의 무게는 남성에서 12%, 여성에서 25% 가량 감소된다.

(2) 근골격계

나이가 들수록 상대적으로 무기질성분이 늘어나고 섬유성 성분이 줄어들어 탄력성이 줄어들어 골절되기 쉽고 골절 후 치유 속도도 느려진다. 여성에서 일어나는 폐경 현상 때문에 노화에 따른 골격의 변화는 성별에 따라 상당한 차이가 있는데, 여성의 경우 70세가 되면 총 골 조직의 약 30%가 감소하는 반면에, 남성의 경우는 약 15% 정도가 감소한다. 관절을 이루는 연골의 경우는 상처로 인한 반흔이 많아지며, 엷어지고 불투명하여 지면서 탄력성과 기능을 계속 잃게 된다. 근육 기능의 감소는 노인에서 기능감소와 매우 연관이 깊은 것인데, 근력의 경우는 50대가 넘어야 감소를 느끼게 되며, 기능은 더 이후인 60대가 지나면서 느끼게 된다.

(3) 감각계

나이가 들면서 노안이 오게되는데, 수정체와 섬모체, 망막의 변화가 대표적인 시각의 변화를 유발하게 된다. 나이가 들수록 섬모체의 기능 손실로 노안이 발생하게 되며, 노화에 따라서 야기되는 각막과 렌즈의 변화와 더불어 유리체가 탁해져서 시야를 흐리게 하는 원인이 된다. 시각계통의 노화에서 최근 밝혀진 흥미 있는 사실 중의 하나는 색의 인식에 관한 것이다. 늙어감에 따라 렌즈가 두꺼워지고 노란색으로 변하며, 원추체의 기능도 감소하게 된다. 이로 인하여 색깔 분별능력, 특히 녹색-청색-자색 사이의 식별력이 감소된다. 또한 노란색을 보는 방법이 변하여, 결국 청색은 더 어둡고 노란색은 더 밝게 보이며, 보라색은 식별하기 어렵게 된다.

나이가 들면서 청력 또한 상실하게 되는데, 이중 간단하게 치료할 수 있는 것 중이 하나가 귀지의 축적에 의한 것이므로 염두에 두어야 한다. 내이 청각신경의 기능 감소는 30대 중반부터 저하되기 시작하며, 25세에 비하여 35세가 되면 같은 소리를 느끼는데 10 db 정도 더 큰소리를 요구하게 된다. 50세가 되면 높은 주파수의 음을 구분하기 힘들어 진다.

혀의 맛봉오리의 감소는 생각보다 훨씬 적다. 하지만, 같은 맛을 느끼기 위해서는 훨씬 큰 자극이 필요한데, 그 이유는 아직 확실히 밝혀져 있지 않다. 일반적으로 노화에 따라 단맛에 비해 짠맛과 쓴맛에 대한 감각이 쉽게 둔화되는 것으로 알려져 있다.

노화에 따른 후각의 감소 정도는 향에 따라 변화가 있다. 60세 이후에는 좋지 않은 냄새(가스냄새)를 맡는 능력은 젊은이에 비하여 현저히 감소되었으나, 꽃향기(장미향)와 같이 좋은 향기인 경우에는 비교적 잘 인식하는 것으로 나타났다. 일반적으로 연령 증가에 따른 후각의 감소 속도는 여성보다 남성이 높은 것으로 알려져 있다.

(4) 생식기계

남성의 경우 나이가 50세를 넘게되면 고환조직에 변화가 나타난다. 고환의 크기는 70세까지는 크게 변화가 없으나 그 이후는 점차 감소하고 경도와 탄력성이 저하된다. 정자의 생성도 감소하여 일일 정자생성량이 50% 정도 감소된다. 25~70세 사이에는 나이에 따른 혈중 테스토스테론의 농도 변화는 거의 없지만, 70세 이후에는 약간 감소된다. 노령화 과정에서 테스토스테론 결합 글로불린(testosterone binding globulin)이 증가하여 유리된 테스토스테론의 양이 더욱 감소하게 되며 비만은 이런 현상을 촉진시킨다. 그러나 아주 건강한 노인에서는 이러한 변화가 미미하여 유리 테스토스테론 양의 변화를 보이지 않는다는 보고도 있다. 노인은 발기시간의 지연, 발기강도와 사정력의 약화, 사정량의 감소 및 불응기의 증대 등 전반적인 성기능이 저하된다. 성관계의 빈도도 현저히 감소되나 성욕(libido)은 나이가 듦에 따라 감소 또는 변화가 없다는 등 보고가 있는 반면에 오히려 증대된다는 보고도 있다.

여성의 경우 난소의 변화는 이르면 30세 경부터 나타나며 난소무게의 감소, 위축, 섬유조직의 증가, 혈관의 경화 및 난포낭종의 형성 등을 보인다. 또한, 총 난자의 수와 월경주기 당 성장하는 난자수가 감소하며 비정상적인 난자의 수가 증가하고 내분비학적인 환경이 파괴된다. 난자는 출생부터 25세까지 빠른 감소를 보이다가, 그 후부터 38세까지는 감소속도가 둔화되며 38~45세까지는 다시 빠른 감소를 보여 이 후에는 아주 적은 수의 난자만이 남게 된다.

(5) 면역기능

노화가 되면서 가장 특징적인 변화 중의 하나가 면역 기능의 감소이다. 이로 인해 나이가 들면서 감염으로 인한 사망이 많아지고 중요하게 된다. 이러한 연령과 관련된 면역기능 감소의 많은 부분은 T세포 기능이 감소되기 때문인데, 이는 일차적으로 흉선 기능의 조기퇴화와 관련이 있다는 설이 있다. 흉선은 사춘기 이후에 현저하게 작아지며 혈중 흉선호르몬의 농도도 20~30세 이후부터 차차 떨어져 60세가 되면 거의 측정이 안 될 정도까지 감소된다. 면역기능과 관련된 노화에 따른 또 다른 변화는 자가항체의 출현이 증가하는 것으로 고령화에 따라 핵산, 류마티스성인자, 면역글로불린 및 타이로글로불린(thyroglobulin) 등의 자가항원에 대한 자가항체가 출현한다.

3) 노화의 특징과 임상적 의미

노화과정에 대한 공통적인 특성은 다음을 포함한다.

(1) 사망률은 개체가 성숙한 뒤 나이와 함께 증가하며, 나이가 증가할수록 기하급수적으로 증가한다.

(2) 조직의 생화학적 구성은 나이에 따라서 변한다. 예로는 지방갈색소(lipofuscin)와 세포외기질 교체(extracellular matrix cross-linking), 단백산화(protein oxidation)와 유전자복제율의변화(altered rates of gene transcription) 등이다.

(3) 생리적 능력이 감소한다.

(4) 항상성 유지능력이 감소한다(특히 생리학적 스트레스에 대한 적응과정에 있어서).

(5) 질병에 대한 감수성과 취약성이 증가한다.

노화(Aging)란 개체의 진행적인(progressive), 예측가능하고(predictable), 피할 수 없는(inevitable) 진화 및 성숙이 사망할 때까지 지속되는 특징을 가지는, 어디에나 산재하는(universal, ubiquitous) 생물학적 과정이다. 노화와 질병은 미묘한 관계와 복잡한 양상을 가지나 질병의 축적이 노화는 아니다. 편의상 연도상 연령으로 측정하기도 하지만 노화는 사람마다, 그리고 사람 내에서도 다른 생물학적 과정과 기관계마다 각기 다른 속도로 일어나고 있다. 노인들이 전형적으로 기관기능의 감소를 보여준다 하더라도 개인적 변이성(individual variability)은 노화의 일차적 특성이다. 따라서 노인들은 젊은 사람보다 더 이질적이고 이러한 건강과 기능에 대한 이질성 때문에 의사들이 노인 환자를 대할 때에는 개개인에 맞는 접근법을 사용할 필요가 있다.

4) 젊은이와 노인에 있어서 임상적으로 중요한 차이점

임상에서 노인 환자를 보기 위해서는 먼저 노인 환자와 젊은 환자와의 차이점을 알아야 한다. 젊은 환자에 비해 노인 환자는 다음과 같은 특징을 갖는다.

(1) 개인 간의 차이가 크다(individual variability)

(2) 증상이 과소보고 되는 경향이 있다(underreporting of symptoms)

(3) 다발성 병리를 가지고 있다 (multiple pathology)

(4) 비전형적으로 질병을 나타낸다(atypical presentation of illness)

(5) 의인성 질환의 빈도가 높다(iatrogenic illness)

(6) 다약복용이 흔하다(polypharmacy)

따라서 일반적인 접근 방법으로 노인 환자를 평가하는데는 어려움이 따르며, 가장 적절한 기술학은 노인평가(geriatric assessment)라 할 수 있다. 여기에는 외래나 입원 환자에 대해 임상가 개인에 의한 평가, 전문분야간 노인평가팀(interdisciplinary geriatric assessment team)에 의한 평가, 사회적 평가, 간호사에 의한 평가, 그리고 노인의학 자문팀에 의한 평가 등이 포함된다.

4 노인 환자의 평가

노인 평가는 노인의 건강 유지와 독립적 기능 수행을 목표로 하는 노인 진료를 위한 다방면적 접근이다. 노인 기능 평가는 신체적, 인지적, 정신적, 그리고 사회적 범주를 포함한다. 시간 효율적이고 유용한 검사법들이 이 모든 범주에서 노인 상태를 평가하기 위해 사용되고 있으며, 노인 환자와 성공적인 의사소통에 있어 시간은 임상의의 기술보다 덜 중요한 요소이다.

노인에 대한 평가의 범위는 치료 장소, 환자의 노쇠 정도, 시간 제약, 치료 목표, 전문팀 운용 가능성에 따라 다르다. 노인 평가의 근본적인 관점은 외래, 응급실, 병원, 요양소, 가정 등 모든 장

표 4-3 신속선별검사(rapid screen)와 주요 범주에 대한 평가와 관리

범주	신속선별검사	평가와 관리
기능 상태	다음 질문에 하나 이상 "네"라고 대답할 경우: 건강 혹은 신체적 문제 때문에 도움이 필요한 것은: (a) 장보기 (b) 가벼운 집안일 하기 (c) 방을 가로질러 걷기 (d) 목욕하거나 샤워하기 (e) 금전 관리	표 4-3에 나와 있는 다른 모든 일상생활 수행능력(ADL)을 평가 인지 기능과 이동성에 대한 평가 사회적 지지에 대한 평가 적절한 장비 사용을 고려
이동성	"Timed Get Up and Go" 검사: 20초 이내에 수행하지 못할 경우	기존의 근골격계 혹은 신경성 질환을 치료 물리 치료 의뢰
영양	"6개월 간 4.5kg (10 파운드) 이상의 의도하지 않은 체중감소가 있습니까?"란 질문에 "네"라고 대답하거나, 체질량지수가 20 kg/m2 미만일 때	영양실조 평가
시력	교정 렌즈를 착용하고 신문 머릿기사와 문장을 읽을 수 없는 경우, Snellen chart를 사용하여 각각의 눈을 검사했을 때 20/40 이상을 읽을 수 없을 때	시력손실 평가
청력	hand-held AudioScope를 사용하여, 일측 혹은 양측 귀로 1000 혹은 2000Hz에서 40-dB을 들을 수 없을 경우	청력손실 평가
인지 기능	세 가지 항목 회상: 1분 후 세 가지 항목을 기억하지 못함	간이-정신 상태 검사 실시
우울	"슬프거나 우울하십니까?"라는 질문에 "네"라고 대답할 경우	15가지 항목의 노인 우울 척도 평가를 실시

소에서 행해져야 한다는 것이다. 가능할 때는 언제라도 평가를 시행해야 한다. 정보를 제공해주는 사람은 간병인 혹은 함께 생활하는 가족 구성원이 이상적이며, 노인 환자의 일상 기능에 대한 타당한 정보를 제공한다.

1) 정기적 외래 방문

노인 환자가 외래를 방문할 때 노인 평가 시행이 필요하다. 목표 범주에 대한 신속한 선별 검사 후 그 범주에 대한 포괄적 평가를 시헹힌다(표 4-3). 대디수의 선별검시법은 교육받은 직원들이 시행할 수 있으며 몇몇은 환자 스스로 대기실이나 내원 전 집에서 작성할 수 있다. 진료실을 방문할 때마다 최소 하나 이상의 범주가 포함된 평가를 고려한다. 특정 증상이 없는 상황에서 흉부 청진, 복부 촉진과 같은 일상적 검사는 보행, 균형, 이동과 같은 노인 평가로 대체될 수 있다.

2) 환자-의사 의사소통

진료 일정이 빠듯하므로 외래 방문에 허용된 시간은 제약을 받게 된다. 노인 환자와의 원활한 의사소통에 있어 시간은 임상의의 기술 보다 덜 중요하다. 표 4-4에서 의사소통을 강화할 수 있는 간단한 방법들이 나와 있다. 노인 중에 청력 손실이 있을 확률이 높으므로 검사실 환경에 특별한 주의를 기울여야한다. 간단하고 경제적인 이어폰 같은 음량 증폭 기구들이 유용하다. 면담하는 동안 "당신을 위해서 무엇을 해드렸으면 좋겠습니까?"와 같은 개방형 질문을 통해 습관적 질문들을 극복해야한다. 환자가 원하는 것을 찾는 것이, 가능한 문제점을 해결하고 환자-의사 관계에서 상호 만족을 향상시키는 일차적 방법이다.

표 4-4 의사소통을 위한 효과적인 전략

조명 시설이 잘된 방을 사용하고 역광은 피하라.
외부 소음 및 방해를 최소화하라.
친근한 관계를 맺기 위하여 세심하게 자신을 소개하라.
환자와 눈높이를 맞추라.
환자의 성을 불러주라.
천천히 말하라.
청력 손실에 대하여 묻고 목소리를 크게 하거나 낮게 조절하라.
필요하다면 질문을 크게 써서 보여주라.
환자에게 대답할 시간을 충분히 주어라.
대화 도중에 환자의 손, 팔, 어깨 등을 부드럽게 만져주라.

3) 신체적 평가

자세한 신체검사의 중요성은 과장된 것이 아니다. 많은 노인들이 질환의 증후를 충분히 표현하지 못하며 증상을 정확하게 표현하는 것을 방해하게 되는 인지 손상을 가지고 있다. 임상의들은 '무소식이 희소식' 이라는 문구를 노인들에게 적용시켜서는 안 된다.

4) 기능 평가

노인의학은 다른 어느 전문과목보다 기능을 강조한다. 노인 환자 진료 시 가장 핵심적인 단어는 기능이다. 기능적 평가의 중요성은 다음과 같다.

(1) 노인과 노년의 정의는 주로 개인의 기능적 능력에 의해서 이루어진다.
(2) 노인들이 증상을 과소 보고하는 경향이 있고 대부분의 노인성 질환이 초기에 기능적 이상으로 나타나기 때문에 기능적 평가는 질병을 발견하는 유용한 도구이다.
(3) 기능적 평가는 질병의 정도와 심각성을 평가하는 수단이다.
(4) 기능적 평가는 치료 방법을 선택할 때 도움이 된다.
(5) 치료에 대한 반응은 기능적 능력의 변화로써 판정한다.
(6) 노인환자의 치료할 장소를 결정하는 데는 기능적 평가가 가장 중요하다.
(7) 노인들의 의료수요와 간호의 필요성은 주로 개인의 기능적 능력에 따라 결정된다.
(8) 기능적 평가는 노인 환자의 진료비 청구 시 가장 중요한 기준이다.

기능 상태는 생활에 필요한 일들을 수행하는 능력과 관련이 있다. 이러한 일들에는 일상생활 수행능력(activities of daily living, ADLs)이 포함되며 이는 표 4-5에 나와 있다. 기능을 평가할 때, 환자에게 이러한 일들을 독립적으로 수행할 수 있는지 혹은 누군가의 도움이 필요한지에 대해서 묻는다. 목욕하기는 기본적 일상생활 수행능력(basic ADL) 중에 가장 먼저 영향을 받게 되며 목욕을 하는데 어려움이 있는 것은 가정 보조 서비스를 받게 되는 흔한 원인이 된다. 개인적 도움이 필요할 정도는 아니지만 이를 수행할 때 어려움이 생길 위험성이 높은 환자들을 구별해내기 위하여 일상생활 수행에 어려움을 느끼는지, 건강과 관련된 문제 때문에 수행하기 위한 방법에 변화가 있는지에 대해 질문을 한다. 지팡이 혹은 보행보조기와 같은 보조기 사용 및 기간과 사용 환경에 대한 평가를 시행한다.

재활 환경을 제외하고, 수행에 기초한 검사와 도구적 일상생활 수행능력 평가는 효과가 없다. 기능 상태에 대한 수행 평가는 이동, 보행, 균형이 포함된 움직임에 일차적으로 관심을 두게 된다. 환자를 딱딱한 등받이가 있는 의자에 앉았다가 일어서도록 한다. 이것을 제대로 수행하지 못할 경

표 4-5 일상생활 수행능력

자기 관리	
목욕하기	대소변 가리기
옷 입기	꾸미기 (치장하기)
침대에서 의자로 이동하기	식사하기
도구적	
전화 사용하기	세탁하기
식사 준비하기	집안일 하기
금전 관리	장보기
약 먹기	운전
이동성	
방에서 방으로 걷기	
계단 오르기	
집 밖 걷기	

우, 하지 혹은 사지 약화와 향후 기능 손실을 강력하게 의심할 수 있다. 일단 선 자세에서 일상적으로 사용하던 보조기를 이용한 상태로 일정 거리를 걷고 다시 되돌아오게 한다. 보행의 이상 소견에는 치우침, 보폭의 감소, 헛디딤, 미끄러짐, 방향 전환의 어려움이 포함된다. 의자에서 일어나 3미터를 걸은 뒤, 다시 돌아와 의자에 앉는 데까지 걸리는 시간을 측정하는 검사법을 "Timed Get Up and Go"검사라고 한다. 이 과정을 10초 이내로 완벽하게 수행하는 경우 이동성이 손상되지 않은 것이며 20초 이상 걸릴 경우 자세한 평가가 필요하다.

대체평가법으로는 향후 기능 손상의 예측으로 보행 속도를 측정하는 것이 있다. 0.8m/s의 보행 속도는 독립적인 보행이 가능하게 해주며 0.6m/s의 속도로는 휠체어를 사용하지 않고 사회생활이 가능하다. 이는 20초 이내에 15미터를 걸을 수 있는 환자들은 정상적 활동 내에서 독립적인 보행이 가능하다는 것을 나타낸다.

균형은 발을 나란히 놓은 자세, semi-tandem, tandem 자세로 순차적으로 자세를 유지하도록 함으로써 평가할 수 있다. 이러한 자세에서 균형 유지에 어려움을 보인다면 후에 낙상의 위험성이 증가한다. Tinetti Performance-Oriented Mobility Assessment와 같은 정형화된 도구는 보행과 균형의 손상을 정량화시키기 위해 사용할 수 있으며, 질적인 평가는 지팡이 혹은 보행보조기와 같은 보조기의 필요성에 대한 추천을 하는데 충분하다. 노인들의 보행과 균형을 평가할 때, 특히 여성의 경우에는 바닥이 평평하고 단단한 밑창의 적절한 신발을 착용하고 있는지 확인해야 한다.

임상의들은 셔츠 단추 채우고 풀기, 펜을 들어 문장 쓰기, 신발 신고 벗기, 양손을 머리 뒤로 하기, 검사용 테이블 오르내리기와 같은 간단한 일을 수행하도록 하고 이를 관찰함으로써 유용한 기능적 정보를 얻을 수 있다.

5) 영양

노인의 영양 결핍은 동반된 내과적 질환, 우울증, 치매, 장보기 혹은 음식 만들기의 이상 등을 반영할 수 있다. 영양실조의 증후에 대한 시각적 검사 이외에도 체중과 신장을 반드시 측정한다. 체질량 지수가 낮거나 (20kg/m² 미만) 6개월간 4.5kg (10 파운드) 이상의 의도하지 않은 체중 감소는 영양 불량을 시사하며 자세한 평가가 필요하다.

6) 시력과 청력

백내장, 녹내장, 황반 변성, 조절 이상으로 인한 시력 손상은 나이가 들면서 악화되고 노인들은 시력 손상을 인식하지 못하는 경우가 종종 있다. 운전할 때, 텔레비전 시청 혹은 독서할 때 어려움이 있는지에 대해 질문하여 시력 이상을 발견해야 한다. 간단한 선별검사로 신문 혹은 잡지의 내용을 읽도록 하는 것이 있다. (교정 렌즈가 있다면 사용한 상태로) 이때 교육을 제대로 받지 못한 분들이 있을 수 있다는 것에 주의한다. 시력의 명백한 손상은 Snellen chart 혹은 Jaeger card를 이용하여 확인한다. 20/40 이상을 읽지 못하는 것이 표준 기준이다.

노인들은 청력 손실이 존재할 경우가 많고 이는 우울증, 삶에 대한 불만족과 관련이 있고 사회생활의 위축은 중요한 평가 요소가 된다. 청력 손실은 대개 양측성이고 고주파 범위이다. 병력 청취 과정에서 반드시 청력 평가를 시행하며 hand-held AudioScope을 사용하여 평가할 수 있다. 양쪽 혹은 한 쪽 귀로 1000 또는 2000Hz에서 40-dB의 소리를 듣지 못하면 비정상적으로 간주하며 귀지가 없는 경우, 정식 청력 검사를 위해 의뢰할 것을 고려한다.

7) 인지 기능 평가

인지 감퇴의 유병률은 65세 이후 5년 마다 2배씩 증가하며 90세에서는 40-50%에 이른다. 치매 환자 대부분은 기억력 손상을 호소하지 않으며 특정 질문을 받기 전까지 인지 장애의 증상을 호소하지 않는다. 인지 장애가 있는 노인들은 치매가 없는 경우라도 사고, 섬망, 기능 이상, 의학적 권고를 따르지 않을 위험성이 증가한다. 그러므로 노인 환자, 특히 75세 이상의 경우 평가에 중요한 형태로 간단한 인지 선별 검사가 필요하다.

단기 기억의 손상은 치매의 일반적인 첫 번째 증후이며 가장 간단한 선별 질문은 1분 후 세 단어를 회상하도록 하는 것이다. 세 단어를 완벽하게 회상해내지 못하는 경우에는 자세한 검사가 필요하다. 대체 검사로 세 가지 기억 항목에 연, 월, 일에 대한 지남력 검사가 추가된다. 3가지 이상의 착오를 기준으로 잡을 경우 치매의 진단에 90%에 가까운 민감도와 특이도를 보인다. 가장 흔하게 사용되는 도구로 간이-정신 상태 검사(Mini-Mental State Examination, MMSE)가 있으며 이는 지남력, 등록과 회상, 주의, 계산, 언어, 시공간 기술 평가가 포함된다. 이 검사의 점수는 교육 정도, 민족, 나이에 따라 해석이 달라질 수 있지만 24점 이하인 경우 치매 가능성이 있으므로 이에 대한 자세한 평가가 필요하다.

인지 기능에서 빠뜨리기 쉬운 영역은 적절한 목표-지향적 행동의 기본인 실행 능력에 대한 것이다. 시계 그리기 검사는 간이-정신 상태 검사로는 완전하게 평가할 수 없는 수행 조절과 시공간 기술을 평가할 수 있으므로 유용하다. 환자에게 시계를 그리고 시침과 분침은 2시 50분 혹은 11시 10분을 향하게 그리도록 한다. 최근에 개발되고 유용성을 인정받은 간단한 선별 검사법인 치매를 위한 간이-인지 평가 도구(Mini-Cog Assessment Instrument for Dementia)에서 시계 그리기 검사를 세 가지 항목 회상과 결합시켰다. 이 검사법은 영어를 사용하지 않는 나라의 환자와 고등학교 이하의 교육을 받은 환자에서 민감도와 특이도가 간이-정신 상태 검사 보다 뛰어나다.

수행 능력을 평가하는 유용한 질문으로는 1분 동안 네 발 달린 동물의 이름을 말해보라는 것이 있다. 8-10개 이하, 혹은 같은 동물 이름을 반복하는 것은 보다 자세한 평가가 필요하다는 것을 시사한다.

8) 정신적 평가

사회 거주 노인 중에 주요 우울 장애의 유병률은 1-2%에 지나지 않지만 많은 노인들이 명백한 우울 증상으로 고통을 겪고 있다. 진단 기준 이하의 우울 증상은 수면 장애와 피로와 같은 신체 증상 호소를 포함하며 신체 기능 장애의 위험성을 증가시키며 급성 기능 손상 후 회복을 더디게 한다. 또한 명백한 의료비용의 증가, 심지어 만성 질환의 심각도 평가 후에도 비용 증가와 관련이 있다. 그러므로 임상의들은 우울 증상을 의심해야하며 치료에 대한 역치를 낮추어야 한다. 간단하게 "슬프거나 우울하십니까?"라는 질문을 할 수 있다. 만약 그렇다면 다른 우울 증상에 대한 평가를 하며, 15 항목의 노인 우울 척도와 같은 표준화된 도구를 통하여 평가할 수 있다.

걱정과 근심은 노인에서 중요한 증상이며 우울 장애의 증상일 수 있다. 노인들은 사랑하는 사람과 사별을 경험할 가능성이 높으므로 이로 인한 문제들은 인지하고 제대로 처리할 수 있는 각별한 노력이 필요하다.

9) 사회적 평가

사회적 평가는 인종, 종교, 문화적 배경과 개인 지지 구조, 간병인의 필요성, 역할, 간병인의 역할, 가정환경의 안전, 환자의 경제적 상태, 노인 학대의 가능성 등이 포함된다. 포괄적 사회 평가는 바쁜 진료실 환경에서 불가능하지만 임상의들은 이러한 관점에서 노인 환자의 생활을 염두에 두어야 한다. 예를 들면 어떤 노인들은 글을 읽지 못하고 교육을 받지 못했으며, 영어를 못하고 최근의 치료 시스템의 복잡함을 어렵게 느낄 수 있다. 임상의들은 응급 상황에서 도움을 받을 수 있는지 물어보는 것을 통해 충족되지 않은 요구에 대한 중요한 실마리를 발견해야한다. 특히 사회적 지지가 부족한 쇠약한 노인들은 방문 간호사에게 의뢰하여 가정 내 안전성과 개인적 위험도 정도를 평가할 수 있다.

10) 삶의 질

지난 세대 동안 삶의 질은 죽음이나 병에 대한 전통적 생리학적 방법보다 중요한 환자의 결과를 나타내기 위한 편리한 캐치프레이즈로 받아들여졌다. 기준이 있는 것은 아니지만 대부분의 도구들은 신체, 인지, 정신, 사회적 기능의 다양한 측면을 포함하는 삶의 질을 측정하도록 구성되어 있다. 가장 흔하게 사용되는 도구는 Short Form-36 Health Survey (SF-36)로 여덟 개의 범주로 구성되어 있으며, 신체적 기능, 건강 상태에 따르는 역할의 제한, 감정적 건강에 의한 역할의 제한, 신체의 통증, 사회적 기능, 정신 건강, 활력도, 일반적인 건강 인식들이 포함된다. 이 도구는 일반인, 입원 환자에게 널리 사용되고 있으나 노인, 특히 쇠약한 노인들에게는 적합하지 못하다. 이는 임상적으로 중요한 건강 상태의 변화에 대해서 둔감하기 때문이다.

삶의 질을 평가할 때 환자에게 의학적 치료와 치료의 목표에 대해 우선순위가 있는지 묻는다. 목표는 다양하고, 때로는 혼란스러울 수 있다. 신체적 기능, 건강 상태, 신앙, 문화, 민족적 배경, 가치, 개인적 선호도가 다르기 때문이다. 당뇨, 관절염, 심부전과 같은 만성 질환의 성공적 관리를 위해서는 환자, 가족, 의사가 함께 특정 문제를 확인하고 개인적 선호도를 파악하고, 치료 목표를 세워야 한다. 환자의 문화적, 민족적 배경은 질병의 이해와 삶의 의미, 이에 대한 반응을 이해하는 데에 중요한 역할을 한다. 임상의들은 전통 및 역할에 대해 올바르게 인식하고 있는 것이 매우 중요하다. 환자들의 우선순위를 포함한 치료 계획은 환자들이 잘 따르고, 만족도가 높으며 치료 결과를 개선시킬 수 있다.

11) 노인 운전자 평가

노인 운전자를 평가하는 것은 매우 어렵다. 나이와 관련한 변화는 다양하지만 만성 질환, 투약 등이 노인들의 자동차 사고 위험성을 증가시킨다. 노인 운전자와 관련된 충돌 사고의 절대적 횟수는 낮지만, 운전 거리 당 충돌 사고와 심각한 부상 및 사망 확률은 16-24세 그룹을 제외한 어느 연령 보다 높다. 특히 기능 장애 노인들의 운전은 본인 뿐만 아니라 다른 운전자들의 안전마저 위협하게 된다. 자동차 사고와 관련된 위험 요소에는 시력 저하(20/40 이하), 치매, 시공간 기술의 손실, 시각적 집중의 손실, 경부와 상체 회전의 장애, 운동 조화와 움직임 속도의 저하가 포함된다. 각성 정도에 영향을 주는 술과 수면제, 벤조다이아제핀 계열 약물, 항히스타민제제, 항우울증제제, 항정신성 약물, 진정제, 근육 이완제와 같은 투약도 운전에 영향을 미치고 사고 확률을 증가시킨다. 이 약제들을 처음 투여하거나 용량을 조절해야하는 경우, 환자들에게 운전 시 조심할 것을 꼭 당부해야 한다.

사고 혹은 신호 위반이 있을 경우, 환자의 운전 역량에 대한 평가를 시행해야 한다. 배우자 혹은 다른 가족들과 함께 정직하게 안전성에 대해 상의하라. 특히 노인 운전자 본인이 운전의 한계에 대해 깨닫지 못한 경우는 이러한 상의가 꼭 필요하다. 다른 운송 수단을 고려해야 한다. 운전을 그만하라고 말할 때 가볍게 제안해서는 안 되는데 이는 운전을 그만둔 후 활동 정도가 감소하고 우울 증상이 증가할 수 있기 때문이다. 숙련된 직업 치료사에 의해 정식으로 운전 평가를 받기 위해 의뢰하는 것이 위험한 운전 습관을 확인하고 특정 신체장애를 교정하기 위한 장비와 같은 중재법을 제안하는데 도움이 된다.

12) 포괄적 노인 평가

포괄적 노인 평가 (Comprehensive geriatric assessment, CGA)는 치료와 장기간 추적 관찰

표 4-6 포괄적 노인 평가의 측정 가능한 분야 및 내용

1. Physical Health
   - Traditional problem list
   - Disease severity indicators
2. Overall Functional Ability
   - Basic & Instrumental activities of daily living (BADL & IADL) scales
   - Gait & balance measures
   - Exercise levels

3) Psychologic Health
   - Cognitive (mental status) tests
   - Affective (depression) scales

4) Social & Environmental Parameters
   - Social support resources & needs
   - Environmental adequacy & safety

을 위한 전반적 계획을 개발시키고자 하는 목표 아래 환자의 의학적, 정신사회적, 기능적 역량과 한계를 결정하기 위한 과정이다. (표 4-6) 포괄적 노인 평가는 일반적으로 고도로 훈련된 노인의학자, 노인 전문 간호사, 물리치료사, 작업치료사, 사회사업가로 구성된 팀이 필요하며 비용과 시간이 많이 든다. 이 팀이 환자의 치료에 직접적으로 관여해야 한다. 중재의 효용성을 보장하는 데에 있어 지속적인 치료와 함께 이러한 팀의 장기간 참여가 필요하다. 이러한 팀들이 자문 역할만 한다면 포괄적 노인 평가는 향후 환자의 결과를 개선시키는데 성공적일 수 없다.

포괄적 노인 평가는 기능을 개선시키고 요양소와 병원의 재입원을 감소시키는 측면에서 매우 성공적이었다. 자료를 모아 예방적 가정 방문 프로그램을 개발하면 좋을 것이다. 무작위 메타 분석에서 장기간 추적 관리와 함께 가정 방문을 포함한 포괄적 노인 평가에 기초한 중재법이라면 이러한 프로그램들이 요양소 입소를 줄이고 기능 쇠퇴 정도를 감소시킨다고 보고하였다.

참고 문헌

1. 최신가정의학. 대한가정의학회. 한국의학; 2007 : p94-105
2. 배철영, 이영진. 노인의학. 고려의학, 서울, 1996
3. 조주연, 홍성호, 조경희, 조경환 외 14인. 노인의학개론(개정판). 한국의학, 서울, 2006
4. 조주연. 노화의 임상적 의의 및 노인 질환의 특징. 대한의사협회지 2005: 48(1): 15-23.
5. 윤종률. 노인환자에 대한 적절한 약물처방. 대한의사협회지 2005 : 48(1): 24-33
6. American Geriatrics Society. Geriatrics Review Syllabus : A core curriculum in geriatric medicine, 6th ed. New York, 2006.
7. http://www.americangeriatrics.org
8. http://www.bgs.org.uk
9. Mouton CP, Esparza YB. Ethnicity and geriatric assessment. In: Gallo JJ, Fulmer T, Paveza GJ, et al. eds. Handbook of Geriatric Assessment. 3rd ed. Gaithersburg, MD : Aspen publisher, Inc. 13-27, 2000.

제5장

호스피스 완화의료

홍 성 호

1 완화의료란 무엇인가?

완화의료의 정의는 생명을 위협하는 질병과 관계되는 문제에 직면한 환자와 그 가족에 대하여 고통과 육체적, 정신적, 영적인 것과 그 밖의 다른 문제들을 조기에 알아내고, 확실한 평가와 치료를 통해 삶의 질을 향상시키는 의료라고 정의하였다.(세계보건기구)

호스피스 · 완화의료의 목적은 환자와 가족의 고통을 줄이고 삶과 죽음의 질을 향상시키는데 있다. 호스피스 · 완화 의료는 완치를 목표로 하는 치료에 반응하지 않으며 질병이 점차 진행됨으로써 수개월 내 사망할 것으로 예상되는 환자와 그 가족들이 질병의 마지막 과정과 사별기간에 접하는 신체적, 정신적, 사회적, 영적문제들을 해소하기 위해 제공되는 전인적인 의료이다. 단, 완화의료는 임종이 예상되는 시점 이전이라도 투병과정에서 발생하는 통증 및 증상완화가 필요한 모든 환자에게 의사에 의해 제공되는 적극적인 의료이다. 호스피스 · 완화의료에서의 '의료'는 신체적,

표 5-1 완화의학과 기존의학과의 차이점

기존의학	완화의학
질병 중심 병원 의학적 측면 완치 및 보전적 의료 중심 징후: 혈압, 맥박, 호흡수, 체온	환자 중심/ 증상 중심 가정 의학적, 정신사회적, 영적 측면 케어 및 완화 의료 중심 증상: 안녕, 통증, 수면

표 5-2 Palliative care:

- provides relief from pain and other distressing symptoms;
- affirms life and regards dying as a normal process;
- intends neither to hasten or postpone death;
- integrates the psychological and spiritual aspects of patient care;
- offers a support system to help patients live as actively as possible;
- offers a support system to help the family cope;
- uses a team approach to address the needs of patients and their families;
- will enhance quality of life;
- is applicable early in the course of illness, in conjunction with other therapies that are intended to prolong life, such as chemotherapy or radiation therapy.

정신적, 사회적, 영적 측면을 모두 포함하는 포괄적인 의미로 사용한다.

완화의학과 기존의학의 차이점은 환자 중심적, 증상 중심적이라는 점이다. 의학적 문제뿐만 아니라 정신사회적, 영적인 문제까지 다루며, 증상 완화에 주된 관심을 두고 치료한다. 일반적으로 기존의학은 검사결과나 중심 징후(vital sign)를 중요시하지만 완화의학에서는 중심 증상(vital symptom)으로 안녕(well-being sense), 통증(pain), 수면(sleep) 3가지를 가장 중요하게 생각한다.

2 완화의료의 영역

완화라는 말은 질병의 근본원인을 적극적이고 공격적으로 완치하기보다 환자 편에서 환자를 편안하게 해준다는 의미이다. 완화의료에서 질병에 초점을 두고 완치를 목표로 하는 것이 아니라 환자의 삶의 질과 증상 조절에 초점을 맞추고 있다.

호스피스는 환자를 더 이상 완치시킬 수 있는 치료 방법이 없는 경우에 완화의료를 통하여 환자의 안녕에 초점이 맞추어져 있다. 호스피스 완화의료를 제공하는 데는 의사, 간호사, 약사, 영양

표 5-3 Provided by a team:

- Close, clear communication
- Expert management of pain and other symptoms
- Help navigating the healthcare system
- Guidance with difficult and complex treatment choices
- Emotional and spiritual support for you and your family

사, 대체의학 전문가, 사회복지사, 성직자, 자원 봉사자 등의 팀이 필요하다.

이러한 호스피스 완화의료 팀은 팀원 및 환자 및 가족과의 가깝고 분명한 소통과 탁월한 증상 및 합병증 관리, 진행된 질환에서의 어려움과 그에 따른 치료의 방향의 선택에 대한 조언 및 치료와 임종을 맞이하는 환자에 대한 보살핌, 여러 진료 내용에 대한 조정, 가족과 환자의 정신사회적 지지가 원활히 이루어질 수 있는 팀으로 짜여 져야 한다.

3 호스피스 · 완화의료 대상자

호스피스 · 완화의료의 대상자 선정은 전문분야의 의사 2인의 판단에 따른다. 환자와 가족이 진단과 예후를 알고 있으며, 호스피스 · 완화의료의 철학과 내용에 동의하는 자를 대상자로 포함한다. 의식이 없거나 치매 등으로 본인의 직접 판단이 곤란한 경우는 가장 가까운 친권자의 동의가 필요하며, 환자가 직접 판단이 곤란한 상황의 발생 이전에 의사를 명시한 경우 이와 상반되어서는 안된다. 호스피스 · 완화의료는 예상기대여명이 6개월 미만인 환자로서 다음과 같은 경우를 대상자로 포함한다.

· 적극적인 항암치료(수술, 약물요법 등)의 시행이 환자의 경과에 더 이상 도움을 줄 수 없다고 판단되며, 환자의 전신상태가 악화되는 말기암환자

· 근원적인 회복의 가능성이 없으면서 악화되는 시기에 있는 말기 만성질환자 (단, 완화의료의 대상자는 예상기대여명이 6개월 미만이 아닐지라도 진행된 시기의 환자 중 통증 및 증상완화가 필요한 환자를 포함한다.)

4 호스피스 · 완화의료 환자와 가족의 권리

· 인간의 존엄성을 존중받을 권리

· 서비스 내용 및 비용에 대하여 알 권리

· 서비스를 계획하고 변경하는 과정에 참여할 권리

· 서비스를 선택하거나 혹은 거부할 권리

· 환자 개인의 요구에 적합한 서비스를 제공받고, 서비스 과정에서 기록과 정보에 대한 비밀을 보장받을 권리(단, 본인의 동의에 의한 경우, 타 기관으로 전원/전동되는 경우, 법에 의해 요구되는 경우 제외)

· 환자 자신의 의무기록을 제공받을 권리

· 담당의사에 의한 완화치료 목적인 경우를 제외하고는 어떠한 물리적, 화학적 구속을 당하지 않을 권리
· 편지, 전화 및 개인적 방문에 의한 타인과의 연락을 방해받지 않을 권리
· 호스피스 · 완화의료 직원에 의한 활동이나 업무태만으로 인해 정신적, 신체적 피해를 당하지 않고 서비스에 대하여 불만을 표현할 권리
· 환자와 가족의 입장을 대변할 가족 1인을 임명하거나 가족 이외의 대리인 1인을 임명할 권리

5 호스피스 · 완화의료 팀의 구성

· 자격을 갖춘, 훈련된 호스피스 · 완화의료 전문요원과 자원봉사자는 환자와 가족의 신체적, 심리적, 사회적, 영적 요구를 충족시키기 위해 환자와 가족에게 적합한 호스피스 · 완화의료를 함께 계획하고 수행한다. 적절한 서비스를 제공하기 위해 의사, 간호사, 사회복지사, 성직자, 자원봉사자 등이 모든 호스피스 · 완화의료기관에서 팀 구성원으로서 참여한다.
· 호스피스 · 완화의료는 환자의 호스피스 · 완화의료 요구를 충족시키기 위하여, 법과 규정에 따른 면허와 자격을 갖춘 호스피스 · 완화의료 전문요원과 자원봉사자를 확보하고 관리한다.
· 호스피스 · 완화의료의 주요 팀 구성원의 자격기준은 다음과 같다.

  · 적절한 임상경험을 가지며, 임상수련을 포함한 호스피스 · 완화의료 교육을 이수한 의사
  · 적절한 임상경험을 가지며, 임상수련을 포함한 호스피스 · 완화의료 교육을 이수한 간호사
  · 환자와 가족의 심리사회적 욕구를 충족시킬 수 있는 적절한 임상경험을 가지며, 임상수련을 포함한 호스피스 · 완화 의료 교육을 이수한 사회복지사
  · 영적상담에 적절한 임상경험을 가지며, 임상수련을 포함한 호스피스 · 완화의료 교육을 이수한 성직자 또는 수도자
  · 인격적으로 성숙한 자로서, 호스피스 · 완화의료 조정자 또는 사회복지사로부터 지도를 받는, 호스피스 · 완화의료 교육을 이수한 자원봉사자

· 호스피스 · 완화의료는 환자의 특수한 요구를 충족시키기 위해 위의 전문요원 이외에 약사, 영양사, 간호조무사 및 보조인력, 방사선사, 임상병리사 등 기타 필요한 인력을 활용한다.
· 호스피스 · 완화의료 조정자는 환자와 가족의 요구를 지속적으로 평가하고 통합된 호스피스 · 완화의료계획을 수행하도록 호스피스 · 완화의료 전문요원과 자원봉사자들을 통합 관리

하는 업무를 수행한다.

· 호스피스 · 완화의료 전문요원팀은 환자와 가족 중심의 개별화된 호스피스 · 완화의료계획을 수립하기 위하여 대상자를 포괄적으로 평가하고 정보를 공유하며, 치료결정에 환자와 가족을 참여하게 한다.

· 호스피스 · 완화의료 전문요원팀은 환자 및 가족과 정보를 공유하기 전에 그들의 정보 요구를 평가하고, 비밀유지의 범위를 고려한다.

  · 호스피스 · 완화의료 전문요원팀은 환자 및 가족과 질병, 질병의 상태, 가능한 치료선택, 그리고 그 치료선택으로부터 기대되는 이익, 위험, 부담에 대한 정보를 공유한다.
  · 호스피스 · 완화의료 전문요원팀은 정기적인 회의를 통해 서로 의사소통 한다.
  · 환자와 가족은 충분한 정보를 가지고 의사결정을 내리고, 치료목적을 결정하고, 현재와 미래의 치료에 대한 우선순위를 정할 권리가 있다.
  · 심폐소생술을 포함한 치료계획에 대한 환자와 가족의 의사결정을 확인할 수 있는 방침과 절차가 있다.

· 모든 호스피스 · 완화의료 서비스는 직원, 자원봉사자 또는 계약관계의 개인, 기관 및 단체와 협력하여 제공한다.

6 호스피스 · 완화의료 원칙

· (대상자범위) 말기환자와 가족을 단위로 한다.

· (환자와 가족의 권리) 서비스 계획과 선택에서 환자와 가족에게 충분한 정보를 제공하고 자율적인 의시결정 권한을 보장한다.

· (팀구성과 팀서비스) 면허 또는 자격을 갖춘, 훈련된 호스피스 · 완화의료 전문요원과 자원봉사자로 이루어진 팀을 구성하고 다학제간 협력을 통하여 효율적인 팀 서비스를 제공한다.

· (개별화된 서비스) 환자와 가족의 요구를 지속적으로 평가하고 환자에게 적합한 개별화된 서비스를 제공한다.

· (서비스 내용) 환자와 가족의 신체적, 정서적, 사회적, 영적 요구를 충족시키기 위해 의료, 간호, 사회복지, 영적 상담, 자원봉사 및 사별관리 서비스를 제공한다.

· (서비스 연속성) 기관형태에 관계없이 1일 24시간 1주 7일간 서비스 이용이 가능하며, 기관간

의 연계체계에 의해 언제 어디에서든 환자와 가족이 원할 때 제공한다.

· (가정/입원서비스) 환자가 친숙한 가정에서 머물면서 통증 및 증상관리를 받을 수 있도록 하되, 집중적 관리가 필요할 경우 이에 적합한 입원서비스를 제공한다.

· (질 향상) 환자와 가족의 요구와 일치하는 양질의 서비스 제공을 위해 질 향상을 추구한다.

참고 문헌

한국 호스피스 완화의료학회 http://society.kisti.re.kr

한국호스피스협회http://www.hospicekorea.com

한국가톨릭호스피스협회 http://kcha21.com

서울대병원 호스피스 http://hmo.snuh.org/hospice

AARP(AARP.org)

American Hospice Foundation

American Academy of Hospice and Palliative Medicine

Continuum Hospice Care

End-of-Life Physician Education Resource Center

European Association for Palliative Care

Hospice of Michigan end-of-life care

International Association for Hospice & Palliative Care

Join Last Acts campaign to improve end-of-life care

Joint Commission on Accreditation of Healthcare Organizations

National Hospice and Palliative Care Organization

Pallipedia: Online Palliative Care Dictionary

San Diego Hospice

U.S. Dept. of Health and Human Services: A Clinical Guide on Supportive and Palliative Care for People with HIV/AIDS, 2003

The Grieving Center

WHO Palliative Care: Cancer Control Knowledge Into Action, WHO Guide for Effective Programmes.

WHO Palliative Care: Symptom Management and End-of-Life Care Booklet

제 II 부

일차의료에서의 건강증진

제6장

비 만

오 정 은

1 정의

비만은 건강을 해칠 정도로 과도하게 지방질이 축적되어 있는 상태를 말한다(WHO, 1998). 2000년 세계보건기구가 발표한 비만증의 정의는 체질량지수 25kg/m^2 이상을 과체중으로, 30kg/m^2 이상을 제1도 비만증으로 규정하였다. 인종과 민족적 특성을 고려한 세계보건기구 아시아-태평양지역 지침에서는 체질량지수 23kg/m^2 이상을 과체중, 25kg/m^2 이상을 제1도 비만으로 정의하였다.

2 역학

국민건강영양조사 결과에 의하면 만19세 이상 연령에서 체질량지수 25kg/m^2 이상인 비만의 유병률은 1998년에 전체 26.0%, 남자 25.1%, 여자 26.2%였고, 2008년에는 전체 30.7%, 남자 35.3%, 여자 25.2%로 조사되어 남자에서 급속한 유병률 증가를 보였다.

3 원인

비만은 섭취 열량이 증가하거나 소비 열량이 감소하거나 이 두 가지 상태가 복합되어 발생한다. 여기에는 유전적 요인과 환경적 요인이 관련된다. 신장(身長)의 유전적 요인과 유사하게 체중도 유전적 요인이 영향을 줄 수 있다. 일란성 쌍둥이의 경우 함께 성장하든 따로 떨어져 성장하든 체질량지수가 매우 비슷하다. 유전적 요인을 고려하더라도 환경적 요인이 가장 중요하다. 최근의 급격한 비만 유병률의 증가는 유전자의 변화보다는 환경의 변화가 더 큰 작용을 했다고 볼 수 있다. 산업화와 교통수단의 발전으로 인한 육체적 활동 감소, 텔레비전 시청 시간의 증가, 고지방 음식과 단순 당질 섭취의 증가, 수면 부족 등은 비만 발생과 관련된 중요한 환경 요인이다. 그리고, 이차성 비만의 흔한 원인은 표 6-1과 같다.

표 6-1 2차성 비만의 원인

질환–쿠싱증후군, 갑상선기능저하증, 인슐린선종, 시상하부병변 약물–Steroid, Tricyclic antidepressants, Phenothazine, Valproate, Gabapentin, Lithium, Cyproheptadine, Sulphonylurea, Insulin, Thiazolidinedione 등

4 비만의 합병증

정상 체중에 비해 비만인 경우 사망률이 50-100% 증가한다. 미국의 경우 예방할 수 있는 사망의 원인들 중에서 1위인 흡연에 이어 비만은 2위를 차지하고 있다. 사망률은 비만도 증가에 따라 상승하며 특히, 내장비만과 관련이 있다. 비만은 대사증후군, 당뇨병, 심혈관 질환(관상동맥질환, 뇌졸중, 심부전증), 고혈압, 이상지질혈증, 수면무호흡, 저환기 증후군, 담석, 지방간, 위식도 역류질환, 골관절염, 통풍, 우울증, 열등감, 월경 장애, 다낭성난소증후군, 여성형 유방, 남성 생식샘기능저하증, 피부 극세포증, 대장암, 유방암, 전립선암, 담낭암 등과 관련이 있다.

5 평가

1) 병력 조사

비만을 일으킨 주요 요인을 파악한다. 환자의 식사나 신체 활동에 영향을 미치는 행동 특성을 파악하고 2차성 비만의 원인이 되는 질환이나 약물 사용을 조사한다. 환자의 현재 식사와 신체 활동 파악을 통해 치료 목표가 될 행동 양상을 알아내고 비만 발생과 관련된 요인들을 찾아야 한다.

2) 비만도 평가

비만도 평가에서 신장, 체중, 허리둘레를 측정하는 신체 측정법이 중요하다. 이외 체지방을 평가하는 방법으로 생체전기저항분석법(bioimpedance analysis), 이중에너지X선 흡수계측법, 영상법, 수중체밀도법, 액체밀도법 등이 있다. 그러나, 비용과 실용성의 문제로 실제 임상에서는 체질량지수와 허리둘레를 이용한 신체계측법을 주로 사용한다. 기계측정법으로는 생체전기저항분석법을 주로 사용하며 복부지방의 평가를 위해 복부 CT를 사용할 수 있다.

(1)체질량지수(body mass index)

체질량지수는 kg 단위로 측정한 체중을 m 단위로 측정한 키의 제곱으로 나누어준 값으로 체지방량과 상관관계가 높고, 실제 임상에서 비만을 평가하는 방법으로 흔히 사용된다.

$$체질량지수(kg/m^2)=체중(kg)/ [신장(m)]^2$$

체질량지수는 질병의 이환율 및 사망률의 상대 위험도를 반영한다. 체질량지수가 높을수록 심혈관질환, 암 발생 위험이 높고 조기 사망 가능성이 높아진다. 체질량지수가 서양인에서는 30kg/m^2 이상일 때 비만으로 정의하지만, 우리나라를 포함한 동양인에서는 서양인보다 낮은 체질량지수에서 당이나 지질대사 이상의 위험이 증가하기 때문에 체질량지수 25kg/m^2 이상일 때를 비만으로 정의하였다. 키가 작거나 근육이 많은 사람은 비만하지 않더라도 체질량지수가 높게 나오는 단점이 있다. (표 6-2, 3)

표 6-2 체질량지수에 따른 성인 비만의 분류 및 동반질환 위험도(WHO, 2000)

분류	체질량지수 (kg/m^2)	동반질환의 위험도
저체중	< 18.5	낮다 (다른 질환의 위험은 증가)
정상 범위	18.5-24.9	보통
과체중	≥ 25.0	
비만 전단계	25.0-29.9	증가
1단계 비만	30.0-34.9	중등도
2단계 비만	35.0-39.9	고도
3단계 비만	≥ 40.0	매우 고도

표 6-3 체질량지수와 허리둘레에 따른 동반질환 위험도(아시아-태평양 지역)

비만도 분류	체질량지수 (kg/m²)	동반질환의 위험도	
		허리둘레(cm)	
		<90(남성), <80(여성)	≥90(남성), ≥80(여성)
저체중	< 18.5	낮다	보통
정상체중	18.5-22.9	보통	증가
과체중	≥ 23.0		
위험체중	23.0-24.9	증가	중등도
1단계 비만	25.0-29.9	중등도	고도
2단계 비만	≥ 30.0	고도	매우 고도

(2)허리둘레

허리둘레는 복부 지방 상태를 간접적으로 추정하는 좋은 지표로 복부 비만은 당뇨병, 심혈관 질환의 위험 증가와 관련되어 있다. WHO에서는 직립자세에서 최하위 늑골하부와 장골릉과의 중간 부위 측정을 권하고 있고, NIH에서는 우측 장골릉의 가장 높은 부위 바로 위에서 측정하는 것을 권장하고 있다. 줄자를 이용하여 허리둘레를 잴 때 정상적으로 숨을 내쉰 상태에서 복부가 줄자에 의해 압박되지 않도록 측정한다. 심혈관 질환의 위험이 증가하는 복부 비만의 기준은 한국인에서 남성 90cm, 여성 85cm 이상일 때로 정해 놓고 있다.

3) 비만과 관련된 질환 파악 및 심혈관 질환의 위험 요인 평가

혈압, 공복 혈당, 총콜레스테롤, 저밀도지단백콜레스테롤, 고밀도지단백콜레스테롤, 중성 지방,

표 6-4 비만과 관련된 질환과 증상

분류	종류
심뇌혈관계	고혈압, 심부전증, 관상동맥질환, 뇌졸중, 정맥류, 폐색전증
내분비계	대사증후군, 2형 당뇨병, 이상지질혈증, 다낭성난소증후군
호흡기계	폐쇄성수면무호흡증, 저환기증후군, 천식, 호흡곤란
위장관계	위식도역류질환, 비알코올성지방간질환, 담석, 탈장
근골격계	고요산혈증과 통풍, 골관절염, 수근관터널증후군, 요통
비뇨생식기계	긴장성 요실금, 남성 생식샘기능저하증, 임신 관련 합병증
심리적	우울증, 낮은 자존감, 사회적 낙인
종양	대장암, 유방암, 전립선암, 담낭암, 자궁내막암, 난소암
피부	팽창선, 림프부종, 봉와직염, 간찰진, 흑색극세포증

간기능 검사 등을 시행하여 합병증이나 동반된 심혈관 질환의 위험 요인을 평가한다. 이외에도 환자가 호소하는 증상이나 위험 요인에 중점을 두어 추가적인 평가를 시행한다. 비만이 심할수록 동반 질환의 수가 늘어나고 중증도가 올라간다. 비만과 관련된 질환과 증상은 표 6-4와 같다.

4) 체중 감량에 대한 환자의 욕구 파악

의학적으로 체중 감량이 필요한 환자라도 체중을 줄일 의욕이 없는 경우가 있다. 따라서, 환자의 체중 감량에 대한 의지를 파악할 필요가 있다. 당장 체중 감량 치료를 시작하는 것보다 환자의 동기가 충분할 때 치료를 시작하는 것이 바람직할 수 있다.

6 치료

비만 치료의 일차적 목표는 동반 질환을 개선하고, 발생 가능한 합병증 위험을 감소시키는 것이다. 비만 치료는 단기간에 해결되는 것이 아니라 평생 지속되어야할 과제이다. 비만 치료에 있어 초기 체중 감량 목표는 6개월에 걸쳐 현재 체중의 10% 정도를 줄이는 것이다. 그러나, 모든 비만 환자가 체중 감량 목표에 도달할 수 있는 것은 아니다. 체중 감량에 실패한 경우에는 체중 증가 억제를 목표로 하는 것이 현실적이며 건강에 이득이 된다. 초기 체중 감량에 성공한 후에는 감소된 체중을 유지하고 체중 증가를 예방해야 한다. 그리고, 체중 감량 목표를 새로 설정하여 체중 감량을 더 시도할 수 있다. 저열량 식사와 신체 활동 향상, 그리고 이를 실천 가능하게 하는 행동 요법의 병합은 체중 감소와 유지에 가장 효과적인 방법이다.

1) 식사치료

비만 환자의 식사 요법에서 가장 중요한 것은 섭취하는 열량을 줄이는 것이다. 미국 국립보건원에서는 환자가 현재 섭취하고 있는 일상 식단에서 하루 500-1000 kcal를 적게 섭취하여 일주일에 약 0.5kg 정도 체중을 줄이는 방법을 권장하고 있다. 대영양소는 탄수화물 45-65%, 지방 20-35%, 단백질 10-35%의 비율로 섭취하도록 권장하고 있다. 저열량식사를 위해 지방 섭취를 줄이는 것은 효율적이다. 그러나, 총 섭취열량은 줄이지 않고 지방 섭취만 줄이면 체중 감소 효과가 없다. 지방과 탄수화물 섭취를 동시에 줄이는 것이 하루 섭취 열량을 줄이는 좋은 방법이다. 1일 1200kcal 이하로 열량을 제한할 경우 비타민과 무기질의 공급이 필요하다.

2) 운동치료

운동 단독으로도 체중 감소 효과가 있지만 운동 치료와 식사 치료의 병행이 가장 효과적인 방법이다. 가장 중요한 운동의 장점은 체중 유지 효과이다. 신체 활동은 복부 지방을 줄이고, 심폐 적응 능력을 향상시킨다. 운동 시작 단계에서는 중강도로 30분 이상 시행하고, 거의 일주일 내내 시행하며, 특히 매일 하는 것이 더 좋은 것으로 권장되고 있다. 운동 종류로는 걷기, 계단 오르기, 가사일, 특정 운동 종목 참여 등 일상에서 흔히 할 수 있는 신체 활동들이다. 비만 환자가 실제 체중 감소를 이루려면 하루 60-90분 이상의 중강도 운동이 필요하다는 의견도 있다.

3) 행동치료

행동 치료는 새로운 식사와 신체 활동으로 변화시키고 변화된 식사와 신체 활동을 강화하는데 도움을 준다. 행동 치료가 동반된 식사와 운동 병합 치료는 가장 효과적인 비만 치료 방법이다. 행동 치료 전략에는 자기 관찰 (예, 식사일기, 생활일기, 체중 측정, 만보계 측정), 스트레스 관리, 자극 조절 (예, TV 시청시 음식 섭취 금지), 사회적 지지, 환자 자신을 긍정적으로 생각하게 하는 인식 재구성 등이 있다.

4) 약물치료

약물치료는 식사치료, 운동치료, 행동치료를 포함하는 포괄적인 비만 치료 프로그램의 일부분으로 식사, 운동, 행동 치료와 병행할 때 최대 효과를 거둘 수 있고 약물 치료의 기준은 체질량지수가 25kg/m^2 이상이고 비약물치료에 효과가 없는 경우와 체질량지수가 23kg/m^2 이상이고 비약물치료에 효과가 없으면서 고혈압, 2형 당뇨병, 이상지질혈증, 수면무호흡증 등의 위험 요인이 있는 경우이다. 약물치료 시에는 약물의 안정성과 효과에 주의를 기울여야 한다. 섭취한 지방의 소화와 흡수를 억제하는 리파제 억제제인 olistat는 체중 감량 효과가 있어 고위험 비만 환자의 비만 치료에 도움이 될 수 있고, 장기 사용 안정성에 대해 FDA의 승인을 받은 약제이다. 그러나, 식욕억제제인 sibutramine은 임상연구 결과 심혈관 질환의 발생 위험을 증가시키는 것으로 나타나 사용이 중단되었다. 이외 중추신경계에 작용하는 식욕억제제인 phetermine, phendimetrazine, mazindol, diethylpropion 등은 향정신성 약물로 최대 12주까지만 처방이 허용되어 있다.

5) 수술치료

체질량지수 37kg/m^2 이상이거나, 체질량지수 32kg/m^2 이상이면서 2가지 이상의 동반질환이 있는 경우 수술을 고려할 수 있다. 수술 방법에는 칼로리 섭취를 제한하는 수술법 (예, vertical bandede gastroplasty, gastric band)과 칼로리 섭취와 흡수를 제한하는 방법 (예, Roux-en-Y, biliopancreatic bypass)이 있다.

참고 문헌

1. 대한비만학회. 임상비만학. 제2판. 서울: 고려의학 ; 2001.
2. 대한가정의학회. 가정의학. 제2판. 서울: 계축문화사 ; 2003.
3. 대한가정의학회. 최신가정의학. 서울: 한국의학 ; 2007.
4. 보건복지부. 국민건강영양조사. Available from http://knhanes.cdc.go.kr/
5. WHO. Obesity: Preventing and managing the global epidemic, Geneva: WHO ; 1998.
6. National Heart, Lung, and Blood Institute, North American Association for the Study of Obesity. Practical guide: Identification, evaluation, and treatment of overweight and obesity in adults. NIH publication ; 2000.
7. Anthony SF, Eugene B, Dennis Lk, Stephen LH, Dan LL, Joseph L, et al. Harrison' s Principles of Internal Medicine. 17th edition. New York: McGraw-Hill Companies. p.462-73.
8. James ML, Donald CY, Joseph AR, Ronald MD. Obesity: Assessment and Management in primary Care. Am Fam Physician 2001;63:2185-96.

제7장

영 양

서 주 영

영양은 우리 몸을 건강하게 유지하고 질병을 예방하기 위해 필수적이다. 인체에 필요한 영양은 식이를 통해 공급되며, 에너지를 발생시키는 탄수화물, 지방, 단백질을 비롯하여 비타민, 무기질, 물 등이 이에 속한다. 영양의 필요한 양은 나이, 성별, 생리적인 상태, 질병에 따라서 달라진다. 이번 장에서는 건강을 유지하기 위해 제시되고 있는 영양섭취기준의 개념을 이해하고, 영양 상태 접근 방법과 진단, 식생활 지침에 대해서 언급하기로 한다.

1 영양섭취기준과 영양권장량 (Dietary Reference Intakes and Recommanded Dietary Allowances)

영양섭취기준(Dietary Reference Intakes, DRI)은 건강을 최적상태로 유지할 수 있는 영양소들의 섭취 수준을 의미한다. 영양권장량을 산출할 때는 다음과 같은 구체적인 단계를 거치는데 첫째, 각 영양소의 생리적 필요량을 추정하고 둘째, 각 영양소에 따른 안전율을 적용하고 셋째, 각 연령별 표준인을 기준으로 하여 권장량을 선출하고 넷째, 그 지역인구의 식이섭취 실태를 참고하여 영양권장량을 설정한다. 우리나라에서는 한국영양학회에서 한국인을 기준으로 한 한국인 영양섭취기준(Dietary Reference Intakes for Koreans, KDRIs)을 설정하였다.

■ 평균필요량(Estimated Average Requirements; EAR):

특정 나이, 성별에 따른 건강한 사람들의 일일 영양필요량의 중앙값이다. EAR은 해당 집단에 요구되는 중앙값이기 때문에 절반의 사람은 불충분한 섭취에 노출된 것이므로 임상에서는 유용하지 않다.

■ 영양권장량(Recommanded Dietary Allowances; RDA):

RDA는 실제 영양섭취 목표량을 계획하는데 유용한 지표로 평균필요량(EAR)에 표준편차의 2배를 더하여 정한 값으로 정의한다. RDA 기준 이하로 섭취한다면 영양이 불충분할 가능성이 높지만, 이 지표의 정의로 살펴볼 때 인구집단의 2~3%는 RDA 기준 이하라 할지라도 충분한 영양섭취를 하고 있다.

RDA = EAR + 2SD

■ 충분섭취량(Adequate Intake; AI):

일부 영양소는 EAR이 성립되어 있지 않아 RDA 산출이 불가능해 진 경우, 건강인의 경험적 관찰에 의하여 설정한 값이다. 제시되고 있는 DRI에서 1세 이하 영아의 기준으로는 RDA 보다 AI를 권장하고 있다.

■ 상한섭취량(Tolerable Upper Intake Level; UL):

인체 건강에 유해영향이 나타나지 않는 최대 영양소 섭취수준이다. 주의해야 할 것은 상한섭취량을 결정하는데 모든 영양소가 충분한 데이터를 가지고 있는 것이 아니므로, DRI에 상한섭취량이 제시되어 있지 않더라도 다량 섭취로 인한 부작용의 위험이 없다는 것을 의미하는 것은 아니다.

2 우리나라의 국민 영양 실태

최근 우리나라는 식습관이 서구화되고 신체활동량이 크게 떨어지면서 과체중, 비만 인구가 늘어나는 반면 청소년, 여성, 노인들에서는 불충분한 영양 섭취를 보이는 등 불균형적인 모습을 보이고 있다. 질병 예방과 건강 증진을 위하여 영양 상태에 대한 평가와 함께 바람직한 식습관에 대한 교육과 상담이 필요하다.

필요추정량 대비 에너지섭취비율은 평균 89.0%이었으며 남자93.5%, 여자 84.4%이었다. 남자의 섭취비율은 2005년에만 98.3%로 높았을 뿐 나머지 1998년, 2001년, 2007년 등 모두 유사하였다. 반면, 여자의 경우에는 2005년 이전 조사결과에 비해 2007년 이후에 5~10% 가량 낮아졌다. 권장섭취량 대비 단백질섭취 비율은 143.8%, 153.0%로 권장섭취량의 약 1.5배를 섭취하고 있으며 철, 비타민A, 티아민, 나이아신, 리보플라빈, 비타민 C 섭취량은 권장섭취량의 75~125% 범위였으나 칼슘은 권장섭취량의 65.4%를 섭취하고 있었다. 칼슘은 만 3세 이상 전 연령대에서 권장섭취량의 75% 미만을 섭취하는 것으로 조사되었으며 특히 만 12~18세 청소년과 만 65세 이상 노인의 권장섭취량 대비 섭취비율은 50% 수준이었다. 나트륨은 충분섭취량에 비해 3배 이상 섭취하고 있었으며 칼륨은 충분섭취량의 60.7%만을 섭취하고 있었다. 노인(만 65세 이상)은 단백질, 인, 나트륨, 철을 제외한 모든 영양소의 섭취수준이 영양섭취기준에 비해 적었으며, 칼슘 외에도 리보플라빈의 섭취수준이 매우 낮았다. 반면 나트륨의 섭취수준은 다른 연령층의 성인과 마찬가지로 충분섭취량의 3배 이상을 섭취하고 있었다. 소득수준이 낮을수록 영양섭취기준 대비 칼슘, 칼륨, 철, 티아민, 리보플라빈, 나이아신, 비타민 C 등의 섭취비율이 낮았다.

(2008년 국민 건강 영양 조사 보고 인용)

3 영양 상태 평가

임상에서 영양 상태 평가는 일반화된 기준은 아니지만 다음과 같은 위험 요인을 가지고 있는 경우 선별 평가 대상이 된다. 키에 비해 비정상 체중을 가지고 있을 때(BMI 〈 18.5 or 〉25), 몸무게의 변화(지난 6개월간 5kg 이상의 저절로 생긴 변화), 대사성 질환, 소화기관의 질환, 알코올 남용, 장루, 투석 등과 같은 영양 장애를 일으키는 질환을 진단 받은 경우, 현재 치료적 식이요법 중인 경우, 만성 식욕 저하, 5일 이상 NPO 상태인 경우, 패혈증, 고열, 광범위 화상이나 외상이 있는 경우, 스테로이드나 면역억제제, 화학적 항암치료제를 사용하고 있는 경우, 씹고 삼키는데 장애가 있는 경우, 음식을 사고 준비하는 데 다른 사람의 도움을 필요로 하거나 사회적으로 고립되어 있는 경우 등이 해당된다. 입원한 환자의 경우에는 적어도 일주일에 한 번씩 영양 상태 평가가 필요하다. 이학적 검사와 검사실 소견은 기저 질환과 영양 상태 둘 다 반영하기 때문에 영양 평가는 병력, 신체 계측, 이학적 평가, 생화학적인 검사와 같은 여러 가지 요소들을 단독으로 사용하는 것 보다는 복합적으로 해석하는 것이 필요하다. 1~3일간의 식사회상기록법은 영양성분의 과부족을 간단하게 평가할 수 있는 이점이 있다. 신체계측은 체중, 키, 체질량지수(BMI), 삼두근 피부주름(triceps skinfold, TSF), 상완근육둘레(mid arm muscle circumference, MAMC)가 포함된다. 이 중 체중은 추적관찰하기에 용이한 지표이다. 상완둘레는 오른팔의 팔꿈치를 90° 구부리고, 어깨에서 팔꿈치 끝까지의 중간에서 줄자로 상완둘레를 측정한다. 피부주름은 근육을 제외한 피하지방을 계측하기 위한 것으로 상완의 중간에서 피부주름을 엄지와 검지로 잡고 캘리퍼스(caliper)로 측정한다. 신체계측은 영양상태의 원인을 파악하기 보다는 몸의 근육과 지방의 저장 상태를 파악하기 위함이다.

- BMI(weight/height²(kg/m²)) : 〈18.5 (underweight)
  - 18.5~24.9 (normal)
  - 25~29.9 (overweight)
  - 〉30 (obese)
- TSF : 〈3mm (complete exhaustion of fat stores)
- MAMC(cm) : upper arm circumference(cm)−(0.314 x TSF(mm))

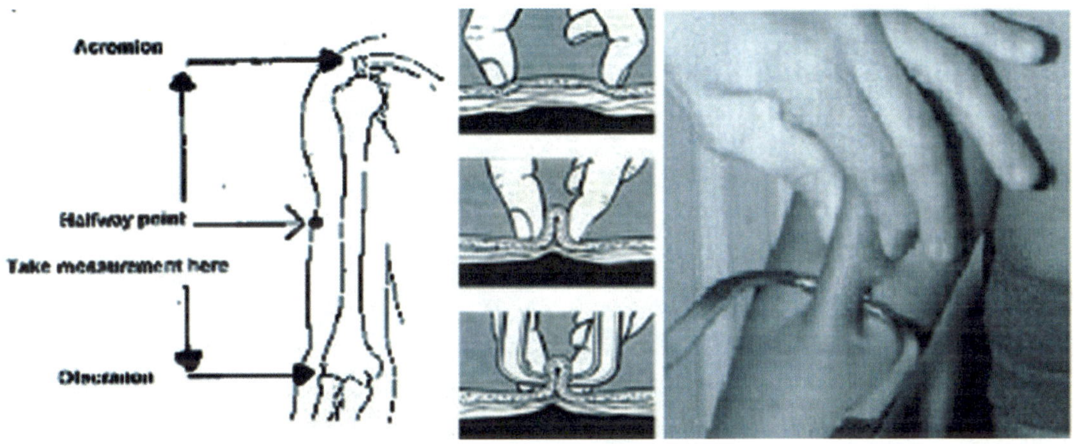

그림 7-1 Triceps fold 측정하기[8)]

노인은 성인에 비해 영양 상태에 문제를 유발할 가능성이 많으며 실제적으로 영양 결핍이 유발된 경우 건강 관리에서 문제가 있는 것으로 인식될 수 있다. 영양 결핍의 위험에 있는 노인 환자를 선별하기 위해서는 편리하고 쉽게 사용할 수 있는 영양판정도구가 있는데, 그 중 간이 영양 검사(Mini Nutritional Assessment, MNA)는 노인의 영양 평가와 예후 평가에 유용하고 타당성 있는 검사로 알려져 있다. 18개의 항목으로 이뤄져 있는데 신체계측 평가, 생활습관 평가, 식사력 조사, 건강과 영양 상태에 대한 주관적 평가의 4가지 큰 항목으로 분류된다. MNA의 판정 결과는

17점 미만의 경우 단백질-칼로리 영양 결핍 상태로 분류되며, 17점에서 23.5점 사이의 경우에는 영양 불량 위험 상태, 24점 이상의 경우에는 영양 상태가 양호한 것으로 판정한다(표 7-1 참조).

일반적으로 사용되는 혈액검사로 총콜레스테롤, 중성지방, HDL-C, 혈당, HbA1c, 요산,

표 7-1 간이 영양 검사 (Mini Nutrition Assessment, MNA)

A. 지난 3개월 동안에 밥맛이 없거나, 소화가 잘 안되거나, 씹고 삼키는 것이 어려워서 식사량이 줄었습니까?
0= 예전 보다 많이 줄었다.
1= 예전 보다 조금 줄었다.
2= 변화 없다.

B. 지난 3개월 동안 몸무게가 줄었습니까?
0= 3kg이상의 체중 감소
1= 모르겠다.
2= 1kg에서 3kg 사이의 체중 감소
3= 줄지 않았다.

C. 집밖으로 외출할 수 있습니까?
0= 외출할 수 없고, 집안에서도 주로 앉거나 누워서 생활한다.
1= 외출할 수는 없지만 집에서는 활동할 수 있다.
2= 외출할 수 있다.

D. 지난 3개월 동안 많이 괴로운 일이 있었거나, 심하게 편찮으셨던 적이 있습니까?
0= 예　　2= 아니요

E. 신경 정신과적 문제
0= 중증 치매나 우울증
1= 경증 치매
2= 특별한 증상 없음

F. 체질량지수(BMI)=(몸무게(kg)/신장(m)2)
0= BMI < 19
1= 19 ≤ BMI < 21
2= 21 ≤ BMI < 23
3= BMI ≥ 23

중간 점수 I (A-F) 합계 11점 이하
: 영양 불량 위험군, 평가 필수

G. 평소에 어르신 댁에서 생활하십니까?
0= 예　　1= 아니요

H. 매일 3종류 이상의 약을 드십니까?
0= 예　　1= 아니요

I. 피부에 욕창이나 궤양이 있습니까?
0= 예　　1= 아니요

J. 하루에 몇 끼의 식사를 하십니까?
0= 1끼　　1= 2끼　　2= 3끼

K. 단백질 식품의 섭취량
우유나 떠먹는 요구르트, 유산균 요구르트 중에서 매일 한 개 드시는 것이 있습니까?
콩으로 만든 음식(두부 포함)이나 달걀을 일주일에 2번 이상 드십니까?
생선이나 육고기를 매일 드십니까?
0.0 = 0 또는 1개 "예"
0.5 = 2개 "예"　　1.0 = 3개 "예"

L. 매일 3번 이상 과일이나 채소를 드십니까?
0= 아니요　　1= 예

M. 하루 동안에 몇 컵의 물이나 음료수, 차를 드십니까?
0.0= 3컵 이하 0.5= 3컵 이상 5컵 미만
1.0= 5컵 이상

N. 혼자서 식사하실 수 있습니까?
0= 혼자서 식사할 수 없다.
1= 도움을 받아서 식사를 한다.
2= 도움 없이도 식사를 할 수 있다.

O. 어르신의 영양 상태에 대해 어떻게 생각하십니까?
0= 좋지 않은 편이다.
1= 모르겠다.
2= 좋은 편이다.

P. 비슷한 연세의 다른 할아버지, 할머니들과 비교해봤을 때, 어르신의 건강상태가 어떻습니까?
0.0= 나쁘다.　　0.5= 모르겠다.
1.0= 비슷하다.　　2.0= 자신이 더 좋다.

Q. 상완둘레(MAC)(cm)
0.0 = MAC < 21
0.5 = 21 ≤ MAC < 22
1.0 = MAC ≥ 22

R. 장단지둘레(CC)(cm)
0 = CC < 31
1 = CC ≥ 31

총점 :
> 24 (정상)
17 ~ 23.5 (영양 불량 위험)
< 17 (영양 불량)

BUN, creatininc 등이 선별검사로 사용된다. 알부민(<2.8g/dl: kwashikor possible), prealbumin(5~10mg/dl: moderate protein depletion, <5mg/dl: severe protein depletion), transferrin(<200mg/dl), 말초 림프구(<1500mg/dl)인 경우에 저영양 상태를 나타낸다. prealbumin(반감기 2~3일)은 알부민(반감기 21일)보다 반감기가 짧기 때문에 단기적인 영양 상태를 반영한다.

총 하루 에너지 요구량을 계산하기 위해서는 BMR(basal metabolic rate)을 이용하고, 활동정도를 반영한 Harris-Benedict Equation으로 결정한다.

Metric BMR Formula

Women: BMR = 655 + (9.6 x weight) + (1.8 x height) - (4.7 x age)

Men: BMR = 66 + (13.7 x weight) + (5 x height) - (6.8 x age)

weight: kg, height : cm, age: years

Total daily calorie needs = BMR X (1.2~1.9)

sedentary (little or no exercise) : 1.2

lightly active (light exercise/sports 1-3 days/week) : 1.375

moderatetely active (moderate exercise/sports 3-5 days/week) : 1.55

very active (hard exercise/sports 6-7 days a week) : 1.725

extra active (very hard exercise/sports & physical job or 2x training): 1.9

단백질 섭취가 적당한지 알아보기 위해서는 소변으로 배설되는 요소질소(urinary urea nitrogen, UUN)을 이용한다. UUN은 단백질 섭취량에 의해 영향을 받는다. UUN은 5~10(g/d): mild catabolism, 10~15(g/d): moderate catabolism, >15(g/d) : severe catabolism을 의미한다. UUN을 이용하여 하루 단백질 소비량(protein loss)과 계산된 단백질 섭취량(Estimated protein intake, EPI)을 구할 수 있다.

Protein catabolic rate(protein loss) (g/d) = (24h UUN(g) + 4) x 6.25

Estimated protein intake (EPI) = (24h UUN(g) + 0.031 X weight (kg)) X 0.625 + urine protein(g/d)

4 건강한 식생활 지침

1) 일반인을 위한 지침

나라마다 여러 기관, 학술단체 등에서 식사 지침을 만들어 제공하고 있다. 개개인마다 적용하는 데는 한계가 있지만 일반인들에게 권장하는 것은 유용할 것이다. 여러 구체적인 내용에 약간의 차이는 있을 수 있으나 공통적으로는 다양한 식품을 통해 영양학적으로 적절한 식사를 하고, 지방 특히 포화지방을 적게 섭취하고, 적정체중을 유지하고, 채소, 과일을 많이 섭취하고, 소금 섭취를 줄이고 알코올은 적당한 양으로 섭취하는 것을 권장한다. 우리나라의 보건복지부에서는 2009년에 생애주기별(임신수유부, 영유아, 어린이, 청소년, 성인) 식생활지침 개정된 내용을 발표하였다(www.mw.go.kr).

2) 노인을 위한 지침

일반적으로 노인들의 영양소 섭취 상태는 좋지 않아 영양위험 집단으로 고려되고 있다. 일반적으로 노인의 경우 젊은 성인보다 칼로리는 줄이되 영양밀도가 높은 식사를 하도록 권하고 있다. 노인은 적절한 열량섭취와 함께 양질의 단백질 섭취와 운동이 필요하다. 부족해지기 쉬운 수분의 섭취를 위하여 노인 남성의 경우 하루 2,100ml, 노인 여성의 경우 1,700ml가 수분의 충분섭취량으로 기준잡고 있다. 노인에서 골다공증은 흔히 문제가 되는데, 비타민 D와 칼슘 섭취는 매우 강조되어야 할 영양소이다. 일반적으로 하루 1,000~1,500mg의 칼슘 섭취를 권장하고 있다. 비타민 D는 하루 400IU 섭취를 권장하였으나, 최근에 800IU로 하루 섭취량을 늘릴 것을 지지하는 연구들이 많이 나오고 있다. 한국영양학회에서는 65-74세 노인들에 대해서 채소 및 과일류는 1회 분량을 남녀 각각 7회와 6회 섭취를 권장하고, 고기, 생선, 계란 및 콩류는 각각 4회와 3회이며, 칼슘의 섭취를 위하여 중요한 우유 및 유제품은 남녀 모두 1회를 권장하고 있다.

3) 기타 질환별 식생활 지침

각 질환별로 식생활을 교육할 때는 주치의와 상의하여 개개인의 질병 경과와 상태에 따라서 식생활 교육이 이루어져야 하고 영양사와 상담을 고려한다. 환자가 검증되지 않은 민간요법에만 의지하는 것도 잘못이지만 의사가 약물치료만 하고 식이요법, 운동요법과 같은 생활습관 교정에 대해 무관심한 것도 문제이다.

대한간학회에서는 간 건강 증진을 위한 다음과 같은 지침을 제시하였다. 간을 건강하게 지키기 위한 일반 생활수칙 10계명을 제시했다. 1) 불필요한 약은 간에 해로울 수 있으니 삼가 2) 지나친 음주는 삼가 3) 간염바이러스에 오염될 수 있으므로 음식과 식수 위생을 확인 4) 영양분은 한가지로 치우치지 않게 골고루 균형잡힌 음식을 섭취 5) 튀기거나 기름진 음식을 줄이고 싱겁게 먹는 습관을 들임 6) 섬유소가 많은 야채, 과일, 곡물을 충분히 섭취 7) 너무 달고 지방성분이 많은 후식이나 간식을 피하고 비만해지지 않도록 체중 조절 8) 무리한 체중 감량으로 비타민, 미네랄 등의 결핍에 주의 9) 일주일에 1kg이상의 체중 감량은 지방간염 혹은 간부전증의 원인이 되므로 삼가 10) 적당한 운동.

신부전 환자의 식생활은 많은 변화를 요구하기 때문에 순응도가 떨어질 수 있다. 그래도 가장 염두에 두어야 할 것은 단백질 섭취 조절과 염분 섭취 제한이다. 단백 섭취 권장량은 투석 전 환자분들의 경우 하루 약 40g 정도의 저단백식이가 일반적으로 권장되고 투석 중인 환자분의 경우에는 일반적으로 저단백식이를 권장하고 있지는 않으며 급격하게 근육량이 주는 것을 막기 위해 필수 아미노산이 포함된 좋은 단백질을 효과적으로 섭취해야 한다. 복막 투석인 경우에는 복막 투석액으로 소실되는 단백을 보충하기 위해 보통 혈액투석보다 단백질 섭취 요구량이 높다. 염분 섭취를 제한(하루 소금 5g(나트륨 2g) 이하)하고 수분섭취는 잔여 신기능에 따라 개별화되며 소변량이 하루 1L 이상인 경우 수분 2L를 권장하고 신부전으로 인해 소변량이 감소(500cc이하/일)하고 혈압이 높아지거나 부종이 있는 경우에는 수분 섭취량을 소변량 정도로 줄인다. 신기능이 30% 이하가 되면 칼륨의 섭취를 제한해야 하며, 야채, 과일 중 칼륨이 많이 들어있는 것은 제한해야 한다. 투석환자는 비타민 D결핍이 있기 때문에 식이 칼슘 요구량이 더 높은데(하루 1.5g, 일반인은 1g), 인의 섭취를 줄이기 위하여 대개 유제품을 제한하고 있다. 따라서 비타민 D나 칼슘제제의 보충을 받아야 하는 경우가 많으나 환자마다 부갑상선 호르몬, 인과 칼슘 수치가 다양하므로 개별화된 처방이 필요하다. 잡곡은 인이 많이 들어있기 때문에 백미를 권장한다. 투석 환자는 수용성 비타민 결핍이 생기기 쉬워 보충제를 투약하는 경우가 많다. 비타민 A가 포함되어 있는 제제는 모두 피해야 하고, 특히 비타민 C가 많이 포함된 제제도 피해야 하는데 비타민 C의 과용은 수산염의 축적을 초래할 수 있기 때문이다. 시판되는 종합비타민제 보다는 투석 환자용으로 제조된 비타민 보충제를 복용하는 것이 좋다.

알쯔하이머 치매 환자를 위한 특별한 식사요법은 알려진 바 없지만, 가장 중요한 것은 치매 초기부터 체중 감소와 영양 결핍으로부터 주의해야 한다는 것이다. 실제로 체중감소는 치매 발생을 조기에 예견하는 지표라고 알려져 있다. 많은 지침들도 치매 말기에 이르기까지 환자의 건강을 유지하는 방향으로 초점을 모으고 있다. 치매 환자를 돌보는 보호자, 가족들에게 영양에 대한 교육을 하는 것도 염두에 두어야한다. 치매를 예방하거나 발생을 늦추는 요인으로 적당한 육체적 활동과 함께 식품들에 대해서 연구가 진행되고 있다(표 7-2).

표 7-2 Studies on diet and neurochemical effects

Food	Active principles	Effects
Blueberries	flavonoids	Cognition, memory, coordination
Fish	Omega-3 fatty acids (DHA and EPA)	Anti-amyloid
Turmeric	Curcumin	Antioxidant, anti-inflammatory, anti-amyloid
Green tea	EGCG (a polyphenol)	Antioxidant, anti-inflammatory
Red wine	Resveratrol	Antioxidant, anti-inflammatory
Ginkgo biloba	Flavonoids, terpenoids	Antioxidant
Tomato	Ferulic acid	Antioxidant
Amla(Indian gooseberry)	Vitamin C	Antioxidant
Meat	Vitamin E	Antioxidant
Fruits, vegetables	Vitamin A (retinol)	Antioxidant

DHA : Docosahexaenoic acid
EPA : Eicosapentaenoic acid
EGCG : Epigallaatechin gallate

참고 문헌

1. 박용우. 영양. 최신가정의학. 대한가정의학회
2. Harrison's priciples internal medicine, 17th edition. Mc Graw Hill.
3. 한국인 영양섭취기준. 한국영양학회. 2008.
4. Kida Y, Ueda H, Tanaka H, Ichinose M. Estimation of protein intake using urinary urea nitrogen in patients with early-stage liver cirrhosis. Hepatol Int 2007;1:382-6.
5. 정수현, 손정민. MNA를 이용한 노인 환자의 영양 상태 판정. 대한지역사회영양학회지 2005;10(5) : 645-53.
6. 보건복지부. 한국인들을 위한 식생활지침. 2009. www.mw.go.kr
7. 대한간학회. 건강한 간을 위한 생활과 상식.
8. Formula for life. Skinfold technique. http://www.formulamedical.com/formula%20for%20life/measurement&diaries/skinfoldtech.htm
9. Ramesh BN, Rao TS, Prakasam A, Sambamurti K, Rao KS. Neuronutrition and Alzheimer's disease. J Alzheimers Dis. 2010;19(4):1123-39.

제8장

운 동

윤 여 준

1 개요

미국의 경우 physical inactivity로 인해 연간 250,000의 사망자가 발생하며 성인의 50% 이상이 권장되는 physical activity level을 충족하지 못한다. 규칙적인 physical activity는 총사망률을 감소시킬 뿐만 아니라 심혈관 질환, 당뇨 그리고 특정 종류의 암의 발생률 및 사망률을 감소시킨다. 이외에도 physical activity는 정신적 건강을 증진시키고 당뇨, 고혈압, 고지혈증의 관리를 용이하게 하며 골다공증을 예방하고 특히 노인에서 기동성을 유지하게 하며 장애를 감소시키고 낙상의 위험을 줄인다.

다음은 Centers for Disease Control and Prevention, American College of Sports Medicine, U.S. Surgeon General, and American College of Preventive Medicine에서 권장하는 physical activity의 주요 원칙들이다. :

(1) 많이 움직일 수록 좋다

(2) 운동 강도보다 누적된 시간이 더 중요하다.

(3) 운동은 10분 단위로 늘려도 무방하다.

(4) Lifestyle activity (e.g., 짧은 거리는 차 대신 걷거나 자전거 타기, 수동 잔디 깎기 사용) 들이 structured activity (e.g., 체육관에서 운동하기) 보다 더 지속될 가능성이 크다.

2 무산소 운동

건강을 증진하고 유지하기 위해서는 건강한 성인(18-65세)의 경우 매주 5일, 최소 30분의 moderate-intensity aerobic activity 또는 매주 3일, 최소 20분의 vigorous-intensity aerobic activity를 필요로 한다. 또한, moderate- 및 vigorous-intensity의 운동을 혼용함으로서 필요량을 채울 수 있다. 예를 들어 일주일에 2번 30분 동안 속보로 걷고, 다른 2일 동안은 조깅을 하는 등의 방법으로 필요량을 충당할 수 있으며 심박수가 눈에 띄게 증가하는 속보 등의 moderate-intensity aerobic activity는 10분 단위로 운동하며 30분의 최소량을 채울 수 있다. 조깅으로 대표되는 vigorous-intensity aerobic activity는 가쁜 호흡 및 상당량의 심박수 증가를 보인다. 권장되는 aerobic activity는 가사 활동이나 주차된 차까지 걷기 등의 light intensity의 일상 생활 활동이나 10분 이내의 activity에 추가하여 시행해야 한다.

3 근력강화 운동

근력 및 근지구력을 증진시키는 운동을 적어도 1주일에 2일 이상 시행하도록 한다. 8-10개 정도의 운동을 연속되지 않은 2일에 시행하며 전신의 주요 근육군을 다 사용하도록 한다. 쓰이는 중량은 각 운동 당 8-12회 정도의 반복 후에 근피로가 나타나는 정도의 중량 또는 강도를 사용하며, 근력강화 운동의 종류에는 역기 운동, 무게를 보강한 맨손 체조, 계단 오르기 등이 있다. 연구 결과에 따르면 비노인에서 근력 및 근지구력을 증가하는 운동을 하는 경우 건강에 많은 긍정적인 영향을 끼치는 것으로 보이고 있으며 근력 및 근지구력의 증가는 모든 원인의 사망률과 반비례의 관계를 보인다. 이는 뼈에 대한 물리적 자극으로 인한 골강화 및 골다공증의 방지, metabolic lean body mass의 증가로 인한 glucose metabolism의 호전에 기인하는 것으로 보인다.

METs

*Metabolic equivalents*의 줄임말이며 운동강도의 객관화를 가능하게 해준다. 1 MET는 성인 1명이 편히 앉아 쉬고 있는 상태에서 소비하는 에너지량이다. 예를 들어 평지에서 시속 3마일로 걷는 성인은 3.3 METs 정도를 소비하는 것이고 시속 5마일로 조깅/가볍게 달리는 경우는 약 8METs를 소비하는 것이다. 시속 3마일로 30분간 속보를 하는 경우(moderate-intensity) 99 MET · min의 운동을 한 것이며(3.3 MET × 30 min = 99 MET · min) 시속 5마일로 20분간 조깅을 할 경우(vigorous-intensity) 160 MET · min의 운동을 하게 된다(8 MET × 20분 =

Light 〈3.0 METs	Moderate 3.0 – 6.0 METs	Vigorous 〉6.0 METs
Walking Walking slowly around home, store or office = 2.0*	Walking Walking 3.0 mph = 3.3*	Walking jogging & running Walking at very very brisk pace (4.5 mph) = 6.3*
	Walking at very brisk pace (4mph) = 5.0*	Walking /hiking at moderate pace and grade with no or light pack (〈10 lb) = 7.0 Hiking at steep grades and pack 10-42 lb = 7.5-9.0 Jogging at 5 mph = 8.8* Jogging at 6 mph = 10.0* Running at mph = 11.5*
Household & occupation Sitting-using computer work at desk using light hand tools = 1.5 Standing performing light work such as making bed, washing dishes, ironing, preparing food or store clerk = 2.0-2.5	Cleaning - heavy:washing windows, car, clean garage = 3.0 Sweeping floors or carper, vacuuming, mopping = 3.0-3.5	Shoveling sand coal, etc. = 7.0 Carrying heavy loads such as bricks = 7.5
	Carpentry-general = 3.6 Carrying & stacking wood = 5.5 Mowing lawn-walk power mower=5.5	Heavy farming such as bailing hay=8.0 Shoveling, digging ditches=8.5
Leisure time & sports Arts & crafts, playing cards=1.5 Billiards=2.5	Badminton-recreational=4.5 Basketball-shooting around=4.5	Basketball game=8.0 Bicycling-on flat moderate effort(12-14mph)=8.0;fast(5.0-7.9mph)=9.0
Boating-power=2.5	Bicycling-on flat:light effort(10-12mph)=6.0	Skiing cross country-slow(2.5mph=7.0;fast(5.0=7.9mph)=9.0
Croquet=2.5	Dancing-ballroom slow=3.0; ballroom fast=4.5	Soccer-casual=7.0; competitive=10.0
Darts=2.5	Fishing from river bank & walking=4.0	Swimming-moderate/hard=8-11+
Fishing-sitting=2.5	Golf-walking pulling clubs=4.3	Tennis singles=8.0
playing most musical instruments=2.0-2.5	Sailing bast, wind surfing=3.0 Swimming leisurely=6.0+ Table tennis=4.0 Tennis doubles=5.0 olleyball-noncompetitive=3.0-4.0	Volleyball-competitive at gym or beach=8.0

Ainsworth, et al. 2000(1). *on flat, hard surface. +MET values can vary substantially from person to person during swimming as a result of different strokes and skill levels

160 MET · min).

상기한 유산소 운동의 최저량을 METs로 환산하면 (주 5일, 최소 30분의 moderate-intensity aerobic activity 또는 매주 3일, 최소 20분의 vigorous-intensity aerobic activity를 필요로 한다. 또한, moderate- 및 vigorous-intensity의 운동의 combination) 450에서 750 MET · min · wk의 수치가 나온다.

4 운동의 위험

Physically active한 성인의 경우 운동 및 여가 시간에 inactive한 성인보다 더 많은 부상을 당하나 inactive한 성인의 경우 운동하지 않을 경우와 일상 생활 중 더 높은 부상률을 보이기 때문에 전체적인 부상율은 비슷한 결과를 보인다. Active한 성인들은 지구력, 힘, 균형력 등이 더 높기 때문에 일상 생활 중 부상을 덜 받는 것으로 보인다.

환자의 상태가 불안하거나 조절되지 않는 질환이 없을 경우 moderate physical activity는 안전하게 권장될 수 있는 것으로 보인다. 운동을 시작하면 약 1/4에서 1/2 가량의 성인들이 근골격 부상을 얻게 되나 sudden cardiac death 및 myocardial infarction 같은 경우는 비교적 드문편이며 160만 명 중 1명에게 일어난다. 이러한 severe adverse event의 확률은 vigorous physical activity 중 일시적으로 높게 나타나나 운동 후 감소하며 가끔 운동하는 사람에 비하여 꾸준히 운동하는 사람에게 더 낮게 나타난다 (정상의 56배 vs. 5배). 일상 생활에 있어서는 physically active한 성인들이 심혈관 질환이 발생할 확률이 대조군에 비해 25%에서 50% 더 낮다.

5 Screening

표 8-2 Physical activity recommendations for healthy adults aged 18-65 yr-2007

1. To promote and maintain good health, adults aged 18-65 yr should maintain a physically active lifestyle. I(A)
2. They should perform moderate-intensity aerobic (endurance) physical activity for a minimum of 30 min on five days each week or vigorous-intensity aerobic activity for a minimum of 20 min on three days each week. I(A)
3. Combinations of moderate and vigorous-intensity activity can be performed to meet this recommendation. For example, a person can meet the recommendation by walking briskly for 30 min twice during the week and then jogging for 20 min on two other days. IIa(B)
4. These moderate-or vigorous intensity activities are in addition to the light intensity activities frequently performed during daily life(e.g., self care, washing dishes, using light tools at a desk) or activities of very short duration(e.g., taking out trash, walking to parking lot at store or office).
5. Moderate-intensity aerobic activity, which is generally equivalent to a brisk walk and noticeably accelerates the heart rate, can be accumulated toward the 30-min minimum by performing bouts each lasting 10 or more minutes. I(B)
6. Vigorous-intensity activity is exemplified by jogging, and causes rapid breathing and a substantial increase in heart rate.
7. In addition, at least twice each week adults will benefit by performing activites using the major muscles of the body that maintain or increase muscular strength and endurance. IIa(A)
8. Because of the dose-response relation between physical activity and health, persons who wish to further improve their personal fitness, reduce their risk for chronic diseases and disabilities, or prevent unhealthy weight gain will likely benefit by exceeding the minimum recommended amount of physical activity. I(A)

현재 exercise program을 시작하기 진에 stress test 등 screening test를 시행해야 하는 근거는 충분하지 않다. 특별한 질환이 없는 성인이 권장되는 최소한의 moderate-intensity activity를 시행하길 원한다면 의료인과 상의할 필요는 없으나 특정 만성 질환이 있을 경우 운동량을 늘리기 전에 미리 의료인과 상의를 하는 것이 적절하다.

References

1. American College of Sports Medicine and the Centers for Disease Control and Prevention Physical Activity and Public Health. Updated Recommendation for Adults From the American College of Sports Medicine and the American Heart Association Circulation. 2007;116:000-000.
2. MERIWETHER RA, LEE JA, LAFLEUR AS, WISEMAN P. Physical Activity Counseling. Am Fam Physician. 2008;77(8):1029-1136, 1138.

제9장

음 주

유 병 욱

1 알코올의 특성

술이 술로서 그 성질을 나타낼 수 있는 것은 가장 중요한 성분인 에틸알코올(에탄올) 때문이다. 알코올은 무색투명한 약체로서 휘발성이 강하고 물에 잘 녹으며 에테르와 같은 유기용매와 같이 지방질을 녹이는 성질도 갖고 있다. 약리적인 측면에서 고찰해 보면 알코올의 작용을 다음과 같이 요약할 수 있다.

1) 자극 작용

알코올이 세포의 원형질을 침전시키고 탈수를 일으키는 이 작용은 농도가 높을수록 더욱 뚜렷이 나타나는데 피부에 바르면 증발에 의해서 서늘한 감을 주면서 피부는 빨갛게 되고 조직을 치밀하게 만드는 수렴 작용이 나타낸다. 위염도 알코올의 위점막에 이러한 작용을 하기 때문에 나타나는데, 특히 강한 술을 빈속에 마셨을 때는 알코올의 위점막에 대한 작용은 더욱 커지게 된다.

2) 중추신경 억제작용

술을 마시면 정신이 흥분되어 언어, 동작이 활발해지고 기분이 좋아져서 웃기를 잘하고 말이 많아진다. 치밀한 사고력, 이해력, 주의력, 판단력 등이 얼마간 저하되고 평안하고 느긋한 기분이 되는데 이쯤 되었을 때가 혈중 알코올 농도 0.03~0.05%로서, 긴장감이 풀려서 안팎의 자극에 둔감하게 되어 가벼운 졸음이 오고 마음의 우울기가 없어지면서 쾌활하게 된다.

술을 더 마시면 세밀한 주의력을 필요로 하는 동작은 거의 불가능하게 된다. 이쯤 되었을 때의 혈중 알코올 농도는 0.05~0.10%로서 정밀한 작업이 어려워진다. 혈중 알코올 농도가 0.2%를 운동신경과 언어 신경이 문제가 발생한다.

혈중 알코올 농도가 0.4~0.5%가 되면 만취 상태가 되어 죽은 것 같이 자고 단순한 자극으로는 깨지 않으며 통증도 느끼지 못하게 된다. 혈중 알코올 농도가 0.6~0.7% 이상이 되면 호흡이 정지되고 심장마비에 이를 수 있게 된다.

3) 에너지 공급

알코올이 산화되어 나오는 열량은 그람(g)당 7Cal가 된다. 탄수화물과 단백질은 그람당 4Cal 그리고 지방은 9Cal의 열량을 내 놓는다. 그러므로 웬만한 음식물에 비하여 상당히 칼로리가 높은 편이다. 500㎖의 맥주 한 병이면 약 200Cal 와인 한 병(750㎖)이면 약 600칼로리의 열량을 가지고 있으며 작은 위스키 한 병(375㎖)이면 850Cal가 넘는 열량은 가지고 있다. 음식물의 영양소는 인체의 요구에 따라 조금씩 산화되어 에너지가 되기도 하고 체내에서 이용할 수 있는 물질이 되지만 알코올은 인체의 요구와 관계없이 계속 산화되는데 문제가 있다. 탄수화물은 글리코겐으로 변하여 간장이나 근육에 축적되어 필요할 때 사용할 수 있고 단백질은 아미노산 형태로 저장되었다가 필요시 에너지로 전환된다. 그러나 알코올은 계속 산화되므로 오히려 인체 내에 존재하는 효소(비타민)나 무기질 등이 강제로 동원되어 소모되기 때문에 이러한 물질의 부족현상이 나타나게 된다. 그래서 알코올의 에너지를 실속 없는 칼로리(empty calory)라고 한다.

4) 인체 내 작용

- 소화기 계통 : 소량의 알코올을 마시면 침이 많아지고 위산 분비가 많아져서 식욕이 좋아진다. 알코올 농도가 너무 높으면 위장운동이 억제되고 때로는 위 점막이 염증을 초래할 수도 있다. 그 이상의 농도에서는 위점막은 심히 자극되이 급성염증을 일으키고 계속 마시면 만성염증으로 전환된다.

- 호흡기 계통 : 알코올은 일반적으로 호흡중추에 대해 억제하는 방향으로 작용한다.
- 이뇨 작용 : 알코올에는 강하지 않지만 이뇨 작용이 있는데 이것은 신장에 직접 작용하는 것이 아니고 항이뇨 호르몬(ADH)의 유리를 억제하므로 이뇨작용이 나타난다.
- 간에 대한 작용: 알코올이 직접 간을 손상시키는 경우는 드물지만 다량의 술을 마시면 영양의 불균형 때문에 간 기능이 약해질 수밖에 없다. 술을 마시지 않고 적절한 영양소를 공급하면

바로 회복될 수 있지만 계속 술이 들어가면 간 경화증, 지방간, 간염 등등 간에 관계되는 질병으로 연결된다.

2 알코올의 대사

1) 알코올의 흡수속도

위에 음식이 있을 경우는 알코올 흡수가 늦어지는데 특히 지방이나 단백질이 많은 음식물은 위에서 머무는 시간이 길기 때문에 알코올의 흡수 속도는 더욱 늦어진다. 흡수 속도는 술의 알코올 농도에 따라 달라지는데 알코올 농도가 높을수록 흡수속도는 빨라진다.

체중이 60kg일 경우, 체중 1kg당 0.6g의 알코올은 술의 종류에 따라 다음과 같은 양으로 환산된다. 진, 보드카(40%) 110㎖, 위스키(40%) 110㎖, 디저트와인(18%) 250㎖, 테이블와인(12%) 370㎖, 맥주(4%) 1,100㎖ 정도 된다.

2) 알코올의 이동과 산화

흡수된 알코올은 대부분 간에서 산화되는데, 간에는 알코올 탈수소효소(alcohol dehydrogenase)가 있어서 알코올은 다소 독성있는 아세트알데하이드(acetaldehyde)로 변하게 된다. 이 아세트알데하이드는 알데하이드 분해효소(aldehyde dehydrogenase)에 의하여 초산(acetate)으로 대사되고, 최종적으로 이산화탄소(CO_2)와 물(H_2O)이 생성된다.(그림.1)

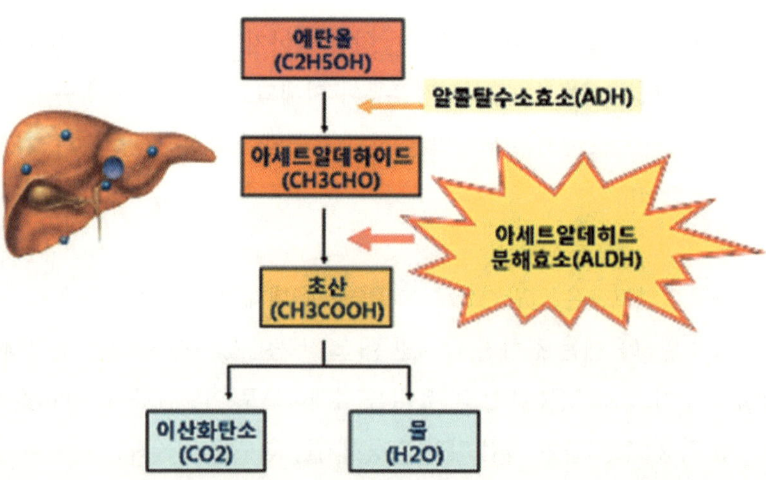

그림 9-1 알코올의 대사

알코올이 분해(산화)되는 속도는 체중 1kg당 한시간에 0.1g 밖에 되지 않는다. 즉 체중이 60kg 이면 한 시간에 알코올 6g을 산화 시킬 수 있다는 계산이 나온다. 소주(25%)를 예로 들면, 체중 60kg인 사람이 한 시간에 약 30㎖를 산화, 분해할 수 있다. 그러니까 체중 60kg 인 사람이 360㎖ 소주 한 병을 마시면 이를 분해하기 위해서는 최소 12시간이 필요하다.

3) 혈중 알코올 농도

혈중 알코올 농도는 혈액 속에 존재하는 알코올의 양으로서 혈액 100㎖ 당 함유하고 있는 알코올의 양을 'g' 으로 표시한 것이다. 내쉬는 숨에는 혈중 농도의 5/10,000 정도의 알코올을 함유하고 있기 때문에 대략 2ℓ 의 내쉬는 숨에는 혈액 1㎖와 거의 같은 양의 알코올을 함유하고 있다. 그렇기 때문에 혈중 알코올 농도는 내쉬는 숨으로도 측정할 수 있다.

3 알코올의 임상적 문제

일차 진료 환경에서 알코올 문제의 유병율은 증가하고 있으나, 임상 진료에서 여러 가지 이유로 인하여 알코올 문제가 있는 환자들을 놓치기 쉽다. 외래에 방문하는 모든 환자에서 알코올 문제를 인식하고 중재하는 것이 음주문제로 인한 정신적 신체적 문제를 예방하거나 감소시킬 수 있다. 알코올로 인한 문제에 대하여 다음과 같이 정리 하였다.

1) 유해 음주 - 세계보건기구(WHO) 정의

알코올의 해로운 결과에 대한 위험상태

2) 피해 음주 - 세계보건기구(WHO) 정의

알코올이 신체적 혹은 심리적 손상을 야기

3) 알코올 남용 - 미국정신의학회(American Psychiatric Association, APA)

일년동안 다음 사건 중 하나 이상 발생한 경우 :

- 중요한 직무를 수행하지 못할 정도로 반복적 음주
- 위험한 상황에서 반복적 음주, 알코올 관련 법적 문제의 반복(예, 음주 운전)
- 술에 의해 사회적 혹은 대인관계의 문제가 야기되거나 악화되는데도 불구하고 지속적으로 음주하는 경우

4) 알코올 의존- 미국정신의학회(American Psychiatric Association, APA)

일년동안 다음 사건 중 세 가지 이상 발생한 경우 :

- 내성(효과를 얻기 위해서 증량 필요, 같은 양으로는 감소된 효과)
- 금단(알코올을 손에 넣고 사용하고 그 효과로부터 회복되는 데 많은 시간을 보냄)
- 알코올 때문에 중요한 활동이 포기되거나 줄어듦
- 의도한 것보다 많이 혹은 오래 음주
- 알코올 사용을 줄이거나 통제하려는 노력이 실패하거나 완고한 욕구
- 알코올에 의해 신체적 혹은 심리적 문제가 야기되거나 악화된 것을 알면서도 계속 음주

위의 것 이외에도 진료실에서 과음의 결과로 흔히 볼 수 있는 다양한 행동관련 사회적 문제, 정신과적 문제와 내과적 문제들은 다음과 같다.

- 행동과학적 문제 : 가족, 직업 혹은 법적 문제, 가정 학대, 사고 혹은 폭력에 의한 상처, 결혼 불화, 이혼, 낮은 성적
- 정신과적 문제 : 정동 장애(예, 우울증), 성격 장애, 담배를 포함한 동반 물질 사용 장애
- 내과적 문제 : 고혈압, 소화기 증상, 비정상적인 간 효소 수치, 큰적혈구증가증, 빈혈, 저혈소판증, 골다공증, 생리 기능장애, 유방암, 말기 간 질환

4 알코올의 임상적 문제의 진단

음주 관련 문제를 갖고 내원하는 환자와 술을 마시는 모든 환자에게 미국 국립 알코올 남용과 알코올 중독 연구소(National Institute on Alcohol Abuse and Alcoholism, NIAAA)에서는 CAGE 설문을 통하여 '그렇다' 라는 답변이 둘 이상인 경우에는 알코올 중독의 가능성을 77-97%로 생각하고 음주의 양과 빈도를 질문하라고 권유하였다.(표 1.) 이는 임상에서 쉽게 사용 할 수 있

표 9-1 CAGE 설문

문 항	그렇다	아니다
술을 줄여야겠다고 느낀 적이 있으십니까?(Cut down)		
다른 사람들이 당신의 음주에 대하여 비난하여 언짢으셨던 적이 있으십니까?(Annoyed)		
음주가 나쁘다고 생각하거나, 음주에 대해 죄책감을 느끼신 적이 있으십니까?(Guilty)		
아침에 숙취를 극복하기 위하여 (해장)술을 드신 적이 있으십니까?(Eyeopener)		

는 선별 검사이다.

임상에서 사용되는 또 다른 진단의 도구인 한국형 알코올리즘 간이선별검사법(Alcohol Use Disorders Identification Test - Korea, AUDIT-K)은 세계보건기구가 개발한 10개 문항으로 구성된 검사도구로 국내실정에 맞게 수정하고 신뢰도 및 타당도 검사를 시행하여 95%신뢰도를 가지고 있는 자가진단 검사법이다.(표2, 3.)

표 9-2 검사항목

질문	0점	1점	2점	3점	4점
1. 얼마나 자주 술을 마십니까?	전 혀 안마심	월 1회이하	월 2-4회	주 2-4회	주 4회
2. 술을 마시는 날은 한 번에 몇 잔 정도 마십니까?	전 혀 안마심	소주 1-2잔	소주 3-4잔	소주 5-6잔	소주 7-9잔 (10잔이상 5점)
3. 한번의 좌석에서 소주 한 병 또는 맥주 4병 이상 마시는 경우는 얼마나 자주 있습니까?	없음	월 1회미만	월1회	주1회	거의 매일
4. 한번 술을 마시기 시작하면 멈출 수 없었던 때가 1년 동안 얼마나 자주 있었습니까?	없음	월 1회미만	월1회	주1회	거의 매일
5. 지난 1년간 평소 같으면 할 수 있었던 일을 음주 때문에 실패한 적이 얼마나 자주 있었습니까?	없음	월 1회미만	월1회	주1회	거의 매일
6. 지난 1년간 술 마신 다음날 일어나기 위해 해장술이 필요했던 적은 얼마나 자주 있었습니까?	없음	월 1회미만	월1회	주1회	거의 매일
7. 지난 1년간 음주후에 죄책감이 든 적이 얼마나 자주 있었습니까?	없음	월 1회미만	월1회	주1회	거의 매일
8. 지난 1년간 음주 때문에 전날 밤 일이 기억나지 않았던 적이 얼마나 자주 있었습니까?	없음	월 1회미만	월1회	주1회	거의 매일
9. 음주로 인해 자신이나 다른 사람이 다친 적이 있습니까?	없음		있지만 지난1년간 없었음		지난1년간 있었음
10. 친척이나 친구, 의사가 당신이 술 마시는 것을 걱정하거나 당신에게 술 끊기를 권유한 적이 있었습니까?	없음		있지만 지난1년간 없었음		지난1년간 있었음
총 점					

표 9-3 AUDIT-K 검사결과

점수	0 - 8점	9 - 12점	13- 19점	20점 이상
평가	· 정상음주	· 위험음주수준으로 주의를 요함 -아직까지 특별히 심각한 음주로 인한 문제가 발생하지는 않았지만 향후 음주로 인한 문제가 발생할 가능성이 있음 -음주량을 줄이거나 음주횟수를 줄여 적정음주 실행하는 것이 좋음	· 고위험음주 혹은 잠재적인 알코올사용장애 환자임 -이미 신체적인 정신건강이상이나 행동상의 문제가 나타나는 수준으로 속히 전문의 진찰을 받는 것이 좋겠음	· 알코올사용장애환자임 -이미 알코올사용장애, 특히 알코올 의존 상태임이 강력히 시사됨. 속히 전문의의 진찰을 받고 전문화된 치료를 시작하는 것이 좋음

5 알코올의 임상적 문제에 대한 치료

알코올 임상적 문제에 대한 치료와 예방은 환자의 사회적, 심리적, 의학적 상태를 고려한 종합적, 포괄적 치료 프로그램 속에서 이루어져야 한다.

먼저 의사는 환자와의 효과적인 치료관계를 형성하여 보다 실질적인 치료계획을 수립하여야 하고, 알코올의 급성 중독, 금단증상, 장기치료에 대한 적절한 지식과 정보를 가지고 있어야 한다. 또한 환자의 개인적 주변상황에 따라 적절한 치료방법의 사용과 기관의뢰가 이루어져야 한다.

1) 급성 알코올 중독 및 금단증세에 대한 약물치료

우선 알코올 문제와 동반된 의학적 정신과적 평가가 필요하며 특히 간, 췌장, 심장, 신장 등에 대한 철저한 의학적 평가가 이루어져야 한다. 합병증이 동반되지 않은 중독 상태의 경우는 일반적인 활력징후 유지, 외부자극의 차단, 음주중단 등 지지적 요법으로도 충분하며 외래치료도 가능하지만, 보다 심하게 중독되어 생명에 지장이 있는 경우 혈액투석(hemodialysis)등의 시도가 필요하며 자해, 타해 등의 행동상의 문제나 불안, 초조, 손 떨림 등의 금단증세 동반 시 입원치료가 필요하다.

반감기가 긴 chlordiazepoxide가 효과적이며 하루 200mg을 여러 차례 나누어 경구 혹은 근육 주사하여 환자가 진정될 때까지 사용한다. Diazepam을 사용할 경우 10~20mg을 1시간 간격으로 환자가 진정될 때까지 사용한다. 그러나 노인 환자와 간 기능 장애 등의 신체적 조건이 나쁜 상황인 경우 반감기가 짧고 대사 산물이 적은 lorazepam이나 oxazepam을 사용하는 것이 도움이 된다.

2) 진전 섬망의 치료

착각이나 망상에 의해 파괴적 행동을 나타낼 위험성이 높고, 또한 신체적 합병증(폐렴, 골절등)이 많이 동반될 수 있으므로 세심한 주의와 관찰이 요구된다.

약물치료로는 chlordiazepoxide 25~50mg을 매 2~4시간마다 투여하며 섬망이 나타나면 매 4시간마다 50~100mg을 경구 또는 근육 내 주사를 한다.

3) 재활 및 장기치료를 위한 약물치료

환자의 장기적 회복을 위해서는 환자는 알코올의 해독치료 단계부터 종합적인 치료 프로그램 속에 참여하여야 한다. 알코올 중독의 약물치료는 재활을 지지하는데 도움을 줄 수 있으며 약물치료를 통해 알코올에 대한 갈망을 줄이고 금단으로 인한 고통스런 증세를 해소하며 알코올의 재사용에 따른 긍정적 효과를 줄일 수 있지만, 이는 단독시도가 아닌 종합적인 치료 프로그램의 한 부분으로 시행하여야 하는 것이 좋다.

– 혐오요법

Disulfiram은 현재 사용중인 대표적인 혐오요법 제제로서 알코올 대사과정에 있어 acetaldehyde가 acetic acid로 산화되는 과정에서 제2단계에 작용해서 억제함으로써 acetaldehyde가 독성 수준에 달하게 하여 빈맥, 피부발진, 오심, 구토, 저혈압 등 독성 증상을 이용한 일종의 행동요법이다.

일상 용량은 하루 250mg을 투여하지만 환자의 반응에 따라 125~500mg을 투여 할 수 있다.

– 알코올 요구를 줄여주는 약물

Naltrexone은 원래 헤로인 중독환자들을 위한 치료제로 개발 된 약물로 Opioid 수용체 차단제이다. 부작용으로는 불안, 진정, 오심, 현훈, 간 독성 등이 있으며 효과적인 용량으로 하루 25~100mg을 사용량을 권장하지만 아직까지 명확한 치료 용량 및 치료기간이 설정되어 있지 않으며 FDA는 적정 치료기간을 3 개월로 권장하고 있다.

GABA계 작용약물인 Acamprosate(calcium acetylhomotaurine)는 구조적으로 GABA와 유사하며 GABA수용체 강화작용을 가지고 있으며 NMDA수용체에 대해서는 억제작용을 하여 알코올의 섭취를 감소시킨다.

6 알코올의 임상적 문제에 대한 예방

알코올 중독은 다양한 원인 인자에 의한 증후군으로서 정신, 사회, 생물학적 치료가 복합적, 효율적으로 이루어져야 보다 나은 치료 결과를 기대할 수 있듯이 약물치료의 원칙 또한 그러한 범주내에서 이루어져야 한다.

알코올의 임상적 문제에 대한 치료는 의사-환자 신뢰관계 형성과 환자 개개인에 적합한 조건 선택과 함께 종합적인 치료 프로그램 속에서 이루어져야 한다.

참고문헌

1. Fiellin DA et. Outpatient Management of Patients with Alcohol Problems. Ann Intern Med 2000; 133: 815-827.
2. http://www.psych.org/
3. 강철중 · 김명성 · 김성곤 · 김인주(1997) : 알코올 의존에서 갈근이 알코올 갈망과 대뇌 국소 혈류량의 변화에 미치는 영향. 신경정신의학 36(5) : 861-869
4. www.niaaa.nih.gov
5. http://www.aakorea.co.kr

제10장

흡 연

조 용 진

1 머리말

흡연은 건강에 악영향을 미치는 지금까지 알려진 가장 강력하고, 위험한 요인이지만 또한 예방 가능한 요인이다. 담배 연기 속에는 10만 종 이상의 화학물질이 존재할 것으로 추정되며, 그 중 4000종 이상의 화학물질의 정체가 밝혀져 있다. 이들 화학물질 중에는 국제암연구소에서 발암성 물질로 분류한 60여종의 물질이 포함되어 있다. 담배연기에 존재하는 발암 물질은 우리 몸의 세포에 흡수되어, 세포 내에 존재하는 효소에 의하여 활성화된 후, DNA등 우리 세포의 구성 성분들에 손상을 주게 된다.

최근 건강에 대한 관심과 국가적인 금연 사업으로 인해 흡연률이 감소 추세에 있는 것은 사실이지만 아직도 현재 우리나라의 성인 남성 흡연률은 40% 이상으로 여전히 세계에서 가장 높은 나라에 속한다.

2 흡연이 건강에 미치는 영향

흡연관련 주요 만성질환은 허혈성 심질환, 만성폐쇄성 폐질환, 뇌졸중, 당뇨병의 4가지로 한국 남성에서 이들 질환에 대한 흡연의 기여위험도는 약 30% 정도로 추정되고 있다. 이러한 자료들을 바탕으로 금연관련정책과 연구들을 우선적으로 수행해 나가야 할 것이다.

1) 발암작용

2005년까지, 담배연기에 존재하는 인체 발암성 확인물질로, 나프틸아민, 아미노비페닐, 벤젠, 비닐클로라이드, 산화에틸렌, 비소, 베릴륨, 니켈, 크로뮴, 카드뮴, 폴로늄210 등 11종의 물질이 분류되었으나, 이후 새로이 5종의 화학물질인 포름알데히드, 부타디엠, 벤조피렌과 니트로사민 계열 2종이 추가되어, 총 16가지의 담배 연기 포함 물질이 누구도 의심할 수 없는 발암물질로 알려져 있다.

현재까지의 국내자료를 분석한 것에 따르면 남성흡연자에서 폐암발생의 비교위험도는 4.18, 위암 2.38, 간암 1.5, 식도암 4.46, 방광암 1.7, 구강암 1.75, 후두암 3.1로 코호트 연구의 추적조사기간이 길어지면 위험도가 더 상승할 가능성이 높다. 최근에는 급성골수성 백혈병, 자궁경부암, 신장암, 췌장암 등도 흡연에 의해 위험도가 상승하고 있다고 보고되고 있다.

2) 심혈관질환

니코틴은 모세혈관 및 말초혈관수축, 혈압상승, 심박동항진, 혈청 지질의 변화, 혈소판 응집력 증가, 그리고 혈관벽 손상을 일으켜 동맥경화를 촉진시킨다. 일산화탄소는 체내로 흡입되면 혈액 내의 헤모글로빈과 결합하여 산소의 운반을 방해하여 만성적인 저산소증 상태로 이끌게 된다. 따라서 세포에서 필요한 산소유리를 방해하여 쉽게 피로하게 되고, 동맥내벽세포의 손상복구를 더디게 하여 동맥경화, 세포 조기노화의 주된 요인이 된다.

그러나, 금연으로 인해 심장 질환의 위험은 더욱 빨리 감소한다. 1년 내에 흡연으로 인한 추가 위험은 절반으로 감소하고, 15년에는 비흡연자와 비슷하게 된다.

3) 호흡기질환

만성폐쇄성 폐질환(COPD)은 기도가 좁아져 기침, 가래, 호흡곤란 등의 호흡기 증상을 초래하는 만성질환으로 흡연자에게서 3~5배 이상 높게 발생한다. 흡연은 독감과 폐렴을 포함한 호흡기 감염의 발생률과 치사율을 증가시키고 금연은 악화된 호흡기의 방어작용을 호전시켜 호흡기 감염의 위험을 감소시킨다. 흡연으로 인한 COPD는 비가역적인 것으로 알려져 있으나 흡연자에게서 생기는 환기 기능의 심한 감소는 금연과 함께 수개월 이내에 급속도로 개선된다.

4) 간접흡연 및 3차 간접흡연

간접흡연이란 담배를 피우지 않는 사람이 본의 아니게 남이 피우는 담배 연기를 들이마시게 되는 상태를 말하며, 이러한 간접흡연으로 인한 비흡연자들의 여러 가지 건강상 장애가 최근 들어

공중보건의 문제로 대두되기 시작하였다. 담배 연기의 2/3는 피우는 사람의 폐 속으로 들어가지 않고 공기 중으로 퍼지는데 간접흡연은 실내 공기 오염의 가장 큰 원인으로, 50가지 이상의 확인된 발암물질, 돌연변이 유도물, 기형발생물질 등을 포함하여 4000가지 이상의 화학물질들이 포함되어 있다. 어린이들이 간접흡연에 노출될 경우 천식이나 유아돌연사증후군의 위험도를 증가시킨다. 또한 6세 미만의 유아 또는 어린이가 정기적으로 간접흡연에 노출될 경우 폐렴과 기관지염 같은 하부기도 감염의 위험도가 증가된다.

3차 간접흡연은 흡연자의 머리나 옷에서 담배를 피우고 있지 않더라도 담배 냄새가 나는 것처럼 담배를 끈 후에도 담배 연소 산물의 독성물질이 남아 있는 경우를 말한다. 3차 간접흡연은 실내의 표면에 담배 연소 독성물질이 들러붙고 시간이 지남에 따라 더 쌓일 수 있는데 흡연자를 포함한 사람들은 연기가 보이지 않기 때문에 다른 사람에게 영향을 미치지 않는다고 생각하기 쉽다. 그러나 3차 간접흡연은 흡연자인 부모와 함께 거주하는 신생아의 혈중에서 니코틴이 측정되는 사실로 입증될 수 있는데, 이는 흡연하는 부모가 밖에서 흡연하면서 옷이나 머리에 묻어있는 독성물질이 신생아에게 직접 전달되거나 실내표면에 붙어 있다가 어린이에게 전달되는 등 다양한 경로를 통해 이루어진다.

5) 청소년 흡연

청소년기의 흡연은 생각보다 훨씬 뇌에 치명적인 영향을 미친다. 최근 연구에 따르면 청소년기 흡연은 성인에 비해 뇌의 발달에 더 유해하다고 알려졌다. 가장 중요한 것은 학습과 기억장애를 일으킨다는 점이다. 특히 성장기에 있는 10대들은 세포, 조직, 장기 등이 미성숙 된 상태이므로 흡연에 의해 신체가 받는 손상 정도가 어른보다 훨씬 크기 때문에, 흡연을 계속하게 되면 향후 평균수명이 급격히 낮아질 위험성을 내포하게 된다.

3 중독과 금단증상

흡연은 정신적으로나 육체적으로 의존을 생기게 하는데, 이는 담배 속에 들어있는 니코틴 성분에 의해 생긴다. 니코틴 의존은 내성, 금단증상, 갈망, 끊으려는 노력의 실패, 사회적 직업적 능력의 저해 등의 증상을 보이며, 니코틴 금단 시에는 우울한 기분, 불면, 불안, 두려움, 안절부절못함, 체중증가, 심박동수 감소 등의 증상이 생긴다. 금연 시 금단증상은 24~48시간에 가장 심하고 2주 동안 서서히 감소한다. 그러나 2주 후에서 수년까지도 스트레스를 받는 상황이 되면 담배를 피우고 싶은 심리적 금단은 지속된다. 그러므로, 금연이 어려운 이유는 첫째, 니코틴으로 인해 중추신경계의 보상 기전이 작동하기 때문이고, 둘째는 흡연 행동이 조건화 또는 습관화되어 생활하면서 언제든지 충동적으로 흡연 욕구를 유발하기 때문이다.

4 진단과 평가

금연을 원하는 환자를 대할 때 먼저 행동변화 모델 중 어느 단계에 해당하는지 평가하여야 한다. 각 단계에서 평가해야 할 항목은 다음과 같다.(표 10-1)

표 10-1 흡연의 단계 파악

단계
1) 계획전(Precontemplation) 단계 o 문제의 인식화 o 흡연이 질병상태에 미치는 영향들에 관한 정보제공과 토론 o 금연으로 인한 이득 강조
2) 계획(Contemplation) 단계 o 흡연의 좋은 점과 나쁜 점에 관한 것, 그리고 금연을 해야 하는 이유에 관해 이야기 o 설득력 있는 메시지 사용 o 금연에 대한 선택권은 환자에게 있음을 강조 o 지지와 격려를 제공할 수 있는 중요한 사람들에게 협조할 것을 요청 o 금연을 도와줄 수 있는 약물치료에 대한 정보 제공 o 환자의 금연에 대해 고려하는 것을 칭찬
3) 준비(Preparation) 단계 o 환자의 금연에 대한 의지 칭찬 o 목표 설정 도와줌 o 금연을 위한 대처행동과 방법들에 대한 계획 세움 o 금연을 도와줄 약물치료에 대한 유용성에 대한 강조 o 주위 사람들에 대한 지지 요청 o 금연일 정함
4) 행동(Action) 단계 o 금연을 위한 구체적인 대처행동에 관해 이야기 혹은 제공 o 칭찬하는 것으로 지속적인 격려제공 o 다시 담배를 피우게 만들지 모르는 상황에 대한 대처할 수 있도록 도와줌 o 환자의 짧지만 금연을 하게 된 것을 칭찬
5) 유지(Maintenance) 단계 o 지속적인 지지 제공 o 담배를 피울 수 있는 가능성 재인식 o 가족 혹은 친구들로부터의 지지 중요성 강조 o 유지단계는 금연의 지속적인 과정이며 새로운 대처행동이 필요함을 설명 o 금단 증상의 관리

1) 당장 끊을 의도가 없는 흡연자의 경우

흡연자에 대한 평가는 며칠 내로 금연하기로 결정한 환자에 국한되지 않는다. 당장 끊을 생각이 없는 환자로 평가된 경우에는 행동변화 단계에서 보다 더 앞쪽으로 이동하도록 동기를 부여하기 위해서도 평가는 중요하다. 흡연자가 가지는 금연에 대한 장애물은 금단증상, 실패에 대한 두려움, 체중증가, 우울, 주변의 지원 부족, 흡연의 즐거움을 박탈당하는 데 대한 두려움, 효과적인 치료법에 대한 제한된 지식 등이다. 따라서 이에 대해서 물어보고 평가하는 것이 필요하다.

2) 현재 금연 중인 경우

금연을 유지하고 있는 경우 주변의 지원이나 지지가 충분한지 평가하여야 한다. 우울이나 부정적인 정동 상태가 아닌지 물어보고, 금단증상의 강도나 기간을 평가한다. 체중 증가 여부를 알아보고, 다시 흡연할 가능성도 확인해 본다.

3) 가까운 시일 내에 금연을 결심한 경우

만약 환자가 가까운 시일 내에 금연하기로 결심한 경우라면 흡연력과 니코틴 의존의 정도(표 10-2), 흡연행위와 동반된 다른 행동(자판기 커피, 동료와의 잡담 등), 과거 금연 시도 여부와 방법, 실패 이유와 금연에 대한 장애물(체중 증가에 대한 염려 등)에 대해 알아보아야 한다. 또한 금연 진료에 대한 접근성을 평가하여 지역사회의 가용한 자원을 적절히 연결시켜주어야 한다. 금연 보조제를 처방하기 전에 동반된 질환과 알코올 남용, 그리고 정신과적 장애나 질환에 대한 정보는

표 10-2 니코틴 의존도 검사 (Fagerstrom Test, 한국판)

1. 아침에 일어나서 얼마 만에 첫번째 담배를 피우십니까?
   1) 5분 이내 3점 2) 6-30분 2점 3) 31-60분 1점 4) 60분 이후 0점
2. 당신은 금연구역, 예를 들면 교회, 극장, 도서관 등에서 흡연을 참기가 어렵습니까?
   1) 예 1점 2) 아니오 0점
3. 어떤 경우의 담배가 가장 포기하기 싫으시겠습니까?
   1) 아침 첫 담배 1점 2) 다른 나머지 0점
4. 하루에 담배를 몇 개비나 피우십니까?
   1) 10개비 이하 0점 2) 11-20개비 1점
   3) 21-30개비 2점 4) 31개비 이상 3점
5. 아침에 기상 후 첫 몇 시간 동안에, 하루 중 다른 시간보다 더 자주 담배를 피우십니까?
   1) 예 1점 2) 아니오 0점
6. 하루 중 대부분을 누워 지낼 만큼 몹시 아프다면 담배를 피우시겠습니까?
   1) 예 1점 2) 아니오 0점

여섯 문항의 점수를 합산하여 총점을 계산한다.
- 0~3점: 낮은 의존 상태로 판정.
- 4~6점: 중등도 의존 상태로 판정
- 7점 이상: 높은 의존 상태로 판정

반드시 얻어야한다. 본격적인 금연중재에 돌입하였다면 추적관찰 과정에서 발생하는 금단증상과 금연보조제의 부작용 등을 평가한다. 청소년, 여성, 임산부 등의 특수집단의 경우에는 각 집단에 적합한 평가도구와 접근방식을 적용한다.

5 치료

1) 정신-심리요법

대부분의 치료는 얼마나 많은 피해를 당했는가를 환자들에게 알려주는 것이다. 하지만 더 중요한 것은 끊었을 때의 행복감과 보람을 찾도록 도와주며, 금연 후 나타나는 신체의 건강한 변화를 강조하는 것이다. 이는 금연하는 동안에 더욱 능동적이며 적극적인 참여를 가능하게 하여 성공적인 금연과 유지에 도움이 된다.

2) 행동요법

대부분의 흡연자들은 생활의 여러 행동과 흡연이 밀접하게 관련되어 있다. 흡연이 생활에서 조건화(conditioning)되어 있는 것이다. 예를 들면 아침에 일어나면 베란다로 나가서 담배 한대를 피우는 것이 일상화되어 있기도 하고, 식사 후 바로 담배를 한 대 피우는 것이 습관화되어 있고, 아침에 출근해서 따뜻한 커피 한잔을 마시며 담배를 피우거나, 평소에는 흡연양이 많지 않다가도 술을 마시면 줄담배를 피우거나, 젊은이들 경우 PC방에서 게임을 하면서 줄담배를 피우는 것이 습관화되어 있는 경우 등이다. 이처럼 흡연과 밀접하게 연결이 되어 버린 행동을 변화시키는 작업이 필요한데 이것이 금연행동요법이다. 흡연과 밀접하게 연결된 생활습관의 고리를 흡연자에게

표 10-3 금연을 위한 접근법 : 5As

Step 1: ASK about tobacco use 질문하기 진료의 정해진 순서로써 매 병원 방문 시 확인한다
Step 2: ADVISE to quit smoking 조언하기 모든 흡연 환자에게 명확하고, 확고하며, 친밀한 형식으로 금연하도록 조언해야 한다
Step 3: ASSESS willingness to make a quit attempt 평가하기 금연 시도를 이행하는데 흡연자 본인이 중요함을 고려하여 환자의 금연의지를 평가한다
Step 4: ASSIST the patient in developing a quit plan 도와주기 의사는 환자와 다음 4가지 핵심 요소(STAR)가 포함된 개별맞춤 금연계획을 세워야 한다: - 금연 개시일을 정함(Set)(다음 2주 이내가 이상적) - 가족/친구들에게 말하고(Tell) 주변의 지원을 요청 - 금단 현상을 포함하여, 방해 요인 예상(Anticipate) - 모든 담배 제품을 버림(Remove)
Step 5: ARRANGE for a follow-up contact 조정하기 금연 개시일로부터 1주 이내에 직접 만나서 확인 하는 것이 가장 좋으며, 전화로 확인할 수도 있다

이야기하게 한 후 구체적인 행동변화 지침을 이야기 해주어야한다. 행동요법을 위한 5가지 중요단계로 5As가 있다.(표10-3)

3) 니코틴 대체요법

니코틴 대체요법에는 크게 니코틴 패치, 니코틴 껌, 니코틴 흡입제, 니코틴 비강분무제, 니코틴 사탕 등이 있다. 이 중에서 니코틴 패취와 껌은 국내에서 시판되고 있다. 6개월 이상 장기 금연 성공률에 대한 메타분석 연구 결과를 보면 니코틴 대체요법을 사용한 군이 사용하지 않은 군보다 1.58배(95% 신뢰구간은 1.50-1.66) 이상 금연성공율이 높게 나타났다. 즉 니코틴 대체요법을 사용하는 것이 사용하지 않는 경우보다 금연 성공률을 50-66% 높일 수 있다는 것이다. 하지만 장기간의 연구에서는 성공률이 높지 않다는 것이 한계점으로 나타나고 있다. 임산부, 협심증, 심근경색이 최근에 있었던 사람은 금기가 된다.

4) 기타 약물요법

부프로피온(bupropion)은 니코틴을 사용하지 않고도 흡연 욕구와 금단증상을 완화시켜 주어서 금연에 도움을 주는 약물이다. 원래 우울증 치료제로 사용되어 온 것으로 1997년에 금연치료제로 미국 식품의약국의 승인을 받았다. 약물 작용기전은 신경전달물질인 도파민(dopamine) 및 노르에피네프린(norepinephrine)의 재흡수를 막아 혈중 농도를 높임으로써 흡연을 하지 않고도 니코틴에 의한 것과 유사한 정신적인 안락감을 줌으로써 금연에 도움을 주는 것으로 알려져 있다. 그러나 이 약물은 간질 발작의 위험도를 높일 수 있는 것으로 알려져 있어 간질의 병력이 있는 환자에서는 금기이다. 각종 연구에서 1년의 장기간 금연 성공율이 약 30% 정도로 니코틴 대체요법보다 우수하였으며 위약(placebo)에 비해 약 2.3배 이상 금연 성공률이 높은 것으로 보고하고 있으며, 다른 니코틴 대체요법과 병용하면 성공률을 보다 높일 수 있는 것으로 알려져 있다.

비레니클린(Varenicline)은 금연을 위해 개발된 첫 비니코틴성 약물로, 기존의 니코틴 대체제와는 달리 뇌의 니코틴 수용체($\alpha4\beta2$)에서 작용제와 길항제 두 가지 작용을 함으로써 흡연 욕구와 금단증상을 해소함과 동시에 니코틴의 효과를 차단한다. 한국과 대만 흡연자 250명을 대상으로 한 3상 임상시험 결과, 12주 금연 성공률은 59.5%로 위약군 32.3%에 비해 높았다. 바레니클린은 위약군에 비해 12주 금연율이나 1년 금연율 모두 기존 금연치료제인 부프로피온에 비해서 약 2~3배 높았다. 바레니클린의 부작용으로 가장 흔한 것은 구역감이며, 그 외에도 드물지만 오심, 수면장애, 변비, 자살 충동 등이 나타날 수 있다.

6 금연 유지

단순해 보이는 담배 한 개비 안에는 금연을 방해하기 위한 수십 년을 두고 발전되어 온 최첨단의 과학 기술들이 감추어져 있다.

금연 유지에서 가장 핵심적인 문제는 동기 유발이며 동기가 강할수록 금연의 성공률은 높아진다. 많은 연구에서 의료인에 의한 지속적인 금연에 대한 상담과 교육이 금연률을 크게 향상시킬 수 있다고 보고되고 있어 의료인의 적극적인 참여가 금연 유지에서 매우 중요함을 알 수 있다.

현재 우리나라에서 개별흡연자를 대상으로 하는 금연진료 프로그램은 금연콜센터, 보건소 금연클리닉, 병원 금연클리닉 등이 있다. 이들 기관에서 약물요법, 전화상담, 개별상담, 집단상담 등이 진행되고 있다.

금연프로그램은 모든 금연클리닉마다 차이가 있다. 흡연자들은 금연이라는 공통된 목표를 가지고 있으나 흡연하게 된 동기, 금연을 방해하는 요인, 금연의 의지 등 모든 면에서 다르다. 그렇기 때문에 금연에는 정해진 공식이 없으며 흡연자 개개인에 맞추어 개별화된 금연진료가 필요하다.

참고 문헌

1. World Health Organigation. WHO report on the global tobacco epidemic, 2009: implementing smoke-free environments. 2009. p.8-11.
2. Hughes JR. effects of abstinence from tobacco; Valid symptoms and time course. Nicotine & tobacco Research 2006;9(3):315-27.
3. Lancaster T, Stead L. Physician advice for smoking cessation. The Cochrane Collaboration and published in The Cochrane Library 2007; (4)
4. 김성원. 흡연중독. 대한가정의학회 편. 가정의학(임상편). 초판. 서울: 계축문화사; 2002. p.1597-604.
5. Rigotti AN. Treatment of tobacco use and dependence. N Engl J Med 2002;346:506-12.
6. Mallin Robert. Smoking Cessation: Integration of Behavioral and Drug Therapies. American Family Physician 2002;65: 1107-14.
7. Kim CH, Song HR, Lee WS, Kim JY. Attitudes toward Smoking Cessation Intervention and Services among Korean Physicians: A Questionnaire Survey. J Korean Acad Fam Med 2009;30:857-63.
8. Haug NA, Svikis DS, Diclemente C. Motivational enhancement therapy for nicotine

dependence in methadone-maintained pregnant women. Psychol Addict Behav 2004;18(3):289-92.

9. Wagena EJ, van der Meer RM, Ostelo RJ, Jacobs JE, van Schayck CP. The efficacy of smoking cessation strategies in people with chronic obstructive pulmonary disease: results from a systematic review. Respir Med 2004 Sep;98(9):805-15.
10. Richmond R, Zwar N. Review of bupropion for smoking cessation. Drug Alcohol Rev 2003 Jun;22(2):203-20.
11. Silagy C, Lancaster T, Stead L, Mant D, Fowler G. Nicotine replacement therapy for smoking cessation. Cochrane Tobacco Addiction Group Cochrane Database of Systematic Reviews 4, 2006.
12. Tonstad S, Tennesen P, Hajek P, Williams KE, Billing CB, Reeves KR. Effect of maintenance therapy with varenicline on smoking cessation a randomized controlled trial. JAMA 2006; 296:64-71.
13. Spring B, Pagoto S, Pingitore R, Doran N, Schneider K, Hedeker D. Randomized controlled trial for behavioral smoking and weight control treatment: effect of concurrent versus sequential intervention. J Consult Clin Psychol 2004;72(5): 785-96.
14. 김대진, 윤수정, 이진수. 일차의료에서의 금연상담. 가정의학회지 2005;26(Suppl 4):S282-87. S18 Vol. 31, No. 4 Suppl 2010 Korean J Fam Med
15. Thomas R. School-based programmes for preventing smoking. [Systematic Review] Cochrane Tobacco Addiction Group. Cochrane Database of Systematic Reviews. 3, 2004.

제11장

예방접종

유 병 욱

1 표준 예방 접종표

나이/조건	기본 예방접종 (항체 검사 없이 모든 사람에게)	따라잡기 예방접종 (항체 검사 필요)[가]	참고사항
0~18살			대한소아과학회 권장에 따름
19~39살	파상풍-디프테리아(성인용)/백일해[나]		10년마다 Td, 한번은 Td 대신 Tdap
	A형간염(10대와 20대)	A형간염(30대)	2회 접종(0, 6~12개월); 1.0 mL (제품에 따라 15/18세 이하-0.5mL)
	사람 유두종 바이러스(여성)[다]		10대에 받지 않았을 때; 현재 26세까지 권장됨 3회(0, 2, 6개월) 접종
		B형간염	항체 양성이 증명되지 않은 모든 사람에게 항체 검사 권장; 음성이면 3회(0, 1, 6개월)
		수두[라]	면역이 분명하지 않으면 항체 검사; 항체 음성이면 2회 접종(0, 1~2개월) 특히 여성에게 강조됨, 4주간 피임
		홍역-볼거리-풍진[마]	면역이 분명하지 않으면서 위험 인자가 있으면 1회 접종; 4주간 피임
○ 가임기 여성에서 추가되는 예방접종		풍진	모든 가임기 여성에게 풍진항체(IgG) 검사; 음성이면 풍진 백신(없으면 MMR) 1회, 접종 후 4주간 피임
○ 임신부, 임신 예정인 여성에게 추가되는 예방접종/검사			
	인플루엔자		1회(매 임신 시); 비활성화 백신
		수두 항체 검사	음성이면 분만 후 접종
		풍진 항체(IgG) 검사	임신을 계획하는 여성에게 검사
		B형간염 검사	항체가 증명되지 않았으면 이전에 접종을 받았어도 항체 검사; 동시에 항원도 검사

군인이나 기숙사 생활을 하는 학생과 직장인에게 추가되는 예방접종

	수막알균(나)		4가 결합백신(없으면 다당류 백신) 1회
40~49살	파상풍-디프테리아(Td)/백일해(나)		10년마다 1회. 한번은 Td 대신 Tdap 처음 접종이면 3회 접종(0, 1, 6~12개월)
		B형간염	3회(0, 1, 6개월); 우연히 항체 음성이 발견되었을 때
50~64살	파상풍-디프테리아(Td)/백일해(나)		10년마다 1회; 처음 접종이면 3회 접종, 한번은 Td 대신 Tdap
	인플루엔자		매년 10~11월에 1회
65살 이상	파상풍-디프테리아(Td)		10년마다 1회; 처음 접종이면 3회 접종 Tdap은 노인에서 안전성 연구가 없음
	인플루엔자		매년 10~11월에 1회
	폐렴사슬알균		1회

(가) 항체 검사가 필요 없는 경우

(1) 예방 접종 기록이 있거나

(2) 그 병을 앓았다는 의료인의 진단이 있거나

(3) 수두 홍역볼거리풍진에서는45세(1967년 출생) 이상 일 때

(나) 성인용 파상풍 디프테리아 백일해 백신 (Tdap)과 수막알균 백신은 아직 국내에 도입되지 않았음

(다) 서양보다는 비용효과가 낮을 것으로 생각되며 권장수위는 낮음

(라) 수두 위험인자가 있는 사람에게 우선적으로 항체검사 후 예방접종

(위험인자: 의료인 면역 저하 환자의 보호자 학교나 유아원 교사 학생 군인 교도소 재소자 임신을 계획하는 여성 어린이와 함께 사는 청소년이나 어른 해외여행자)

(마) MMR : 위험인자가 있으면 예방접종 시행 면역상태가 확실하지 않으면

(1) 참조 항체 검사 없이 접종하며 동기부여를 위해 볼거리 항체 검사를 하고 음성이면 MMR 백신을 접종하는 것도 한 방법임)

[위험인자: 의료인항체검사필요 2회 접종, 개발도상국여행자 면역 저하 환자를 돌보는 가족, 단체생활을 할 성인]

(바) 5년 후 재접종

(사) 항체 음성이면 예방접종

(아) 국내의 나이기준 35~40세 중에서 의료인에게는 더 엄격한 기준으로 적용함

2 추가 예방 접종표 (기저질환이 있으면 표준예방 접종에 추가되는 예방접종)

	폐렴사슬알균	인플루엔자	수막알균	b형 헤모필루스균	기타[A]
만성 호흡기 질환	O	O			
만성 심장 질환	O	O			
만성 신장 질환 혈액 투석	O	O			B형간염 항체 확인 음성이면 정상인의 2배 용량(40 μg) 접종
만성 대사 질환 당뇨병	O	O			
만성 간 질환	O	O			A, B형간염 항체 확인
혈액응고질환	O	O			A, B형간염 항체 확인
악성종양 항암제 치료 부신피질호르몬 치료	O[B]	O			생백신은 금기
무비증, 보체결핍	O[B]		O	O	
뇌척수액 누수	O				
HIV 감염자	O[B]	O			생백신 금기(적어도 CD4가 200/μL이상일 때) A, B형간염 항체 확인
장기 이식	O[B]	O			생백신 금기, A, B형간염 항체 확인 골수이식 환자는 별도 지침에 따라

3 의료인에게 필요한 예방접종

1) 모든 의료인에서 병력으로 면역을 확인할 수 없을 때 항체보유 여부를 검사하고 음성일 때 접종

-B형간염 예방접종 후 항체 확인필요, 음성이면 3회 재접종

-수두 45세 (1967년 이후출생자) 이하에서 면역이 증명되지 않았을 때

-MMR 45세 (1967년 이후출생자) 이하에서 면역이 증명되지 않았을 때

(최소한 홍역에 대한 항체는 검사를 해야 함. 음성이면 2회 접종)

2) 모든 의료인에게 검사 없이 접종

-인플루엔자매년

-성인용 백일해 Tdap

-MMR 45세 (1967년 이후출생자) 이하에서 면역이 없을 때

3) 병원 내 유행시 또는 실험실 근무자에게 추가되는 예방접종

-수막알균 4가

4) 의료직과 관계없이 받아야 할 예방접종 표준 예방접종표 참조

-파상풍- 디프테리아(Td) / 백일해(Tdap)

-사람 유두종 바이러스(HPV) 0~26세 여성

-A형간염

4 해외여행자에게 필요한 성인 예방접종

입국에 필요하므로 투여하는 예방 접종	‖ 황열 ‖ 아프리카와 중남미의 황열 발생 지역 중 황열백신 증명서를 요구하는 국가, 도착 10일 전까지 1회, 10년마다 재접종; 국립의료원이나 검역소로 의뢰 ‖ 수막알균(나) ‖ 사우디아라비아 성지순례, 도착 10일 전까지 1회; 3년마다 재접종
개발도상국 여행 시 일반적으로 필요한 예방접종	‖ A형 간염 ‖ 개발도상국 모든 지역; 면역이 없는 모든 여행객(특히 30대 이하); 2회 접종(0, 6~12개월) ‖ 장티푸스 ‖ 인도, 파키스탄, 방글라데시, 네팔; 인도네시아, 필리핀, 파푸아뉴기니; 2주 이상 여행하거나 시골을 여행; 1회 주사 또는 3~4번 경구 ‖ 수막알균(나) ‖ 아프리카 중부 국가들, 사우디아라비아; 선교 또는 의료 봉사; 1회 ‖ 수두 ‖ 개발도상국 모든 국가; 면역이 없는 일부 30대 이하 여행객; 항체 검사 필요; 2회(0, 1~2개월) ‖ 홍역-풍진-볼거리 ‖ 개발도상국 모든 지역; 면역이 없는 일부 20~30대 여행객; 항체 검사 불필요; 1회 접종 ‖ 광견병 ‖ 남아메리카, 멕시코, 아시아; 동물 연구, 1개월 이상 여행, 시골 여행; 3회 ‖ 황열 ‖ 아프리카와 중남미의 황열 발생 지역; 정글 탐험가 ‖ 인플루엔자 ‖ 남반구; 여름에 여행하는 인플루엔자 고위험군; 1회
통상의 관광 여행이 아닌 경우 추가되는 예방접종	‖ 페스트(나) ‖ 아프리카, 남아메리카, 베트남, 중국; 오지에서 동물을 다루는 여행; 국내에 백신 없음 ‖ 진드기 매개 뇌염(나) ‖ 러시아, 동유럽; 여름에 삼림에서 활동; 국내에 백신 없음 ‖ 콜레라 ‖ 난민 보호소에서 봉사활동을 할 경우; 경구 백신이 권해지나 국내에는 주사만 있음

여행을 계기로 면역 상태를 검사하거나 투여하는 예방접종 (표준 예방접종표 참조)	‖ A, B형간염 ‖
	‖ 폐렴사슬알균 ‖ 65세 이상, 65세 이하 고위험군(추가예방접종표 참조)
	‖ 인플루엔자 ‖ 10~11월에 고위험군 여행객에게 접종(추가예방접종표 참조)
	‖ 파상풍-디프테리아-백일해(Td/Tdap) ‖
	‖ 수두 ‖
	‖ 홍역-볼거리-풍진 ‖
	‖ 사람유두종바이러스 ‖

참고문헌

1. 성인 권장 예방접종 대한감염학회 2007www.ksid.or.kr

제12장

대사증후군

오 정 은

1 정의 및 진단 기준

대사증후군은 인슐린 저항성을 주요 병인으로 하여 심혈관 질환과 제 2형 당뇨병의 위험 요인들이 한 개인에서 한꺼번에 나타나는 대사 이상 상태이다. 대사증후군이 있는 경우 심혈관 질환 또는 제2형 당뇨병의 발병 위험도가 증가한다. 1988년 Reaven은 비만, 당불내성, 고혈압, 이상지혈증 등 심혈관계 위험 인자들이 군집적으로 나타나는 원인이 체내의 인슐린 작용이 잘 되지 않는 인슐린저항성임을 주장하고 "엑스(X) 증후군" 또는 "인슐린 저항성 증후군"이라고 명명했다. 그 후 1998년 세계보건기구는 인슐린 저항성이 이 증후군의 모든 요소들을 다 설명할 수 없기 때문에 인슐린 저항성 증후군이라는 용어 대신 대사증후군으로 부를 것을 권고하고 이의 진단 기준을 처음으로 제시하였다(표 12-1). 제2형 당뇨병, 또는 공복 혈당 장애 또는 내당능 장애 또는 인슐린 저항성이 반드시 있으면서 고혈압, 이상지혈증, 비만, 미세알부민뇨 중 2가지 이상을 동반한 경우로 정의하였다. 그러나, 인슐린 저항성에 대한 진단 기준이 모호하고, 임상에서 인슐린 저항성을 쉽게 측정하기 어려워 주로 연구 목적으로 사용되었다. 2001년 US National Cholesterol Education Program Adult Treatment Panel III (NCEP ATP III)에서는 대사증후군을 LDL 콜레스테롤과 더불어 심혈관질환에 대한 주요 위험 요인으로 규정하고 임상에서 보다 적용하기 쉬운 진단 기준을 제시하였다. ATP III에서는 복부 비만, 고중성지방혈증, 저고밀도지단백콜레스테롤, 높은 혈압, 공복 고혈당의 다섯 가지 항목 중 3가지 이상이 있을 때로 정의하였다(표 12-2). 2005년 International Diabetes Federation(IDF)에서는 새로운 진단 기준을 제시하였다.

표 12-1 국제보건기구(WHO) 대사증후군 진단기준

당뇨병, 공복혈당자애, 내당능장애, 인슐린 저항성 중 1가지가 있고	
다음 항목 중 2가지 이상일 때	
이상지혈증	중성지방 ≥150mg/dL 또는 HDL-콜레스테롤 <34mg/dL(남), <39mg/dL(여)
고혈압	≥140/90mmHg 또는 약물 복용
비만	BMI 〉 30kg/m² 또는 waist hip ratio 〉0.90(남), 〉0.85(여)
미세알부민뇨	over-night albumin excretion rate ≥20㎍/min

HDL; high density lipoprotein, BMI; body mass index

표 12-2 NCEP-APT III 대사증후군 진단 기준

다음 항목 중 3가지 이상일 때	
복부 비만	허리둘레 〉 102cm(남), 〉88 cm(여)
중성지방	≥150mg/dL 또는 약물 복용
저HDL-콜레스테롤	〈40mg/dL(남), <50mg/dL(여) 또는 약물 복용
혈압	≥130/85mmHg 또는 약물 복용
공복 혈당	≥100mg/dL 또는 약물 복용 또는 제2형 당뇨병

HDL; high density lipoprotein

표 12-3 IDF 대사증후군 진단 기준

복부 비만: 각 민족에 따라 다른 허리둘레 기준치 적용		
남자	여자	민족
≥94	≥80	유럽, 아프리카(사하라 이남), 중동
≥90	≥80	남부아시아, 중국, 남부/중부 아메리카
≥85	≥90	일본
≥90	≥85	한국
다음 항목 중 2 가지 이상일 때		
중성지방	≥150mg/dL 또는 약물 복용	
저HDL-콜레스테롤	<40mg/dL(남), <50mg/dL(여) 또는 약물 복용	
혈압	≥130/85mmHg 또는 약물 복용	
공복 혈당	≥100mg/dL 또는 약물 복용 또는 제2형 당뇨병 병력	

HDL; high density lipoprotein

IDF 진단 기준은 복부 비만을 필수 항목으로 정하고 고중성지방혈증, 저고밀도지단백콜레스테롤,

높은 혈압, 공복 고혈당의 4가지 중 2개 이상의 위험 인자가 있을 때를 대사증후군으로 정의하였다(표 12-3). 복부 비만은 각 국가나 인종에 따른 진단 기준을 적용하도록 하였다. IDF 기준에서는 같은 아시아인에서도 복부 비만의 기준을 각각 달리 설정하고 있다. 최근 대한비만학회에서는 허리둘레 남자 ≥ 90cm, 여자 ≥ 85cm 일 때를 한국인의 복부 비만 진단 기준으로 제시하였다.

2 유병률

국민건강영양조사 자료로 WHO의 서태평양 지역 복부 비만 기준(남자 >90cm, 여자 >80cm)을 적용하여 NCEP-ATP III 진단 기준에 따라 분석한 결과 우리나라 대사증후군의 유병률은 1998년 23.6%(남자 22.1%, 여자 27.8%)이었고, 2001년 28.0%로 증가하였다. 미국 국민건강영양조사 1999-2002 자료를 NCEP-ATP III 진단 기준에 적용한 경우 미국인 대사증후군의 유병률은 성인 남자 33.7%, 성인 여자 34.5%이었다. 대사증후군의 유병률은 연령 증가에 따라 증가한다. 또한, 비만 인구의 증가와 인구 고령화로 향후 대사증후군의 유병률은 더욱 증가할 것으로 전망된다.

3 위험 요인

복부 비만, 신체 활동 부족, 나이 증가, 당뇨병, 관상동맥질환, 이상지혈증은 대사증후군과 관련되어 있다.

4 원인

대사 증후군의 발병 원인은 잘 알려져 있지 않다. 일반적으로 인슐린 저항성(insulin resistance)이 근본적인 원인으로 작용한다고 추정하고 있지만 대사증후군의 모든 현상들이 인슐린 저항성만으로 설명되지는 않는다. 인슐린 저항성이란 혈당을 낮추는 인슐린의 기능이 감소하여 근육 및 지방세포가 포도당을 잘 섭취하지 못하게 되고 이를 극복하고자 더욱 많은 인슐린이 분비되어 고혈압, 이상지혈증, 당대사 이상 등을 일으키는 것을 말한다. 인슐린 저항성은 환경 및 유전적인 요인이 모두 관여하여 발생하는데, 인슐린 저항성을 일으키는 환경적 요인으로는 비만이나 운동 부족과 같이 생활 습관에 관련된 것이 잘 알려져 있고, 유전적인 요인은 아직 밝혀지지 않았다. 복부 비만은 고혈압, 이상지혈증, 당대사이상과 관련되어 있고, 피하지방보다 내장지방이 인슐린 저항성과 관련되어 있다. 지방 조직이 팽창되면 interleukin-6, TNF-α, resistin, C-반응성 단백질 등의 염증성 사이토카인이 증가하고, 인슐린 감수성을 증가시키는 항염증성 사이토카인인 아디포넥틴은 감소하며, 혈액응고 이상을 일으키는 피브리노겐, PAI-1이 증가한다.

5 임상적 특징

일반적으로 무증상이고, 신체 검사시 허리 둘레가 굵고 혈압이 상승한다. 이런 경우 임상 의사는 대사증후군을 의심하여 금식 후 혈당 검사와 지질 검사를 권고해야 한다.

6 관련 질환

심혈관 질환, 제2형 당뇨병, 비알코올성 지방간 질환, 고요산혈증, 다낭성 난소증후군, 수면 무호흡증 등이 관련되어 있다.

7 치료

생활습관 개선을 통해 체중 감량을 시도하여 근본적인 해결책을 찾고 각각의 대사성 질환에 대한 적극적인 약물 치료도 고려한다. 대사증후군은 심혈관 질환과 제2형 당뇨병의 위험을 증가시킨다. 따라서, 치료의 목표는 심혈관 질환을 예방하고 제2형 당뇨병을 예방하는 것이다. 이의 극복을 위해서는 비만, 비활동성, 동맥 경화성 식사 습관을 개선하는 근본적인 치료가 필요하고 동시에 심혈관 질환의 위험 요인에 대한 적극적인 약물 치료도 고려해야 하며 금연해야 한다.

1) 비만

체중 감량의 가장 좋은 방법은 열량 섭취를 줄이고 신체 활동을 증가시키는 행동 수정이다. 6-12개월 동안 7-10%의 체중 감량을 목표로 일일 섭취 열량을 500-1000kcal 감소시켜 1주일에 0.5-1.0kg의 속도로 체중을 줄이고, 12개월 이후에는 체중 감량을 지속하거나 유지해 가는 것이다. 목표 체중 감량은 대사증후군의 모든 위험 요인들을 개선시킨다. 소량의 체중 감량도 건강에 도움이 된다. 비만 치료 약물로는 식욕억제제로 단기간(최대 3개월)만 사용할 수 있는 phentermine 등이 있고 지방 흡수 억제제인 orlistat는 장기간 사용이 가능하다. 고위험군에서는 수술적 치료가 도움이 될 수 있다.

2) 운동

매주 5회 이상 하루 최소 30분 이상의 신체 활동은 일반인의 건강에 도움이 된다. 따라서, 매일 60분 이상의 유산소 운동은 체중 감소와 유지에 더욱 도움이 될 수 있다. 심혈관 질환의 위험이 있는 사람은 미리 운동 검사를 통해 적절한 운동 처방을 받는 것이 안전하다.

3) 식사

포화 지방 섭취량은 전체 열량 섭취량의 7%를 넘지 않도록 하고 트렌스지방과 콜레스테롤의 섭취를 줄인다. 단순 당질 섭취를 줄이고 과일, 채소, 통곡밀, 가금류, 생선을 충분히 섭취한다.

4) 이상지혈증

생활 습관 개선을 시도하고 NCEP-ATP III 치료 지침에 따라 LDL 콜레스테롤을 치료 목표로 잡고 위험 요인에 따라 스타틴 치료를 고려한다. 스타틴 치료로 목표 LDL이나 non-HDL에 도달하지 않는 경우 fibric acid나 nicotinic acid 병합 치료를 고려한다.

5) 혈압

혈압 조절 목표는 140/90mmHg 미만이며, 당뇨병이나 만성 콩팥병이 있는 경우는 130/80mmHg 미만이다. 이의 도달을 위해 체중을 줄이고, 신체 활동을 증가시키며, 절주하고, 음식을 싱겁게 먹으며, 야채, 과일, 저지방 유제품 섭취를 풍부하게 하는 생활 습관 개선 노력을 한다. 생활 습관 개선에도 불구하고 고혈압이 적절히 조절되지 않을 경우 심혈관 질환 예방을 위해 약물 치료가 필요하다. 논란이 있지만 일부 연구에서 안지오텐신 전환효소(ACE) 억제제와 안지오텐신 II 수용체 차단제(ARB)가 당뇨병 발생을 예방하는 효과를 나타내어 대사증후군 환자의 고혈압 치료시 1차 약물로 ACEI와 ARB가 우선 추천된다.

6) 공복 혈당

공복 혈당 장애가 있는 경우 제2형 당뇨병 발생 예방을 위해 체중을 줄이고 신체 활동을 증가시킨다. 제 2형 당뇨병 상태인 경우에는 당화혈색소가 7% 미만으로 조절되도록 생활 습관 개선을 하고 필요시 약물 치료를 한다. 메트포민이나 티아졸리디네디온 계통의 약제는 당뇨병 예방의 목적으로는 권장되지 않는다.

7) 혈전 상태

대사증후군 환자는 혈액 응고 이상을 일으키는 피브리노겐, PAI-1 등이 증가되는 특징이 있으므로 심혈관 질환의 고위험군에서 저용량의 아스피린 투여를 고려한다.

참고 문헌

1. Reaven GM. Role of insulin resistance in human disease. Diabetes 1988;37:1595-607.
2. Alberti K, Zimmet P. Definition, diagnosis and classification of diabetes mellitus and its complication. Part 1 : Diagnosis and classification of diabetes mellitus, provisional report of a WHO consultation. Diabests Med 1998; 15:539-53.
3. Expert Panel on Detection, Evaluation, and Treatment of High Blood Cholesterol in Adults. Executive summary of the third report of the National Cholesterol Education Program Expert panel on detection, Evaluation, and Treatment of High Blood Cholesterol in Adults (Adult Treatment Pannel III). JAMA 2001;285:2486-97.
4. International Diabestes Federation. The IDF consensus worldwide definition of the metabolic syndrome. 2005:http://www.idf.org/webdata/docs/MetSyndrome_FINAL.pdf.
5. Lee SY, Park HS, Kim DJ, Han JH, Kim SM, Cho GJ, et al. Appropriate waist circumference cutoff points for central obesity in Korean adults. Diabetes Res Clin Pract 2007;75:72-80.
6. Lim S, Lee HK, Park KS, Cho SI. Changes in the characteristics of metabolic syndrome in Korea over the period 1998-2001 as determined by Korean National Health and Nutrition Examination Surveys. Diabetes Care 2005;28:1810-2.
7. Eckel RH, Grundy SM, Zimmet P. The metabolic syndrome. Lancet 2005;365:1415-28.
8. Grundy SM, Cleeman JI, Daniels SR, Donato KA, Eckel RH, Franklin BA, et al. Diagnosis and management of the metabolic syndrome. An American Heart Association/National Heat, Lung, and Blood Institute Scientific statement. Circulation 2005;112:2735-52.
9. Ford ES. Prevalence of the metabolic syndrome defined by the International Diabetes Federation among adults in the U.S. Diabetes Care 2005:28:2745-9.
10. 백성진, 이문규. 대사증후군의 정의. 대한의사협회지 2005;48:1157-64.

제13장

암 선별검사

이 경 식

1 서론

많은 환자들은 외래에서 주치의에게 암을 쉽게 발견할 수 있는 방법이 있는지 문의하고, 현대과학의 발전에 따른 많은 진단방법들이 암을 쉽게 밝혀낼 수 있을 것이라고 기대한다. 그러나 선별검사의 종류와 주기에 따른 논란이 여전히 존재하고, 이를 환자에게 이해시키기가 어려운 것이 사실이다. 본 단원에서는 이에 대해서 알아보고자 한다.

질병 예방은 크게 3가지로 분류된다. 1차 예방, 2차 예방, 그리고 3차 예방으로 분류할 수 있는데, 1차 예방은 질병이 발생하기 전에 원인을 제거하여 질병발생을 원천적으로 막는 것으로 이론적으로는 가장 이상적인 예방법이다. 환경과 위생 등의 개선과 전염성 질병에 대한 예방접종, 건강증진 등이 이에 해당한다. 하지만 전염성 질병에 대한 예방접종을 제외하고는 1차 예방을 효과적으로 수행하기는 힘든데, 만성질병의 경우 원인이 여러 가지이고 이들의 폭로를 모두 막는 것은 거의 불가능하기 때문이다.

2차 예방은 이미 질병이 발생하였지만 가능한 한 조기에 진단하여 치료 및 추적관찰을 하여서 질병으로 인한 심각한 합병증이나 사망을 막고자 하는 것으로 선별검사(screening test)로 실시하는 항목의 대부분이 여기에 속하고, 2차 예방에서 가장 중요한 질병은 암과 만성 퇴행성 질환이다. 본 단원에서도 2차 예방을 중점적으로 다룰 것이다.

3차 예방은 만성 퇴행성 질환이 발생하였을 때 장애로의 진행을 예방하고 재활치료를 통해서 정상생활과 사회로의 복귀를 돕는 것이다.

2 평생건강관리 프로그램 (Lifetime Health Maintenance Program, LHMP)

평생건강관리 프로그램이란 일차의료가 중심이 되어서 지역사회 주민을 대상으로 질병예방과 건강증진을 효율적으로 수행하기 위한 프로그램이다. 이를 다른 말로 정의하자면 외견상 증상이 없는 사람을 대상으로 중요한 각종 질병에 대한 위험요인을 파악하고 초기 무증상 시기에 질병을 조기 발견하여 이에 대한 치료, 예방 및 행동수정을 통하여 평생 동안 질병을 예방하고 건강을 증진시키고자 고안된 정기적인 건강관리 방법이다. '증상이 없는 사람' 이라는 것은 대상 질환 때문에 생기는 증상만이 없는 것을 뜻하므로 일반적으로 의미하는 '건강한 사람' 과는 차이가 있다. 또한 '중요한 각종 질병' 이란 대상 질병의 발생률 및 유병률이 충분히 높아서 지역사회의 건강에 지대한 영향을 미칠 정도로 흔하고, 질병의 결과로 사망이나 장애, 심한 삶의 질 저하를 가져올 수 있는 중한 질병을 말한다. '위험요인' 이란 과거의 병력이나 검사소견만을 뜻하는 것이 아니라 생활습관이나 가족력 등도 모두 포함된다. 여기서 말하는 '무증상 시기' 란 대상 질환으로 인한 증상이 없는 시기를 말한다. 평생건강관리 프로그램에서는 증상이 없는 시기에 건강을 증진시키고 주기적인 검사를 하여 질병의 1차 예방 및 2차 예방에 그 목적이 있으므로 문진, 진찰, 검사는 무증상 시기에 실시되어야 한다.

3 현재 국내 건강진단의 문제점

현재 국내 병, 의원이나 보건소에서 실시하는 정기 건강진단에는 다음과 같은 문제점이 존재한다.

첫째, 개인적인 특성이 고려되지 않고, 획일적으로 같은 항목들을 적용시키고 있다. 각 수진자의 성별, 연령, 위험요인(과거병력, 흡연, 음주, 비만, 운동, 가족력)의 여부에 따라 각종 질병에 걸릴 확률이 모두 다르지만 선별검사의 항목은 대동소이하다. 종목이 다양한 경우라도 의학적 근거에 따르기보다는 개인의 경제력이나 수진자가 원하는 검사 위주로 결정이 된다. 검사 주기도 개인의 특성에 따르지 않고, 일괄적으로 1년 혹은 2년에 한번 검진을 받게 됨으로써 필요 없는 검사의 중복이 많게 된다.

둘째, 의사에 의해서 진행되는 문진과 진찰에 소홀한 경우가 많고, 검사실 검사와 영상 진단에 대부분 의존하게 되어서, 위양성 혹은 위음성의 가능성이 존재한다.

셋째, 검사 결과에 따라 개인에게 맞는 지속적인 관리가 이루어지지 않고, 검사 후 환자에게 주어지는 서류에 따라 추후에 해당 이상소견에 따른 의료기관의 이용권장에 그치는 경우가 많아서 수진자도 우왕좌왕하는 경우가 발생한다.

넷째, 1차 예방과 관련된 보건서비스의 기능이 부족하다. 흡연, 음주, 비만, 운동 등의 건강증진에 대해서는 대부분 관심 없이 지나치게 되며, 이에 대한 공공서비스의 기능도 미약하다.

다섯째, 한국의 역학적인 특성에 따른 예방의학적인 근거가 부족한 채 실시되고 있는 검사가 많다. 외국의 검사항목을 그대로 답습하는 경우, 의학적으로 조기발견의 효과가 입증되지 않은 경우, 유병률과 발생률이 미미한 질병이 포함된 경우, 고위험군에서만 의미가 있는 선별검사를 일반인에게서 시행하는 경우 등이 흔하다.

상기 서술한 바와 같은 문제점은 질병예방에 대해서는 보험수가를 인정하지 않는 국민건강보험제도, 만성적인 저수가 정책, 역학적인 자료의 부족과 건강에 대해서 의사의 문진과 진찰의 중요성을 간과한 채 검사실 소견과 영상 진단에만 집착하는 국민의식 등 여러 가지에 기인한다.

4 선별검사의 의미

선별검사란 무증상 인구를 대상으로 질병을 조기에 진단하기 위한 검사 혹은 처치를 의미하며 지역사회에서 같은 집단을 대상으로 실시하게 된다. 조기진단 자체만으로는 선별검사의 정당성이 성립될 수 없고, 선별검사의 궁극적인 목적이 발생률과 유병률을 낮추는 것이기 때문에, 향상된 결과가 뒷받침되어야 선별검사의 정당성이 확보된다. 표 13-1은 이상적인 선별검사의 조건을 기술하였다. 선별검사의 정확도는 주로 타당도와 신뢰도를 기준으로 파악하며 타당도는 민감도, 특이도, 양성 및 음성예측도로 평가하게 된다.

표 13-1 이상적인 선별검사로서의 조건

질병의 조건
공중 보건에 중대한 영향을 미치는가
조기진단까지 무증상 기간이 존재하는가
무증상 기간동안의 치료가 결과를 향상시키는가
선별검사의 조건
무증상 기간동안 질병을 진단하는데 충분한 민감도를 가지는가
무증상 기간동안 질병을 진단하는데 충분한 특이도를 가지는가
수진자에게 적용이 가능한가
선별검사 대상자의 조건
선별검사를 시행하기에 충분히 높은 유병률을 가지고 있는가
질병에 따른 적절한 의료가 가능한가
수진자가 더 이상의 검사와 치료를 따르려고 하는가

5 조기발견의 효과

'조기발견의 효과'는 선별검사로 조기에 질병을 발견한 경우가 이후 질병이 진행하여 증상이 발생한 경우에 발견한 경우보다 임상결과가 더 좋게 나오느냐 하는 것이다. 타당도와 신뢰도가 뛰어난 검사라고 하더라도 적절한 치료방법이 없어서 증상이 발현된 후의 치료와 임상결과가 동일하다면 그 질병에 대한 선별검사로서의 의미는 없다고 할 수 있는데, 이는 수명연장에 조기진단이 도움이 되지 않기 때문이다.

조기발견의 효과를 평가할 때 범하기 쉬운 오류가 세가지가 있는데, 이는 자원자 비뚤림(volunteer bias/screening bias), 시간단축 비뚤림(lead-time bias), 기간 비뚤림(length bias)이다. 자원자 비뚤림은 정기건강진단에 참여하는 사람들이 그렇지 않은 사람들에 비해서 건강에 관심이 많고, 건강행위에 순응도가 높아서 건강상태가 양호한 집단이므로 모든 원인에 의한 사망률이 낮고 이에 따라서 선별검사의 효과가 좋은 것처럼 잘못 판단하게 되는 경우이다. 시간단축 비뚤림은 실제로 생존기간은 연장되지 않았지만 조기에 진단이 되어서 진단에서 사망까지의 기간이 더 길어진 것처럼 보여서 발생하는 비뚤림이다. 기간 비뚤림은 병이 무증상 기간이 짧고 진행이 빨라 일찍 사망에 이르는 경우 정기 건강진단의 통계에서 누락되고, 이에 비해서 경증의 환자는 사망하지 않고 장기간 통계에 잡혀 치료의 효과가 확인되므로 실제보다 효과가 과장되어 보이는 경우를 말한다. 따라서 선별검사의 효과를 판단할 때에는 상기 비뚤림에 대한 고찰이 필요하다.

6 대상 질병 및 선별검사 권고안

표 13-2와 같이 순이득과 근거수준에 따라서 각 권고안의 등급화를 결정한다.

표 13-2 권고등급의 정의와 의미

권고등급	근거수준	이득의 크기	의미
A	High	Substantial	선별검사로 권고
B	Above moderate	Moderate	선별검사로 권고
C	Above moderate	Small	일상적인 선별검사로 권고하지 않음
D	Above moderate	Zero/negative	선별검사로 권고하지 않음
I	Low	Any	권고나 반대할만한 근거 불충분

1) 위암

▶권고안

40세 이상의 남성과 50세 이상의 여성은 매 2년마다 위내시경이나 위장조영술로 위암에 대한 선별검사를 시행할 것을 권고한다(B).

▶추가 권고안

고위험군에서는 주치의의 판단에 따라 검사간격을 줄일 수 있다(I).

2) 간암

▶권고안

무증상 성인을 대상으로 간암의 선별검사를 시행할 것을 권고하지 않는다(D).

간암의 고위험군에 해당되는 간경변증과 B형 또는 C형 간염 바이러스 보균자를 대상으로 남성은 40세, 여성은 50세부터 6-12개월 간격으로 알파태아단백과 간초음파를 선별검사로 시행할 것을 권고한다(B).

▶추가 권고안

간초음파 없이 알파태아단백 단독으로 간암 선별검사를 하는 것은 위음성률이 높아 권고하지 않는다(D).

고위험군에서 항바이러스 치료로 혈청전환 또는 염증성 활성도에 완화반응이 나타난 환자에서도 간암 선별검사는 지속할 것을 권고한다(B).

3) 유방암

▶권고안

40세 이상 여성: 2년마다 임상적 유방진찰과 함께 단독으로 유방암 선별을 위한 유방 촬영술을 권고한다(B).

유방암 선별을 목적으로 단독으로 정기적인 임상적 유방진찰을 시행하는 것에 대해 권고하거나 반대할만한 근거가 불충분하다(I).

정기적인 유방 자가진찰을 교육하거나 시행하는 것에 대해 권고하거나 반대할만한 근거가 불충분하다(I).

▶추가 권고안

어머니나 여동생의 유방암 병력 특히 폐경 전(50세 미만)에 유방암을 진단받은 경우, 비정형 과증식, 30세 이후 첫 아이 출산 등 유방암 발생의 고위험군: 40세 이후 1년마다 임상적 유방진찰과 함께 혹은 단독으로 선별을 위한 유방촬영술을 권고한다(B).

4) 대장암

▶권고안

50세 이상의 무증상 성인에서 다음 방법 중 하나를 선택하여 대장암을 선별검사할 것을 권고한다.

매년 분변잠혈검사를 한다(A).

10년 간격으로 대장내시경을 시행한다(A).

5년 간격으로 에스결장경 검사와 함께 2-3년 간격으로 분변잠혈검사를 한다(A).

에스장결장경 검사가 어려운 경우에는 대장이중조영검사로 대체할 수 있다(I).

▶추가 권고안

컴퓨터단층촬영을 이용한 대장조영술, 대변 DNA 검사는 대장암 선별검사 방법으로 권고하거나 반대할만한 근거가 불충분하다(I).

85세 이상의 노인에서 정기적인 대장암 선별검사는 권고하지 않는다(D).

5) 자궁경부암

▶권고안

30세 이상 여성에서 매 3년마다 자궁세포검사를 권고한다(A).

65세 이상 여성에서 최근에 자궁세포검사에서 이상이 없고, 고위험군이 아니라면 통상적인 선별검사를 권고하지 않는다(D).

▶추가 권고안

양성질환으로 전자궁절제술을 받은 여성에서는 자궁세포검사를 권고하지 않는다(D).

자궁경부암 선별검사를 위한 새로운 기술의 사용을 권고하거나 반대할만한 근거가 불충분하다(I).

자궁경부암의 선별검사를 위해 단독 또는 자궁세포 검사와 병행하여 인유두종바이러스(HPV) DNA 검사를 권고하거나 반대할만한 근거가 불충분하다(I).

6) 폐암

▶권고안

무증상 성인을 대상으로 폐암의 조기발견을 위해 저선량컴퓨터단층촬영, 단순 흉부방사선 검사, 객담세포진 검사 또는 이런 검사들의 조합을 이용한 선별검사를 권고하거나 반대할만한 근거가 불충분하다(I).

7) 식도암

▶ **권고안**

무증상 성인을 대상으로 식도암의 조기발견을 위해 내시경 검사나 식도조영술을 이용한 선별검사를 권고하거나 반대할만한 근거가 불충분하다(I).

8) 방광암

▶ **권고안**

무증상 성인에서 방광암 선별검사를 권고하지 않는다(D).

▶ **추가 권고안**

흡연하는 모든 환자에서 반드시 금연을 권유한다.

9) 전립샘암

▶ **권고안**

75세 미만의 남자에서 전립샘암 선별검사를 권고하거나 반대할만한 근거가 불충분하다(I).
75세 이상의 남자에서 전립샘암 선별검사는 권고하지 않는다(D).

10) 난소암

▶ **권고안**

무증상의 폐경 전 또는 폐경 후 여성을 대상으로 질초음파검사, CA-125, 골반 내진으로 선별검사를 시행할 것을 권고하지 않는다(D).

11) 췌장암

▶ **권고안**

무증상 성인에서 췌장암의 조기발견을 위해 복부촉진, 복부초음파 또는 혈청학적 검사를 이용한 선별검사를 권고하지 않는다(D).

12) 갑상샘암

▶**권고안**

무증상 성인에서 경부 진찰(촉진)이나 초음파 검사를 이용하여 갑상샘암을 선별하는 것을 권고하지 않는다(D).

▶**추가 권고안**

유아기나 소아기에 상체(특히 두경부)에 방사선 조사를 받은 병력이 있는 고위험군의 경우 갑상샘암 선별검사를 추천하거나 반대할 근거는 없지만, 환자의 선호나 불안을 고려하여 정기적인 경부촉진을 고려할 수 있다(C).

참고 문헌

1. 대한가정의학회. 한국인의 평생건강관리. 서울:국진피앤디, 2009.
2. 대한가정의학회. 최신가정의학. 서울:한국의학, 2007.
3. 김영식. 한국인의 평생건강관리프로그램. 대한가정의학회지. 1993;14:302-323.
4. Gates TJ. Screening for cancer: evaluating the evidence. Am Fam Physician 2001;63:513-22.
5. Health maintenance and the role of screening. In: Goroll AH, May LA, Mulley AG. Primary care medicine. 3d ed. Philadelphia:Lippincott, 1995:13-6.

제 III 부

일차의료에서 흔한 질병들

제14장

고혈압

신 경 숙

1 개요

고혈압은 혈관이 받는 압력이 비정상적으로 상승하는 질병이다. 다음은 성인기 고혈압에 대한 미국과 유럽의 정의에 대한 표이다.

표 14-1 JNC 7(7th Joint National Committee 2004) 분류

분 류	Blood Pressure(mmHg)		
	Systolic		Diastolic
Normal	〈 120	and	〈 80
Prehypertension	120 – 139	or	80 – 89
Stage 1 hypertension	140 – 159	or	90 – 99
Stage 2 hypertension	≥ 160	or	≥ 100
Systolic BP와 Diastolic BP가 서로 다른 분류군에 속하게 될 경우, 보다 큰 상위 분류군을 선택할 것. ex) 165/90일 경우 stage 2로 분류			
Taget BP 〈140/90 (130/80 : in patients with HTN with diabetes or renal disease			
Based on the average of two or more readings taken at each of two or more visits after an initial screening.			

표 14-2 ESH (European Society of Hypertension) / ESC (European Society of Cardiology) 2007 분류

Category	Systolic (mmHg)	Diastolic (mmHg)
Optimal	〈 120	〈 80
Normal	〈 130	〈 85
High normal	130 - 139	85 - 89
Grade 1 Hypertension	140 - 159	90 - 99
Grade 2 Hypertension	160 - 179	100 - 109
Grade 3 Hypertension	≥ 180	≥ 110
Isolated systolic hypertension	≥ 140	〈 90

본태성 고혈압(primary, essential, idiopathic hypertension)은 원인을 찾을 수 없는 고혈압을 의미하며, 불안정 고혈압(labile hypertension)은 혈압이 지속적으로 높지는 않지만 때로 측정한 혈압이 고혈압의 기준에 해당되는 경우이다. 가속 고혈압(accelerated hypertension)은 고혈압이 있던 사람이 최근 급격히 혈압이 상승하면서 검안경상 망막혈관 손상의 증거를 보이지만 시각신경 유두부종(papilledemna)은 없는 경우를 말한다. 악성 고혈압(malignant hypertension)은 고혈압이 있던 사람이 최근 급격히 혈압이 상승(이완기혈압 130mmHg이상)하면서 검안경상 망막혈관 출혈과 삼출물, 유두부종 소견을 보이는 상태를 말하며, 바로 혈압을 낮추기 않으면 간질 발작, 의식장애, 혼수 및 사람에 이르는 초응급 상태이다.

2005년 국민건강영양조사에 의한 한국인의 고혈압 유병률은 30세 이상 연령에서 27.8%가 정기적인 관리를 요하는 고혈압을 지니고 있으며, 남자는 30.2%, 여자는 25.6%로 남자가 높다. 여자는 60~70대에 고혈압 유병률이 높아졌다. 그러나 30세 이상의 고혈압 유병자 중 자신이 고혈압이라는 것을 알고 있는 사람은 남자 47.8%, 여자 65.9%에 불과하며, 고혈압 치료율은 남자 39.2%, 여자 60.0% 였다.

고혈압 원인의 대부분을 차지하는 본태성 고혈압의 원인은 확실하지 않으며 유전, 식사습관, 스트레스 및 생활환경 등 복합적인 요인이 영향을 미친다. 일반적으로 동양인의 염분 섭취량이 서양인보다 높은데 이것이 동양인에서 높은 고혈압 유병률의 원인으로 추정된다. 다량의 염분을 섭취하는 지역에서 고혈압 발생률이 높은 반면 에스키모인과 같이 염분 섭취가 적은 부족은 고혈압 발생률이 낮다. 고혈압의 위험요인으로는 지나친 염분섭취 이외에도 섭취열량 과다에 의한 비만, 음주, 흡연, 운동부족, 스트레스 등이 있다. 연령도 혈압을 높이는 주요 요인인데 노인은 인종에 관계없이 높은 고혈압 유병률을 보이며 특히 60세 이상이 되면 고혈압 유병률이 60%에 가까워진다.

2 임상소견

고혈압이 갖고 있는 사람의 대부분은 어떤 증상도 느끼지 못한다. 심한 고혈압에서 때로 두통이 있을 수 있는데 주로 후두부(occipital) 두통으로 아침에 일어날 때 시작해서 수 시간내 사라진다. 고혈압의 증상으로 드물게 어지러움, 심계항진, 피로 등이 있을 수 있다. 고혈압에 의한 혈관 합병증이 진행되면 코피, 시야가 흐릿해짐, 어지러움, 협심증, 호흡곤란 등의 증상이 생길 수 있다. 2차성 고혈압의 경우 원인이 되는 질병에 의한 증상도 있을 수 있는데 일차 알도스테론증의 저칼륨혈증에서는 다뇨, 다음, 근육 약화 등의 증상이 생기고, 쿠싱 증후군에서는 체중 증가와 감정이 쉽게 변하는 증상, 그리고 갈색세포종(pheochromocytoma)에서는 두통, 심계항진, 땀, 기립성 어지러움 등이 생긴다.

고혈압 환자의 병력을 살펴보면 고혈압 가족력이 강하고 과거에 이따금 측정한 혈압이 높다는 얘기를 들은 적이 있는 경우가 많다. 이차성 고혈압은 주로 35세 이전이나 55세 이후에 발생하는 것이 특징이다.

3 진단

1) 주기적인 혈압측정

고혈압을 진단하기 위해서는 정기적으로 혈압을 측정해야 한다. 대한가정의학회에서는 20세 이상의 모든 성인은 혈압 측정을 권고하는데 1회 측정한 혈압이 전고혈압 수준이면 매년, 정상이면 2년에 1회씩 혈압을 측정하고 권고한다.

2) 이차성 고혈압 배제

고혈압을 신난할 때 주의할 것은 백의고혈압(white coat hypertension)이나 가면고혈압(masked hypertension)처럼 실제 상태와 다르게 진단하는 경우이다. 백의고혈압은 진료실에서 측정한 혈압은 높지만 실제 혈압은 정상인 경우이며, 가면고혈압은 이와 반대를 의미한다. 백의고혈압은 병원에서 혈압을 측정할 때 긴장하기 때문에 발생하며, 가면고혈압은 남자, 고령자, 비만, 흡연, 음주, 카페인 섭취, 피임약 사용, 좌식생활습관, 전고혈압이나 고혈압 치료를 받은 사람에게서 일어날 수 있다.

표 14-3 이차성 고혈압의 증상 및 선별검사

진단	증상 및 징후	진단적 검사
만성 신장질환	반복적 요로감염, 혈뇨, 부종	eGFR
대동맥 축착	두통, 혈압 : 상지>하지	CT angiogram
쿠싱증후군	둥근얼굴, 몸통, 비만, striae	History, Dexamethasone test
갈색세포종	발작성 발한, 심계항진, 두통	24 h urine metanephrine
1차성 알도스테론증	진전, 심한 혈압 변동	24 plasma/urine aldosterone
신혈관성 고혈압	근력감소, 다뇨, K+↓, 복부잡음	신혈류 도플러, MR angiogram
수면 무호흡증	수면중 잦은 무호흡(40-60회/h)	산소포화도를 포함한 수면검사
갑상선/부갑상선 질환	심계항진, 체중감소, Ca++↑	갑상선자극호르몬, 혈청부갑상선호르몬 검사

3) 평가

고혈압을 진단받은 환자를 평가하는 목적은 첫째, 예후와 치료에 영향을 미치는 생활습관과 심혈관질환 위험요인이 있는지 확인하고, 둘째, 고혈압의 원인을 찾고, 셋째, 표적기관의 문제나 심혈관계 질환이 있는지 확인하는 것이다.

표 14-4 고혈압 평가를 위한 검사실 검사

Basic tests for initial evaluation
1. Always included a. Urine for protein, blood and glucose b. Microscopic urinalysis c. Hematocrit d. Serum potassium e. Serum creatinine and/or blood urea nitrogen f. Fasting glucose g. Total cholesterol h. Electrocardiogram
2. Usually included, depending on cost and other factors a. Thyroid-stimulating hormone b. White blood cell count c. HDL and LDL cholesterol and triglycerides d. Serum calcium and phosphate e. Chest x-ray ; limited echocardiogram

표 14-5 네 가지 범주에 의한 심혈관 위험도의 계층화 (ESH-ESC, 2007)

	BP (mmHg)				
Other risk factors, OD or disease	Normal SBP 120-129 or DBP 80-84	High normal SBP 130 - 139 or DBP 85-89	Grade1 SBP 140-159 or DBP 90-99	Grade2 SBP 160-179 or DBP 100-109	Grade3 SBP ≥ 180 or DBP ≥110
No risk factors	Normal	Normal	Low risk	Medium risk	High risk
1-2 risk factors	Low risk	Low risk	Medium risk	Medium risk	Super-high risk
2-3 or more risk factors,MS,OD or DM	Medium risk	High risk	High risk	High risk	Super-high risk
Established CV or renal disease	Super-high risk	Super-high risk	Super-high risk	Super-high risk	Super-high risk

OD ; subclinical organ damage / MS ; metabolic syndrome
-Normal : 혈압조절 불필요
-Low risk : 생활요법
-Medium risk : 수주간 생활요법 실패시 약물요법
-High risk/ Super-high risk : 생활요법 + 즉각 약물요법

표 14-6 뇌심혈관질환의 예후에 영향을 미치는 인자 (ESH-ESC, 2007)

Risk Factors
Systolic and diastolic BP levels
Levels of pulse pressure (in the elderly)
Age(M>55 years, W>65 years)
Smoking
Dyslipidemia - TC >5.0mmol/l (190 mg/dl) or - LDL-C > 3.0mmol/l (115 mg/dl) or - HDL-C M <40 mg/dl, W <46 mg/dl or - TG >1.7 mmol/l (150 mg/dl)
Fasting plasma glucose 5.6 - 6.9 mmol/l (102 - 125 mg/dl)
Abnormal glucose tolerance
Abdominal obesity (Waist circumference : M > 102cm, W >88cm)
Family history of premature CV disease (M at age<55 years, W at age<65 years)
*Note: the cluster of three out of 5 risk factors among abdominal obesity, altered FBS, BP>130/85mmHg, low HDL-C and high TG (as delined above) indicated the presence of metabolic syndrome

4 치료

1) 고혈압의 비약물적 요법

고혈압의 비약물적 요법은 음식섭취 조절, 운동, 체중 조절, 스트레스 조절로 요약된다. 음식섭취 조절은 염분, 알코올 섭취, 고지방, 과도한 에너지 섭취를 제한하고 과일과 채소, 저지방 유제품, 지방 없는 단백질, 칼슘, 칼륨, 마그네슘과 섬유소를 적절히 섭취하는 것으로 요약할 수 있다. 미국에서는 혈압을 낮추는 항고혈압 식사법(Dietary Approaches to Stop Hypertension, DASH)을 개발하여 고혈압 환자들에게 적용시켜본 결과 혈압강하 효과가 있다는 것을 증명하였다. 항고혈압 식사법은 전체적으로 곡류, 생선, 가금류(닭, 오리, 칠면조 등의 조류)와 견과류가 강조되고, 붉은 살코기, 당류, 설탕이 함유된 음료수의 양을 줄이는 것이다. 또한 마그네슘, 칼륨과 칼슘, 단백질과 식이섬유를 충분히 섭취할 것을 강조한다.

고혈압의 비약물요법은 충분한 혈압 강하 효과가 있기 때문에 잘 교육하여야 하며, 합병증이 없는 고혈압 환자에서 처음 고혈압을 진단한 후 3~12개월간 적용하면서 혈압의 추이를 관찰할 수 있다. 이 외에도 금연은 반드시 필요하므로, 흡연자에게는 적절한 금연 교육 및 처방이 필요하다.

표 14-7 고혈압 관리를 위한 생활습관 개선

개선법	권고사항	수축기 혈압의 감소
체중 감량	이상체중의 유지	5~20mmHg/10kg 체중감소
건강식사법 (DASH)	포화지방산과 지방의 섭취를 줄이고, 채소, 저지방 유제품의 섭취를 증가	8~14mmHg
저염식	하루 염분 6그램 이하로 섭취	2~8mmHg
운동량 증가	하루 30분 이상 매일 속보로 걷기 등의 유산소 운동	4~9mmHg
절주	하루 30ml이하의 알코올 섭취/여자나 마른 남자에서는 15ml 이하의 섭취	2~4mmHg

2) 약물요법

적절한 비약물요법으로 목표한 혈압에 도달하지 못했다면 약물치료가 시작되어야 한다. 목표 혈압은 140/90mmHg 미만이며, 당뇨병이나 신장질환이 있는 경우에는 130/80mmHg 미만이다. JNC 7에 의하면, 처음 약물요법은 특별한 경우가 아니면 1 단계 고혈압에서는 thiazide계 이뇨제를 권고하였으며, RAS (renin angiotensin system) inhibitors-ACE (angiotensin

표 14-8 연령에 따른 고혈압 약물의 선택기준(AB/CD rule, 2004년 British Hypertension Society)

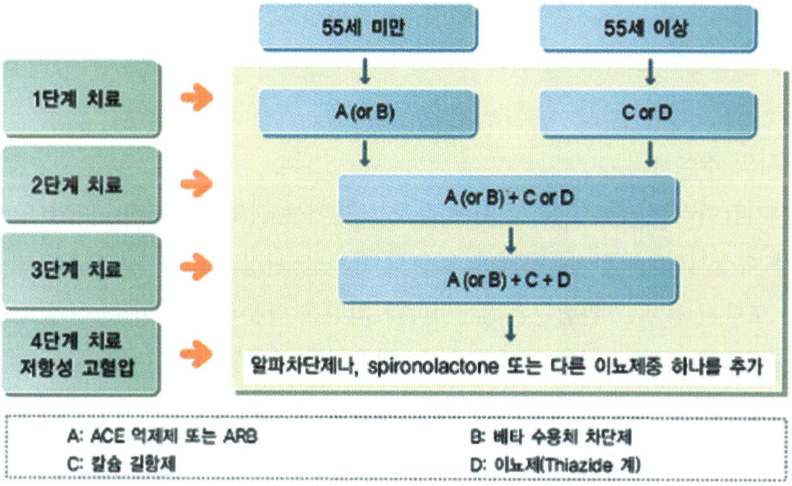

표 14-9 임상조건에 따라 선호되는 항고혈압제 (ESH-ESC, 2007)

임상조건	항고혈압제
좌심실비대	ACEI, CCB, ARB
무증상 죽상경화증	CCB, ACEI
미세알부민뇨	ACEI, ARB
신기능장애	ACEI, ARB
뇌졸중 병력	모든 혈압강하제
심근경색 병력	BB, ACEI, ARB
협심증	BB, CCB
심부전	이뇨제,BB,ACEI, ARB, Antialdosterones agensts
재발성 심방세동	ARB, ACEI
영구적 심방세동	BB, non-dihydropyridine CCB
신부전/단백뇨	ACEI, ARB, loop diuretics, CCB
고립성수축기고혈압(ISH)	이뇨제, CCB
대사증후군	ACEI, ARB, CCB
임신상태	CCB, methyldopa, BB
흑인	이뇨제, CCB
말초동맥질환	CCB

receptor blocker), β차단제, 칼슘길항제 (calcium channel blocker, CCBs)를 단독 혹은 병합하여 사용할 것을 권고하여 있다. 그러나 유럽의 ESH/ESC는 이 5가지 계열의 약물을 각각의 적응증에 맞게 사용할 것을 권고하고 있다.

3) 고혈압 환자의 추적관리

치료기간이 장기간이라는 것을 고려할 때 순응도를 높이는 것이 필수이며, 자가 혈압 측정을 하게하여 순응도를 향상시킬 수 있다. 초기에 치료의 효과를 관찰하기 위하여 잦은 방문이 필요하나, 목표 혈압이 도달된 경우 고위험군은 3개월마다 외래를 방문하도록 하고, 중등도 및 저위험군에서는 6개월 간격의 추적도 가능하다. 치료 전의 혈압이 경증이었거나, 1년 이상 또는 4회 이상 방문시 혈압이 효과적으로 조절된 경우(평균 90mmHg미만), 초기에 한 가지 약이나 적은 용량으로 혈압이 효과적으로 조절된 환자 중에, 혈압의 위험인자나 장기 손상이 없는 경우에 생활습관개선을 엄격히 시행한 환자는 혈압이 안정되면(120/80mmHg이하) 단계적으로 투여량을 서서히 감량하면서 투약을 중단할 수 있다. 그러나, 그 후에도 계속 혈압의 추이를 관찰해야 하며 생활습관개선을 엄격히 시행해야 한다. 상당수에서는 강압제 중단 후 6개월~1년 뒤 혈압이 다시 상승한다.

5 합병증

고혈압 합병증은 주로 표적기관 손상(target organ demage)에 국한된다. 따라서 고혈압 환자에서 고혈압을 잘 조절한다는 것은 표적기관 손상을 예방하는 것이다. 아울러 고혈압 환자를 관리할 때도 표적기관 손상 여부를 정기적으로 정검해야 한다.

6 환자교육

고혈압 조절에서 환자 교육은 비약물적요법의 핵심이며, 항고혈압약물 복용의 수용성을 높이는데 매우 중요하다. 고혈압 환자의 교육에는 고혈압과 그 합병증에 대한 이해와 항고혈압 약물의 유용성을 설명해야 한다. 특히 한국인들은 항고혈압 약물을 평생 복용하였을 때의 부작용에 대한 걱정이 많으므로 이에 대한 적절한 설명이 꼭 필요하다. 아울러 고혈압 환자의 환자교육의 핵심은 생활습관 교정이므로 이에 대한 교육이 중요하다. 이 중 나트륨의 과다 섭취는 고혈압 발생의 중요한 인자가 되는데, 한국인의 고혈압 예방을 위한 나트륨의 충분섭취량은 하루 1.5g으로 제한하고 있는데, 이를 달성하기 위해서는 가종 나트륨이 많이 한유된 라면, 인스턴트식품, 패스트푸드,

김치, 된장, 고추장, 젓갈류 등의 섭취를 줄이고 각종 생야채를 이용하고 채소류를 조리할 때도 싱거우면서도 맛을 다양하게 하는 조리방법을 이용하는 것이 필요하다.

참고 문헌

1. 통계청. 2005년 사망원인통계연보. 대전광역시 : 통계청 : 2006.
2. 보건복지부, 한국보건사회연구원, 한국보건산업진흥원. 2005 국민건강 영양조사. 서울 : 보건복지부; 2006.
3. 김도진. 식염과 고혈압과의 관계에 대한 실험적 연구. 대한내과학회지 1963 : 6: 31-51
4. 이하. 본태성 고혈압과 식염과의 관계에 대한 연구. 대한내과학회지 1962 : 5: 39-54.
5. Fisher NDL, Williams GH. Hypertensive vascular disease. In : kasper DL, Braunwald E, Fauci AS, Hauser Sl, Longo Dl, Jameson JL, editors. Harrison principles of Internal Medicine. 16th ed.
6. 대한가정의학회. 한국인의 평생건강관리. 서울 : 계축문화사 2003 p 193-6.

제15장

당뇨병

유 병 욱

1 개요

포도당은 우리 몸이 사용하는 가장 기본적인 에너지원으로 혈액 속의 포도당 농도를 '혈당'이라고 하는데, 혈당은 췌장에서 생산되는 인슐린(insulin)과 글루카곤(glucagon)이라는 두 가지 물질에 의해 일정한 수준으로 유지된다.

혈당은 췌장의 랑게르한스섬에 위치한 베타(β)세포에서 생산되어 혈당을 낮추는 역할을 담당인슐린(Insulin)과 췌장의 랑게르한스섬에 위치한 알파(α)세포에서 생산되어 혈당을 높이는 역할을 담당 글루카곤(Glucagon)에 의하여 조절된다.

이러한 조절 가운데, 당뇨병은 신체 내에서 혈당 조절에 필요한 인슐린의 분비나 기능의 장애로 인해 발생된 고혈당을 특징으로 하는 대사성 질환으로, 당뇨병은 신체 각 기관의 손상과 기능 부전을 초래하게 되는데 특히, 망막, 신장, 신경, 심혈관계 질환에 합병증을 유발하여 문제를 일으킨다.

당뇨병은 거대 혈관 및 미세 혈관 합병증을 일으켜 동맥경화, 심혈관질환, 신장질환, 망막질환 등 신체 중요 부위 질환의 질병 발생율과 이로 인한 사망률을 증가되나, 혈당조절을 철저히 하면 미세 혈관 합병증 발생률이 저하되고 또한 체중 감량이나 투약 등으로 당뇨병이 예방될 수 있는 것으로 연구 보고되고 있다.

2 당뇨병 발생기전과 역학

1) 제1형 당뇨병

췌장의 베타 세포가 자가 면역반응에 의해 파괴되어 나타나는데 유전적인 요인과 환경적인 요인이 복합되어 발생되며 생존을 위해서는 인슐린 주사가 반드시 필요하다. 제1형 당뇨병의 발생은 최근 들어 전 세계적으로 매년 약 3%씩 증가하여 2010년에는 1998년도에 비해 유병률이 약 40% 증가할 것으로 예측하고 있다.

2) 제2형 당뇨병

제2형 당뇨병은 말초에서의 인슐린 저항과 췌장 베타 세포 부전이 함께 나타나는 것이 특징으로 전체 당뇨병의 약 90% 이상을 차지하는데 최근 들어 현대인들의 활동량이 적은 생활습관과 비만이 늘어감에 따라 제2형 당뇨병은 급속히 증가하고 있어 일차의료를 담당하는 의사들이 다루어야 할 중요한 질환 중 하나이다. 제 2형 당뇨병에 대한 국내의 유병률은 2007년도에 대한당뇨병학회와 건강보험 심사평가원이 공동 조사한 발표 자료에 의하면 20세 이상 성인 인구의 7.7% 이

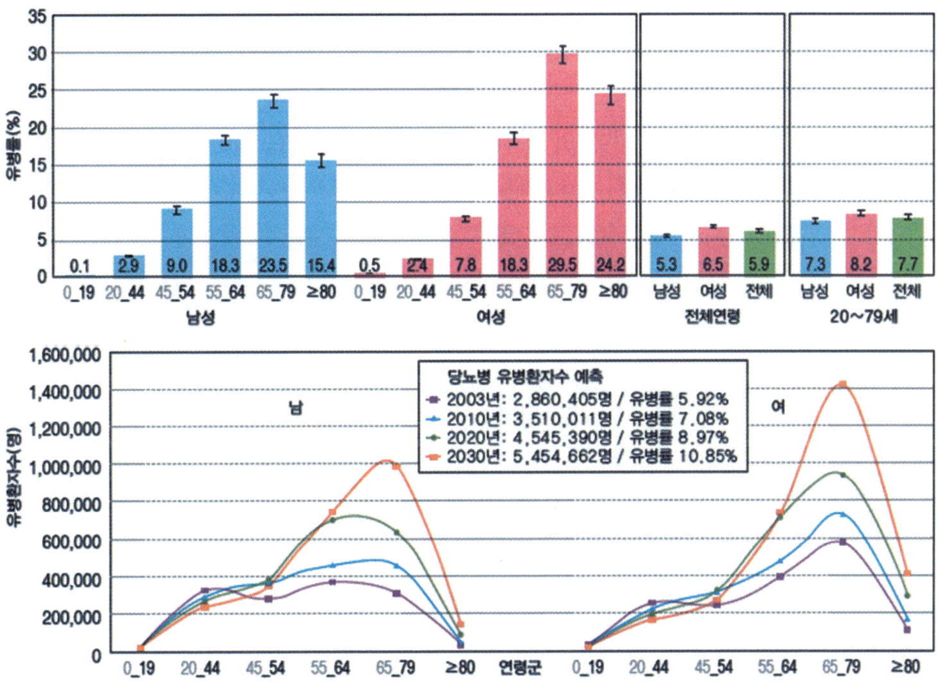

그림 15-1 당뇨병 유병 환자수 예측

었으나, 2030년도에 10% 이상으로 증가될 것으로 예측되고 있으며,(그림1) 또한 최근 들어 젊은 연령층에서 제2형 당뇨병의 유병률 증가가 노인층에 비해 월등히 높은 것이 특징이다. 이러한 변화의 주된 원인은 과식, 운동부족 등과 같은 나쁜 생활습관, 그리고 비만 유병률의 증가에 있을 것이라 생각되고 있다.

제2형 당뇨병의 가족력이 있는 사람은 위험률이 약 2.4배 증가하며 제2형 당뇨병 환자의 직계 가족 중 약 15-25%에서 내당능장애 혹은 당뇨병이 발견된다.

3 당뇨병의 증상

증상은 주로 고혈당과 관련되어 나타나며 다뇨증, 다음증, 체중감소가 특징적이며 간혹 다식증, 시력 혼탁이 나타나기도 하나 초기에는 이러한 증상이 나타나지 않는 경우가 대부분이다. 만성적으로 혈당이 상승되면 발육이 저하되고 감염이 쉽게 발생합니다. 질병이 장기화되면 거대 및 미세혈관 합병증 그리고 신경 합병증에 의해 시력 이상, 신장기능이상, 말초신경염, 족부 궤양, 자율신경계의 기능이 저하되어 소화기계, 비뇨생식계, 심혈관계 관련 증상들이 나타날 수 있다.

4 당뇨병의 분류와 진단

1) 분류

-제1형 당뇨병 : 췌장베타세포 파괴에 의한 인슐린결핍으로 발생한 당뇨병
  · 면역 매개성
  · 특발성
- 제2형 당뇨병 : 인슐린분비 및 작용의 결함에 의해 발생한 당뇨병
- 기타 당뇨병
  · 베타 세포 기능의 유전적 결함
  · 인슐린작용의 유전적 결함
  · 췌장 외분비 기능장애 : 췌장염, 외상, 췌장절제술, 종양, 기타
  · 내분비 질환 : 말단비대증, 쿠싱증후군, 글루카곤 분비선종, 갈색세포종, 갑상선 기능항진증, 소마토스타틴 분비선종, 알도스테론 분비선종, 기타
  · 간질환 : 만성 간염, 간경화, 기타
  · 약물 유발

· 감염 : 선천성 풍진, 거대세포 바이러스, 기타

· 드문 형태의 면역 매개 당뇨병

· 당뇨병과 동반될 수 있는 기타 유전적증후군 : 다운 증후군, 클라인펠터 증후군, 터너 증후군, Huntington 무도병, 포르피린증, 기타

– 임신성 당뇨병 : 임신 중 진단된 당뇨병

2) 진단

당뇨병의 진단기준으로 미국당뇨병학회(American Diabetes Association, ADA)에서 제시한 다음과 같은 기준이 있다. 아래 기준 중 어느 한 기준만 만족하면 당뇨병으로 진단 내릴 수 있다. 그러나 명백한 고혈당과 급성대사이상이 없는 경우는 다른 날짜에 검사를 반복 실시하여 두 번 모두 당뇨병 진단기준을 만족하면 당뇨병으로 진단을 내릴 수 있다.

물을 많이 마시고, 소변을 많이 보며, 다른 특별한 이유 없이 체중이 감소하고, 식사와 관계없이 측정한 혈당이 200 mg/dℓ 이상인 경우, 8시간 이상 동안 열량섭취가 없는 공복상태에서 측정한 혈당이 126 mg/ dℓ 이상인 경우, 75g의 포도당을 이용한 경구 당부하검사에서 2시간째 혈당이 200mg/dℓ 이상인 경우 이외 추가로 2010년도에 당뇨에 대한 진단 기준에 당화 혈색소(HbA1c)를 추가 하였다. HbA1c는 당뇨병의 당 조절 여부와 치료 목표 및 당뇨 합병증의 위험성을 예측하는 중요한 검사항목으로서 HbA1c의 표준화는 당뇨병의 정확한 진단과 치료를 위해 필수적이다. 표기하는 방법을 크게 미국의 NGSP 비교방법을 통한 표준화하여 2010년 새롭게 진단 기준에 포함하였다. 기준(표. 1)

표 15-1 당뇨병 진단 기준(American Diabetes Association, ADA guideline 2010)

1) HbA1c가 6.5% 이상일 경우
2) 8시간 이상 금식 후 채혈한 공복 혈장 혈당이 126mg/dL(7.0mmol/L) 이상일 때
3) 75g 경구 당부하 검사에서 2시간 혈장 혈당이 200mg/dL(11.1mmol/L) 이상일 때
4) 고혈당 증상과 함께 식사와 관계없이 하루 중 어느 때에 채혈한 혈장 혈당이라도 200mg/dL(11.1mmo/L) 이상일 때

또한 당뇨병 발생 고위험 군에 대하여도 새롭게 정의하여 관리와 치료의 대상을 세분하였다.(표. 15-1,2)

표 15-2 당뇨병 발생 고위험 규정(American Diabetes Association, ADA guideline 2010)

1) 공복할당장애(IFG)인 경우 : 공복혈장혈당 100~125mg/dL(5.6~6.9mmol/L)
2) 내당등 장애(IGT)인 경우 : 75g 경구 당 부하 검사 후 2시간 혈장혈당 140~199mg/dL(7.8~11.0mmol/L)
3) HbA1c ; 5.7~6.4%

– 임신성 당뇨병의 진단

임신성 당뇨병의 위험 평가는 첫 번째 산전 진찰에서 이루어져야 합니다. 임신성 당뇨병의 고위험군은 당부하 검사를 받아야 하는 데 고위험군은 심한 비만, 임신성 당뇨병의 병력, 소변검사에서 요당 검출, 당뇨병 가족력 등이 있는 산모들이다. 첫 방문 검사 결과가 음성인 고위험 산모는 임신 24-28주에 당부하 검사를 다시 시행하는데, 당부하 검사는 8시간 이상 금식한 상태에서 100그램 경구당부하검사를 바로 실시 하거나 혹은 우선 50그램 당부하검사를 하여 1시간 후의 혈장 혈당이 140 mg/dL가 넘는 산모들에게 100그램 당부하검사 시행한다.

미국당뇨병학회에서 제시한 100그램 당부하 검사 후 임신성 당뇨병의 진단기준은 공복혈당 ≥ 95 mg/dL, 1시간 혈당 ≥ 180 mg/dL, 2시간 혈당 ≥ 155 mg/dL, 3시간 혈당 ≥ 140 mg/dL 중 2개 이상에서 양성인 경우입니다. 임신성 당뇨병으로 진단 받았던 산모들은 출산 후 제2형 당뇨병의 발생위험이 높기 때문에 출산 6주 후에 당뇨병의 선별검사를 받아야 하며 이후에도 당뇨병 발생의 조기 발견을 위해 주기적인 검사를 받아야 한다.(표. 3)

표 15-3 임신부를 위한 당뇨병 선별검사 및 당뇨병 진단 특별 기준 권고안

1) 식전혈당 및 취침 전 혈당 60~95mg/dL인 경우 정상
2) 임신성 당뇨병의 선별검사
   50g 경구 당부하검사에서 1시간 혈장혈당 130~140mg/dL 이상일 때 양성
3) 임신성 당뇨병의 진단 기준
   선별검사에서 양성이 나오면 100g 경구 당 부하 검사에서 1시간 간격으로 3시간까지 채혈하면 2개 이상 기준치를 상회할 때

5 당뇨병의 치료

최근의 당뇨병의 치료 목표는 엄격한 혈당 조절을 이루어 합병증의 발생과 진행을 억제하는 것

이라 할 수 있다. 이를 위하여 당뇨병의 조기 진단은 물론 자가 관리법, 방법, 환자의 관리 감독, 그리고 다양한 치료 방침 등을 개발하여 대부분의 환자에서 이러한 치료목표를 달성할 수 있도록 해야 한다.

1) 혈당 조절 평가 방법 및 목표

자가혈당측정은 엄격한 혈당 관리를 위해 매우 중요하다. 인슐린을 사용하고 있는 환자들은 하루에 3-4차례 자가 혈당 측정을 하는 것이 원칙이며, 경구혈당강하제를 사용하고 있는 제2형 당뇨병 환자들의 경우 가장 적절한 혈당 측정 횟수는 아직 완성된 가이드라인이 없다. 자가 혈당 측정의 정확도를 높이기 위해서 의료진이 환자 교육과 감독을 정기적으로 하여야 한다.

당화혈색소(HbA1c) 검사는 최근 2-3달에 걸친 혈당의 대략적 평균 수치를 알 수 있어, 치료의 효과를 확인 할 수 있으므로, 당화혈색소 검사는 모든 환자에서 2~3개월마다 측정해야 한다. 최근에 실시된 대규모 연구들에 의하면 당화혈색소 수치를 평균 7% 이하로 유지하면 미세혈관 합병증이 유의하게 감소하고 당화혈색소가 6% 이하에서도 수치에 비례하여 합병증발생이 줄어드는 것으로 알려져 있다. 그러나 엄격한 혈당 관리는 심한 저혈당의 발생 위험을 증가시키므로 주의해야한다.

또한 환자마다 저혈당의 발생이나 체중 증가, 혹은 기타 합병증 등에서 개인차가 있으므로 개인별 혈당 조절 목표를 세우는 것이 필요하다.

2) 식사요법

식사 요법의 일차적인 목표는 혈당과 지질 농도, 혈압을 목표수준으로 유지하는 것이다. 당뇨병에서의 칼로리 권고량은 연구자마다 다양하게 보고하지만 남자에서 36kcal/kg, 그리고 여자에서 34 kcal/kg가 추천된다. 단백질 섭취 요구량은 일반인들과 차이가 없으며 전체 칼로리 섭취량에 약 10-20%가 되도록 한다. 합병증으로 신장질환이 발생하면 하루 0.8 g/kg로 제한하고 사구체 여과율이 감소하기 시작하면 하루 0.6 g/kg으로 줄인다. 지방산의 섭취 비율은 총 칼로리의 약 25-30%가 되게 하고 포화방산을 10% 이내로 줄인다.

콜레스테롤의 섭취는 총 칼로리 양의 약 10%를 넘지 않도록 한다.

3) 운동요법

운동은 인슐린 감수성을 증가시켜 혈당을 낮추어 주고 제2형 당뇨병 위험 집단에서 당뇨병의 발생을 낮추어 줄 뿐만 아니라 심혈관질환의 이환율을 감소시킨다. 운동의 효과는 1-2일간 지속되며 1일에 30-40분간, 1주일에 3-4회 운동을 규칙적으로 하면 당화혈색소를 약 1-2% 줄일 수 있는 것으로 보고되어 있다.

운동을 시작하기 전에 운동 부하 검사가 필요한 경우는 나이가 35세 이상일 때, 당뇨병의 병력이 10년 이상인 경우, 관상동맥질환의 위험요인을 갖고 있는 경우, 미세 혈관 질환이나 말초 혈관 질환이 있는 경우 시행한다.

운동을 시작할 때는 환자의 기호에 맞는 운동을 선택하여 최대 심박수의 50-85% 정도로 30분간 일주일에 3일 이상을 하도록 하며 환자에게 저혈당 증세에 대한 교육이 이루어 져야 한다.

4) 경구혈당강하제

● 약물의 선택

제2형 당뇨병의 경구 약물은 인슐린 분비 촉진제(설폰요소제, 비설폰요소제), 바이 구아나이드, 알파 글루코시다제 억제제, 치아졸리딘다이온계 약물 등이 있다.

일반적으로 제2형 당뇨병에서 경구용 혈당강하제는 당화혈색소가 7% 이상일 때 우 선적으로 사용할 수 있으며, 물론 생활습관 교정과 함께 다루어져야 합니다.

처음에는 설폰요소제 혹은 메트프로민을 단독 사용합니다. 혈청 크레이티닌이 2.0 mg/dL를 넘으면 곧바로 인슐린 치료를 시작하는 것이 좋으며 1.5 mg/dL인 경우 메트포르민 이외의 약제로 시작하여야 한다.(그림 2.)

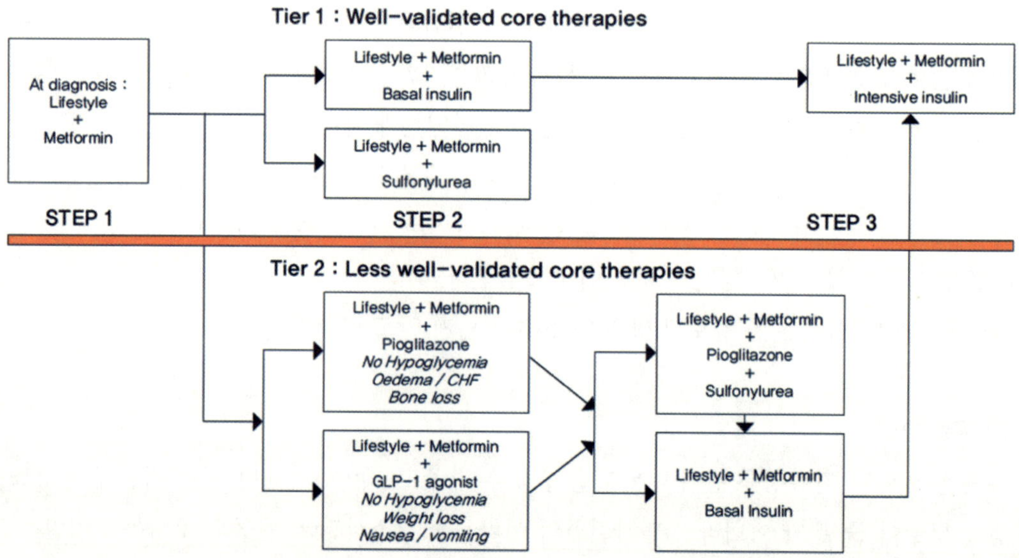

그림 15-2 미국(ADA) · 유럽(EASD) 당뇨병학회 진료지침(2010)

- 인슐린 분비 촉진제

인슐린 분비 촉진제는 설폰요소제(sulphonylureas)와 비설폰요소제(non-sulphonylureas)가 있는데 설폰요소제는 제2형 당뇨병 치료에서 가장 널리 사용되는 약물로 인슐린 분비를 촉진함으로써 혈당을 낮추는 역할을 한다. Glimepride의 경우 저혈당의 빈도가 적고 하루 한번 쓸 수 있는 이점이 있습니다. 비설폰요소제인 nateglinide와 repaglinide는 식사와 함께 사용하며 설폰요소제와 효과가 비슷하지만 효과가 빠르고 저혈당의 빈도가 낮다. 설폰요소제를 사용할 때 가장 주의해야 하는 부작용은 저혈당으로, 따라서 노인이나 신장 기능 이상이 있는 사람에게는 chlorpropamide 같은 반감기가 긴 약제를 피하는 것이 좋다.

- 바이구아나이드(Biguanides)

바이구아나이드 계열에 속하는 메트포르민은 인슐린감수성을 높여서 간에서 글루코스 신합성을 억제하여 당의 생성율을 낮추고 근육에서 당의 흡수 및 이용을 증가시킨다. 메트포르민은 지방산의 산화를 억제하고 고중성 지방 혈증에서 중성지방의 수치를 감소시. 따라서 메트포르민은 비만이나 대사 증후군이 동반된 경우에 1차 선택으로 사용된다. 메트포르민의 주요 부작용은 유산혈증(lactic acidosis)10)으로 발생률은 미미하지만 치명적일 수 있으므로 주의가 필요하다. 간에서 대사되어 간질환, 알코올 중독증, 심장기능이상(심근경색, 심부전, 쇼크), 저산소증(폐질환)의 경우 사용에 주의해야 한다.

- 알파 글루코시다제 억제제(α-glucosidase inhibitor)

알파 글루코시다제 억제제는 소장에서 장에서 탄수화물 흡수를 지연시켜서 식후 고혈당을 감소시킨다. 부작용은 복통, 설사, 가스가 자주 나오는 것과 같은 위장관계 증상인데 용량에 비례하여 나타난다.

- 치아졸리딘다이온(thiazolidinediiones)

치아졸리딘다이온은 체내 인슐린 감수성을 향상시킵니다. 또한, 근육이나 간세포에서의 지질대사, 당대사에 관여한다. 단독 혹은 메트포르민이나 설폰요소제와 함께 사용될 수 있으며, 혈장량 증가와 수분 저류를 일으키고 부종이나 빈혈을 초래할 수 있서, 심부전에는 사용 금기이고 활동성 간질환에서도 금기이다. rosiglitazone의 경우 2010년 현재 퇴출되었다.

표 15-4 구강 혈당 강하제 ; 당뇨병진료지침_대한당뇨병학회 2007,
WHO ATC code (http://www.whocc.no/atcddd/), Harrison's Principles of Internal Medicine 17th Edition, Cecil medicine 23rd

계열(주요작용기전) 성분	WHO (DDD)	추천 대상환자	주의사항
Sulfonylurea 계(인슐린 분비 증가)			
Glibenclamide	10mg	BMI<30kg/m^2 FPG 140~250 mg/dL이내	케톤증 또는 케톤산증, 간장애 (정상치의 3배, 신질환Cr>2.0mg/dL)
Gliclazide	160mg		
Glimepiride	2mg		
Glipizide	10mg		
Gliquidone	60mg		
Meglitinide 계(인슐린 분비 증가)			
Mitiglinide	–	식후 고혈당	당뇨병성 케톤산증, 간기능 이상인 환자에서는 용량조절 필요
Nateglinide	360mg		
Repaglinide	4mg		
Biguanide 계(당생성 저하)			
Metformin	2g	FPG 140~250 mg/dL 비만한 당뇨병 환자	유산증 노인, 신질환(Cr>1.5mg/dL(남), Cr>1.4mg/dL(여), 방사선조영검사자에 용량조절 및 주의 필요
Thiazolidinedione 계(인슐린 저항성 감소)			
Pioglitazone	30mg	대사증후군 위험인자를 가진 환자	당뇨병성 케톤산증, 심부전(NYHA분류 3,4)시 금기, 매우 심한 골다공증 또는 골절의 위험이 매우 높은 경우 사용시 주의 요함
Rosiglitazone	6mg		
α-glucosidase inhibitor 계(당 흡수 감소)			
Acarbose	300mg	단독요법시 당화혈색소<8%, 식후 고혈당 180~225mg/dL	신질환(Cr>2.0mg/dL), 간질환, 염증성 장질환
Voglibose	–		
DPP-4 inhibitor 계(GLP-1, GIP 농도유지)			
Sitagliptin	100mg	–	–
Vildagliptin	100mg		

- 새로운 GLP-1 촉진/ Dipeptidyl peptidase-4 inhibitor (DPP-4 inhibitor)

주사용 글루카곤 유사 펩타이드(GLP-1) 촉진 약물과 경구 디펩티딜 펩티다제-4(DPP-4) 차단제들이 최근 소개되고 있다. GLP-1 촉진제는 음식을 섭취하면 반응적으로 췌장의 베타 세포에서 인슐린 분비를 자극하게 하는 것과 유사한 소위 인크레친(incretin) 유사 작용 물질이고, DPP-4 차단제는 DDP-4 효소를 억제하여 인크레친 호르몬 GLP-1의 순환을 증가시키는 효과를 나타내어 혈당을 조절한다.

– 경구혈당강하제의 병합요법

당화혈색소가 9% 이상인 환자들은 종종 두 가지 이상의 경구 혈당강하제를 사용하게 됩니다. 최근까지 인슐린 분비촉진제(설폰요소제, 비설폰요소제), 바이구아나이드, 치아졸리딘다이온, 알파 글루코시다제 억제제 등 4부류에 대한 병합요법의 연구결과들이 많이 발표되고 있다.

– 인슐린 요법

제2형 당뇨병에서 2가지 경구용 혈당 강하제를 병합해도 혈당 조절이 실패하면 인슐린을 병합할 것을 고려해야 한다. 경구혈당강하제를 사용 중인 환자들에게 인슐린을 조기에 병합했을 때 당뇨병 진단 후 첫 년 동안 당화혈색소를 7%까지 안전하게 유지할 수 있다.

표 15-5 약물요법 지침 대한당뇨병학회 진료지침(2007)

혈당조절 상태	권고 치료 사항		비고
$HbA_{1c} \le 6.5\%$	생활습관교정	치료적 생활습관 교정	• 식생활 습관 개선으로 HbA1c 1~1.5%감소 가능
$6.5\% < HbA_{1c} \le 7.5\%$		치료적 생활습관 교정 또는 동시에 단독요법	• 단독요법시 MET, SU, αGI, MGT 중 하나를 선택하여 사용 • 1~2개월 후 모니터링하고 용량을 조정 • 2~4개월 후 혈당조절 목표에 도달하지 못할 경우 병합요법을 고려
$7.5\% < HbA_{1c} \le 8.5\%$		조기 병합요법	• (SU 또는 MGT) + (MET 또는 TZD 또는 αGI) • (SU 또는 MGT) + MET + TZD • TZD + MET • 고정용량(fixed dose)복합제 • 경우에 따라서는 속효성 인슐린 유사체 또는 혼합형(premixed) 인슐린 제제를 사용가능 • 인슐린 사용시 TZD병합요법은 환자의 상태를 고려한 특별한 경우에 한정해서 사용
$8.5\% < HbA_{1c} \le 10.5\%$		강화요법	• 조기 병합요법에서 기술된 조합들의 약제를 좀 더 강화하여 사용 • 환자의 공복 및 식후 혈당치를 감안하여 적절한 인슐린을 선택
$HbA_{1c} > 10.5\%$		인슐린 요법	• 선택사항 · 속효성 인슐린 유사체와 장시간형 인슐린 유사체 또는 NPH · 혼합형 인슐린(유사체)

MET : Metformin, SU : Sulfonylurea, αGI : α-Glucosidase Inhibitor, MGT : Meglitinide, TZD : Thiazolidinedione, INS : Insulin

– 고혈압 치료

미국당뇨병학회의 보고에 의하면 당뇨병 환자들의 약 73%가 고혈압을 함께 갖고, 처음 당뇨병으로 진단을 받을 때 환자의 50% 정도가 이미 고혈압을 갖고 있다고 보고하고 있다. 최근의 임상연구에 의하면 당뇨병 환자에서 수축기혈압 130 mmHg 미만, 이완기 혈압 80 mmHg 미만일 때 관상동맥 질환, 뇌졸중, 그리고 신장질환의 합병증 발생률이 유의하게 낮았다.

당뇨병환자에서 평균 혈압이 115/75 mmHg 시점부터 심혈관계 질환의 발생이 증가하며 수축기 혈압이 20 mmHg, 그리고 이완기 혈압이 높아짐에 10 mmHg 따라 심혈관계질환의 발생위험은 2배 증가한다.

– 고지혈증 치료

당뇨병에서 지질대사 이상을 나타내는데, 특징적으로 저밀도지단백 콜레스테롤(LDL)은 일반인구와 차이를 보이지 않지만 중성지방(TG)은 상승, 고밀도지단백 콜레스테롤(HDL)은 저하되는 소견을 보인다. 치료 목표는 저밀도지단백 콜레스테롤 100 mg/dL, 중성지방 150 mg/dL 미만, 그리고 고밀도지단백 콜레스테롤의 경우 남자에서 40 mg/dL 이상, 여자에서 50 mg/dL 이상이다. 단, 심혈관질환을 갖고 있거나 고위험 환자의 저밀도지단백 콜레스테롤의 목표수치는 70 mg/dL 미만입니다. 따라서 40세 이상의 제2형 당뇨병환자에서는 스타틴을 사용하여 저밀도지단백레스테롤 수치를 기저치의 30-40%까지 감소시키거나 혹은 저밀도지단백 콜레스테롤을 100 mg/dL까지 낮추도록 해야 하며, 40세 이하이면서 심혈관계 위험요인을 갖고 있으며 식생활 개선으로 저밀도지단백 콜레스테롤를 100 mg/dL까지 낮추지 못하는 환자들도 약물 요법을 고려해야 한다.

– 항혈소판 제제의 사용

미국당뇨병학회의 가이드라인 2010년에 개정에 따르면, 10년 내 심혈관질환 발생위험이 10%를 넘는 고위험군 제1·2형 당뇨병 환자에게 심혈관질환 일차예방을 목적으로 1일 75~162 mg 용량의 아스피린을 고려 수준으로 지난번 사용권고보다 다소 완화하였다. 심혈관질환 가족력, 고혈압, 흡연, 이상지질혈증, 또는 단백뇨 중 적어도 한 가지 위험인자를 가진 남성(〉 50세)과 여성(〉 60세)이 대상에 포함된다. ADA는 여타 위험인자가 없는 50세 미만 남성과 60세 미만 여성과 같은 저위험군 환자들에게는 심혈관질환 일차예방을 위해 아스피린을 권고할 근거가 충분하지 않다고 하였으나, 심혈관질환 병력이 있는 당뇨병 환자에게는 이차예방을 목적으로 아스피린을 사용을 권고하였다.

6 당뇨병의 합병과 예방

1) 당뇨병성 신경병증

당뇨병성 신경병증은 비교적 흔한 합병증으로 가장 흔한 형태는 다발성 말초신경병증으로 양쪽

손 혹은 발에 이상감각, 무감각증, 통증 등을 호소한다, 신체진찰에서 진동감각 소실이 가장 먼저 나타나며, 당뇨병 환자 문진 시 꼭 확인해야한다.

2) 당뇨병성 망막증

당뇨병성 망막증은 실명의 가장 중요한 원인으로 역학을 보면 당뇨병 이환 기간으로 20년간 당뇨병을 앓으면 제1형 당뇨병에서는 거의 100% 에서 나타나고 제2형 당뇨병에서는 50-60%에서 나타나게 된다.

당뇨병성 망막증의 발생은 당뇨병의 이환 기간과 가장 밀접한 관계가 있는데, 최근 결과를 보면 목표 혈당이 정상 범위 혈당인 당뇨병 환자가 집중적 당뇨병 관리를 받으면 당뇨병성 망막증 발생은 예방하거나 늦출 수 있는 것으로 보고되고 있다. 혈압조절이나 지질 관리가 당뇨병성 망막증 예방과 치료에 중요하며, 당뇨병성 망막증 선별검사는 반드시 필요하며 효과적이다. 환자 연령이 29세 이하에서는 진단 3-5년 후에 받고 그 이후는 매년 받도록 하고 환자연령이 30세 이상에서는 진단 시부터 선별검사를 받고 그 이후 매년 받도록 권고하고 있다.

- 당뇨병성 신증

당뇨병성 신증은 당뇨병 환자의 약 20-40%에서 발생되고 말기 신질환의 가장 흔한 원인이다. 당뇨병성 신증은 미세알부민뇨(20-299 mg/일)에서 시작되어, 제1형 당뇨병에서는 해마다 뇨중 알부민 배출이 10-20%씩 증가하여 10-15년 후에는 임상적 알부민뇨(≥ 300 mg/일)가 나타나며 20년 후에 말기 신장병증으로 발전하는 경우는 20% 정도이다. 또한 미세알부민뇨는 심혈관계 위험요인인 것으로 알려져있다. 알부민뇨의 선별검사는 적극적인 치료가 필요한지 여부를 알수 있으므로 당뇨병을 처음 진단 받으면 미세알부민뇨에 대한 선별검사가 필요하다. 선별 검사는 3가지 방법으로 할 수 있는데 소변을 시간에 관계없이 조금 채취하여 알부민과 크레아티닌의 비를 구하기나, 24시간 소변에서 알부민과 크레아티닌 청소율을 측정하는 방법과, 마지막으로 일정시간(4시간 혹은 밤 동안) 소변을 모아 검사하는 방법이 있다. 당뇨병 조절을 엄격하게하면 미세알부민뇨나 임상적 알부민뇨가 발생하는 것을 지연시킬 수 있고 고혈압 치료는 당뇨병 신증 예방과 치료에 도움이 된다 . 미세알부민요가 있는 경우 혈압은 수축기 125 mmHg 미만, 이완기 혈압은 75 mmHg 미만으로 낮추어 하는데, 여러 연구에 의하면 안지오텐신 전환효소 억제제나 안지오텐신 수용체 차단제가 당뇨병성 신장병증의 예방과 치료에 적절하며 미세 단백뇨가 없는 경우에도 도움이 되는 것으로 알려져 있다.

참고 문헌

1. American Diabete Association.Standards of Medical care in Diabetes 2010. Diabetes Care 2010;33(suppl.1):S11-61.
2. Korean Diabetes Association. 당뇨병 치료지침 2007
3. International Expert Committee. International Expert Committee report on the role of theA1C assay in the diagnosis of diabetes. Diabetes Care 2009;32:1327-1334
4. 박이병:당화혈색소에 근거한 평균혈당 및 당뇨병 진단/선별에서의 당화혈색소 역할. 제22회 대한당뇨병학회 춘계학술대회 진단 소위원회 심포지움;161-164(2009)
5. 이덕철, 122장 당뇨병, p.870-884, 최신가정의학, 대한가정의학회, 한국의학, 2007년 10월, 초판, 서울
6. 서울대학교병원 교수진 편역, 평생가정건강가이드, 대사성 질환, p.687-691,
7. www.hira.or.kr
8. www.diabetes.or.kr

제16장

이상지질혈증

오 정 은

1 정의

이상지질혈증(dyslipidemia)은 혈장 중에 지질의 농도가 높아진 상태에 대한 용어인 고지혈증(hyperlipidemia), 고중성지방혈증(hypertriglyceridemia), 고콜레스테롤혈증(hyperchlesterolemia)등을 모두 포함한다. 이는 지단백의 대사 이상에 의해 발생하며 콜레스테롤과 중성지방을 운반하는 지단백의 생합성 증가 또는 분해 감소에 의해 고콜레스테롤혈증, 고중성지방혈증, 저 HDL-콜레스테롤혈증 등의 형태로 나타나게 된다.

2 역학

2007년 시행된 국민건강영양조사 자료를 분석한 결과 우리나라 30대 이상 성인 고콜레스테롤혈증의 유병률은 10.8%(남자 9.3%, 여자 11.7%)이었고, 저HDL-콜레스테롤혈증의 유병률은 47.6%(남자 57.3%, 여자 37.7%)이었으며, 고중성지방혈증의 유병률은 17.3%(남자 22.4%, 여자 11.8%)이었다.

3 임상소견

고지혈증은 대개 무증상으로 혈액 검사에서 발견되는 경우가 대부분이다. 중성 지방 증가에 의해 췌장염이 발생할 수 있고, 증상은 복통이다. 아킬레스건에 황색종(xanthoma)이 발생할 수 있고 눈꺼풀에 황색판종(xanthelasma)이 생길 수 있다. 고지혈증이 있으면서 동맥경화증이 진행된 경우에는 말초혈관의 맥박이 약해진다든지 혈관 잡음이 동반될 수 있다.

4 평가

1) 선별 검사

이상지질혈증은 보통 증상이 없으므로 치료가 필요한 사람을 찾아내기 위해서는 선별검사가 필수적이다. 20세 이상의 성인은 공복 후에 혈청 지질 검사(총 콜레스테롤, 중성지방, HDL-콜레스테롤, LDL-콜레스테롤)를 적어도 5년에 1회 이상 측정하여야 한다. 치료 방침의 결정 전에는 적어도 2회 이상 반복 측정을 해야 하며, 측정 결과에 현저한 차이가 있을 경우 세번째 측정이 필요할 수도 있다. LDL-콜레스테롤의 농도는 근래에는 직접 측정법이 많이 이용되는 추세이나, 가능하지 않을 경우에는 중성지방의 농도가 400 mg/dL 이하인 경우에 한하여 다음의 Friedewald 공식으로 계산할 수 있다.

$$\text{LDL 콜레스테롤} = \text{총 콜레스테롤} - \text{HDL 콜레스테롤} - \text{중성지방}/5$$

2) 진단 기준

미국의 콜레스테롤 치료 지침인 National Cholesterol Education Program Adult Treatment Panel III(NCEP-ATP III)의 이상지질혈증 진단 기준은 표 16-1과 같다.

표 16-1 NCEP-ATP III 이상지질혈증 진단 기준 (mg/dL)

LDL Cholesterol - Primary Target of Therapy	
<100	Optimal
100-129	Near Optimal/above optimal
130-159	Borderline high
160-189	High
≥190	Very high
Total Cholesterol	
<200	Desirable
200-239	Borderline high
≥240	High
HDL Cholesterol	
<40	Low
≥60	High
Triglyceride	
<150	Normal
150-199	Borderline high
200-499	High
≥500	Very high

NCEP-ATP III: National Cholesterol Education Program Adult Treatment Panel III

3) 심혈관 질환의 위험인자 평가

(1) NCEP-ATP III 지침에 따른 주요 위험인자들

이상지질혈증이 있을 때는 심혈관 질환의 위험요인들을 총체적으로 평가하여 그 정도에 따라 관리해 주는 것이 중요하다. LDL-콜레스테롤 외에 평가해야 할 심혈관 질환 위험요인들은 표16-2와 같다.

표 16-2 LDL-콜레스테롤을 제외한 심혈관 질환 주요 위험인자

흡연
고혈압(혈압 ≥ 140/90mmHg 이상, 또는 항고혈압제 복용)
저 HDL-콜레스테롤(<40 mg/dL)*
조기 심혈관계 질환의 가족력(남자 <55세, 여자<65세)
나이(남자≥45세, 여자≥55세)

* HDL-콜레스테롤이 ≥60mg/dL일 경우 보호인자로 간주하여 총 위험인자 수에서 1개를 뺀다.

(2)심혈관 질환의 부 위험인자들

대사증후군(metabolic syndrome)은 반드시 고려해야할 중요한 위험 인자로 진단 기준은 표

16-3과 같다. 그리고, high-sensitivity C-reactive protein (CRP)는 염증 정도를 용이하게 평가할 수 있는 지표이다. CRP 농도가 혈중에서 3~5mg/L 이상이면 위험이 증가한다. CRP는 독립적으로 관상동맥질환의 위험을 올릴 뿐 아니라 고지혈증이 동반되었을 때에 위험도를 더욱 증폭시킨다. CRP 수치를 모든 사람들에게 측정할 필요는 없으나 대개 주 위험인자가 2~3개 이상인 경우에는 CRP 수치를 측정하여 약물 투여를 더욱 적극적으로 하여야 할지를 판단하기 위한 참고 기준으로 사용할 수 있다.

표 16-3 NCEP-ATP III 대사증후군 진단 기준

다음의 항목 중 3가지 이상일 때	
복부 비만	허리둘레 > 102cm(남), >88 cm(여)
중성지방	≥150mg/dL 또는 약물 복용
저HDL-콜레스테롤	<40mg/dL(남), <50mg/dL(여) 또는 약물 복용
혈압	≥130/85mmHg 또는 약물 복용
공복 혈당	≥100mg/dL 또는 약물 복용 또는 제2형 당뇨병

5 치료

1) 치료 기준

위험 요인을 파악한 후에는 심혈관 질환의 위험도에 따라 설정된 LDL-콜레스테롤의 목표치에 도달할 수 있도록 치료한다(표 16-4). 중성지방 농도가 500 mg/dL 이상인 경우에는 급성췌장염의 위험을 낮추기 위하여 우선 중성지방의 농도를 낮추는 것이 필요하고, 중성지방 농도가 500 mg/dL 미만인 경우에는 우선 위험도에 따라 설정된 LDL 콜레스테롤 목표치에 도달할 수 있도록 조절하며, LDL 콜레스테롤이 목표에 도달하면 비HDL 콜레스테롤(총콜레스테롤 - HDL 콜레스테롤)을 계산하여 위험도에 따라 조절한다. 목표 비HDL 콜레스테롤의 농도는 LDL 콜레스테롤의 목표치에 30을 더한 값이다.

HDL 콜레스테롤이 낮은 경우의 치료에 대해서는 연구 결과가 미약한 면이 있으며, HDL 콜레스테롤을 상승시킬 방법의 한계 등의 문제로 인하여 치료의 목표치가 별도로 설정되어 있지 않다.

2004년 미국 NCEP ATP III 치료지침의 수정 권고안에서는 관상동맥질환자 중 더욱 위험이 높을 것으로 생각되는 초고위험군에 대해서 LDL-콜레스테롤 치료 목표를 70mg/dL 미만으로

표 16-4 위험도에 따른 LDL-콜레스테롤 목표치 및 치료 지침 (NCEP-ATP III 수정 권고안)

위험도	LDL-콜레스테롤(mg/dL)		
	LDL 목표	생활습관 개선 시작	약물요법 적용
CHD 또는 CHD Risk Equivalents(10년후 위험 〉20%), 당뇨병	〈100 optional;〈70	≧100	≧100 〈100;선택적 약물치료
위험인자 2개이상 (10년후 위험 10-20%)	〈130 optional;〈100	≧130	≧130 100-129;선택적 약물치료
위험인자 2개이상 (10년후 위험 〈10%)	〈130	≧130	≧160
1개 이하 위험요인	〈160	≧160	≧190 mg/dL 160-189;선택적 약물치료

CHD: coronary heart disease(심근경색, 협심증, 관상동맥시술 등)
CHD Risk Equivalents(당뇨병, 말초동맥질환, 복부대동맥류, 증상 있는 경동맥질환)

LDL-콜레스테롤 70 mg/dL 이하로 치료 잡을 것을 고려하라는 권고가 있었는데, 여기서 초고위험군은 이미 심혈관질환이 있으면서 1) 여러 개의 주요 위험요인(특히 당뇨)이 있을 때, 2) 심한 수준의 잘 조절되지 않는 위험요인 (특히 계속되는 흡연), 3) 대사증후군의 여러 위험요인이 있을 때, 4) 급성관동맥증후군의 경우 등이 포함된다.

2) 생활습관개선

(1) 금연

관상동맥 질환으로 인한 사망의 30~40%는 흡연에 의한 것으로 여겨지며 고지혈증이 있으면서 흡연하는 경우, 심근경색증 발생 위험이 4~6배 증가한다. 흡연자는 반드시 금연시키도록 한다.

(2) 식사요법

식사요법으로 총콜레스테롤 및 LDL-콜레스테롤은 약10~15% 정도 감소하며 중성지방은 더 많이 감소될 수 있다. 식사요법의 근간은 열량 섭취의 감소, 포화지방산과 콜레스테롤 섭취의 감소, 단순당의 섭취 감소 및 섬유소 섭취 권장, 적절한 알코올의 섭취 등이다. 콜레스테롤 함량이 많은 식품으로 버터, 마요네즈, 오징어, 새우, 뱀장어, 달걀노른자, 젓갈류 등이 있으며 콜레스테롤 함량이 적은 식품은 콩, 두유, 해조류 등이다.

(3) 운동요법

규칙적인 유산소운동은 체지방과 중성지방을 낮추고 HDL-콜레스테롤을 증가시키며, 혈압과 인슐린 저항성에도 두루 개선효과를 보여 관상동맥질환을 예방하므로 단순한 고지혈증 수치상의 개선보다 훨씬 더 큰 건강상의 이득을 볼 수 있다.

(4) 체중감소

비만한 환자에서 체중이 감소하면 중성지방과 LDL-콜레스테롤은 떨어지고, HDL-콜레스테롤은 상승하는 효과를 나타낸다.

3) 약물요법

(1) 약물요법의 실제

생활습관개선으로 목표 수치에 도달되지 않으면, 생활습관개선 치료와 병행하여 약물 치료를 시작한다. LDL-콜레스테롤이 높은 경우에는 표 16-5에 제시된 이차적 원인을 제거하고 스타틴, 티코틴산, 에제티미브, 담즙산 수지를 사용한다.

중성지방이 높은 경우에도 우선 이차적 원인을 제거한다. 중성지방이 150-199mg/dL인 경우는 체중 감소, 신체 활동을 증가시키고, 200-499mg/dL인 경우에도 치료의 일차적인 목표는 LDL-콜레스테롤을 목표치 이하로 낮추는 것으로 스타틴이나 니코틴산을 우선 사용한다. LDL-콜레스테롤이 목표치에 도달된 후에도 중성지방의 농도가 계속 높은 경우에는 비HDL-콜레스테롤 목표치에 도달하도록 스타틴 용량을 증량하거나 스타틴과 함께 니코틴산 등을 병합 사용한다. 중성지방이 500mg/dL 이상인 경우에는 우선 급성 췌장염의 예방을 목표로 하여 초저지방 식사(전체 섭취 열량의 15% 이하), 체중 감소, 신체 활동 증가와 함께 주로 중성지방을 저하시키는 약물인 피브르산이나 니코틴산을 사용한다. 중성지방인 500mg/dL 미만으로 낮아지면 다시 LDL-콜레스테롤 목표치로 조절하는데 치료를 집중해야 한다.

HDL-콜레스테롤이 40mg/dL 미만인 경우는 심혈관 질환의 강력한 위험 예측인자이다. 그러나, 어느 정도 올리는 것이 적절한지에 대한 자료가 불충분하여 목표 수치가 설정되어 있지 않다. 우선 2차적 원인을 제거하고, LDL-콜레스테롤을 목표치로 낮추는 것을 일차 목표로 한다. LDL-콜레스테롤이 목표치에 도달되면, 대사증후군이 있는지 평가하여 체중 감소와 신체 활동 증가를 적극적으로 시행한다. 저 HDL-콜레스테롤혈증이 고중성지방혈증과 동반된 경우에는 중성지방 치료지침에 따라 치료한다. 그러나, 저HDL-콜레스테롤혈증만 단독으로 존재하는 관상동맥질환 질환이나 관상동맥질환과 동등한 위험이 존재하는 경우에 약물 치료는 고려하지 않는다.

표 16-5 2차성 이상지질혈증의 원인

LDL 콜레스테롤 증가	중성지방 증가	HDL콜레스테롤 감소
당뇨병 갑상선기능저하증 폐쇄성 간질환 만성신부전 약물-corticosteroid progestin anabolic steroid	비만, 과체중 비활동성 흡연 과음 고탄수화물 식사 제2형 당뇨병 신증후군 만성신부전 약물-corticosteroid retinoid estrogen 고용량베타차단제	고중성지방혈증 비만, 과체중 비활동성 제2형 당뇨병 흡연 고탄수화물 식사 약물-anabolic steroid progesterone 베타차단제

(2) 약물의 종류

① HMG-CoA 환원효소 억제제 (statin)

LDL-콜레스테롤을 낮추는 효과가 가장 뛰어나고, 중성지방을 낮추며 HDL 콜레스테롤을 증가시키면서, 부작용이 비교적 적은 안전성과 내약성을 보여, 현재 고지혈증의 약물치료로 가장 널리 사용되고 있다. 콜레스테롤 합성에 가장 중요한 단계인 hydroxy-methylglutaryl CoA(HMG-CoA)를 mevalonic acid로 전환시키는 단계를 억제하여 간세포 내의 콜레스테롤을 줄이는 효과를 갖는다. LDL-콜레스테롤을 20~40% 저하, 중성지방을 10~20% 저하, HDL-콜레스테롤을 5~15% 증가시키는 효과가 있다. 부작용으로 간효소(AST, ALT)수치의 상승이 1~2%에서 발생할 수 있어 투약 초기에 2~3개월마다 간기능 검사를 시행하는 것이 좋은데, 간효소 수치가 정상 범위의 3배 이상이 되면 투약을 중단한다. 근육병증(myopathy)이 0.1%의 빈도로 나타날 수 있으므로 CK수치가 10배 이상 증가되고 근육통, 근무력감, 갈색뇨를 보이면 투약을 중단한다. 간질환, 임신, 수유부, 약제 과민 반응을 보이는 환자에게는 금기이다. 현재 lovastatin, simvastatin, atrovastatin, rosuvastatin 등이 국내에서 쓰이고 있다.

② 피브릭산 및 유도체(fibric acid and deriva-tives)

피브릭산 및 유도체는 말초조직 및 혈청의 지단백 리파제(lipoprotein lipase)의 활성을 촉진하여, VLDL, LDL의 분해를 증가시켜 혈중 중성지방을 20~50% 낮추는 효과를 보인다. HDL-콜레스테롤을 10~15% 증가, LDL-콜레스테롤 감소 기능도 함께 가지고 있다. 중성지방이 현저히 높을 때(>500mg/dL)는 최우선적으로 사용이 권장된다. 부작용으로 간기능 장애와 근육병증(myopathy)이 드물게 나타날 수 있어 정기적으로 혈액검사를 하도록 한다. 중증 간장애, 중증 신장애, 담석증, 임신, 수유부에서는 금기이다. 국내에서 fenofibrate, gemfibrozil, bezafibrate 등이 쓰이고 있다.

③ 니코틴산 및 유도체

VLDL이 간에서 분비되는 것을 억제함으로써 중성지방을 감소시키고, VLDL의 분비가 감소되면 결국 LDL으로의 전환도 감소하여 LDL-콜레스테롤이 감소된다. LDL-콜레스테롤을 10~25% 저하, 중성지방을 20~25% 저하, HDL-콜레스테롤을 15~35% 상승시킨다. LDL-콜레스테롤과 중성지방이 높은 경우에 모두 유용하나 위장장애, 안면홍조, 졸도, 심계항진, 소양증, 간독성 등의 흔한 부작용이 처방에 제한점으로 작용한다. 따라서 처음 용량을 적게 시작하여 4~6주에 걸쳐 서서히 증량하도록 한다. 안면홍조는 프로스타글란딘 증가에 의한 작용으로 식사와 함께 복용하면 부작용을 줄일 수 있다. 말초 인슐린 감수성을 감소시켜 당뇨병을 악화시킬 수 있으므로 당뇨환자에서 사용이 제한되고 있으며, 간기능 및 신기능 장애, 통풍, 임신, 수유부에서도 금기이다.

④ Omega-3 fatty acids (fish oils)

Long-chain polyunsaturated fatty acid인 omega-3 지방산은 일일 3-5 g 정도의 용량에서 20-30%의 중성지방 감소효과를 가지고 있는 것으로 알려져 있는데, 심한 중성지방 상승이 있는 경우에는 50% 정도의 감소효과를 보일 수도 있다. HDL-콜레스테롤에는 별로 영향이 없는 것으로 알려져 있으므로 LDL-콜레스테롤과 중성지방이 주로 상승된 경우에 고려할 수 있겠다. statin과 병용 투여해도 안전하다. Eicosapentanoic acid (EPA)와 decohexanoic acid (DHA)가 많이 쓰이며, 가벼운 소화장애, 생선 비린내 등이 있을 수 있다.

⑤ Cholesterol binding resin

장내에서 작용하는 약물로 콜레스테롤과 결합하여 재흡수를 억제하는 것이 주 기전이다. 주로 LDL의 농도를 낮추는 효과가 있으며 용량에 따라 15-30% 정도의 감소가 가능하나, 가장 큰 제한점으로서는 위장관계 부작용으로 인해서 고용량을 복용하기가 어렵다는 점이다. 체내에 흡수되지 않으므로 임신, 수유에 있어서 사용해야 하는 경우 비교적 안전한 선택이라고 할 수 있겠다.

참고 문헌

1. 대한가정의학회. 최신가정의학. 서울: 한국의학; 2007.

2. 한국지질 동맥경화학회 치료지침 제정위원회. 이상지질혈증 치료지침 2판 수정 보완판. 2009.
3. 국민건강영양조사. Available from http://knhanes.cdc.go.kr/
4. 한기훈. 고지혈증의 유형에 따른 치료. 대한의사협회지 2009;3:299-311.
5. Oh RC, Lanier JB. Management of Hypertriglyceridemia. Am Fam Physician 2007;75:1365-72.
6. Expert Panel on Detection, Evaluation, and Treatment of High Blood Cholesterol in Adults. Executive summary of the third report of the National Cholesterol Education Program Expert panel on detection, Evaluation, and Treatment of High Blood Cholesterol in Adults (Adult Treatment Panel III). JAMA 2001;285:2486-97.
7. Grundy SM, Cleeman JI, Merz CN, Brewer HB , Clark LT, Hunninghake DB, Pasternak RC, et al. Implications of recent clinical trials for the National Cholesterol Education Program Adult Treatment Panel III guidelines. Circulation. 2004;110:227-39.

제 17 장

요로감염

신 경 숙

1 개요

요로감염은 여성이 남성보다 25~30배 정도 많으며, 일생동안 여성의 50%에서 적어도 1번 이상의 요로감염에 걸린다. 성인 요로감염은 질병 발생 및 치료에 영향을 주는 임상적 요인에 따라 젊은 여성에서의 단순 방광염, 젊은 여성에서 지난 6개월간 요로감염이 2번 이상 재발하였거나, 지난 1년간 3번 이상 재발한 재발성 방광염, 젊은 여성에서 급성 단순 신우신염, 남성에서의 요로감염, 요로계에 기능적 혹은 해부학적인 장애가 있는 환자에서 발생한 요로감염 혹은 내성균에 의한 요로감염증으로 정의하는 합병된 요로감염, 도뇨관을 가진 환자에서의 요로감염, 요로감염의 증상이 없으면서 의미있는 세균뇨가 발견되는 무증상 세균뇨 등으로 분류할 수 있다. 원인균으로는 *Escherichia coli*가 가장 흔하고, 그 외에 *Staphylococcus saprophyticus, Proteus mirabilis, Klebsiella pneumoniae, Enterococcus species, Pseudomonas aeruginosa* 등이 있다.

2 임상양상

전형적인 임상 증상은 요 긴박증, 빈뇨를 동반한 배뇨 곤란이고, 방광이 꽉 찬 느낌 혹은 하복부의 불편감이 있을 수 있고, 여성에서 출혈성 방광염이 있는 경우에는 혈뇨를 동반할 수 있다. 임상 증상은 감염의 부위에 따라 차이가 있는데, 방광염이나 요도염과 같은 하부 요로 감염은 배뇨 곤란, 빈뇨, 야뇨증, 치골 상부 통증, 혈뇨, 소변의 고약한 냄새, 요실금 등의 증상을 보이고, 신우신염과 같은 상부 요로감염은 옆구리의 통증, 오심, 구토, 정신 상태의 변화, 발열, 빈호흡, 빈맥 등의 소견이 보인다.

3 진단 및 감별진단

요로감염은 환자의 증상과 증후, 요검사, 현미경검사, 요배양 검사에 근거하여 진단을 하게 된다. 요배양은 합병되지 않은 단순 방광염을 지닌 여성을 제외하고 시행되어야 하며, 보통 중간뇨에서 10^5 CFU/mL 이상을 의미있는 세균뇨로 정의한다. 현미경 검사시, 현미경적 세균뇨는 적어도 10^5 CFU/mL 이상과 관련이 있다고 생각되며, WBC count는 수액치료나 항생제 치료, 검체 획득 방법에 따라 달라진다. 농뇨가 없이 나타나는 배뇨통은 질염, 요도염등을 의심해 볼 수 있다. 요검사시 Leukocyte esterase dipstick은 농뇨 검출에 75~95% 민감도를 가지며, Nitrate는 10^5 CFU/mL 이상 세균을 검출하는데 민감하다.

당뇨병, 신경인성 방광 이상, 크레아티닌의 상승, 지속적인 혈뇨, 요로 결석의 병력, 비뇨 생식기계의 수술력, 재발성 요로감염, 항생제치료 후에 지속적인 발열이 있는 경우에는 요로의 이상을 발견하기 위해 초음파, 요로 조영술, CT 등의 방사선 검사가 필요하다.

여성에서 급성 세균성 하부 요로감염은 *C. trachomatis*, *N. gonorrhoeae*, 그리고 단순포진

표 17-1 요로감염의 진단기준

분류	진단기준 (colony-forming units/mL)
증상이 있는 환자	
-여성	요배양검사상 ≥ 10^2
-남성	요배양검사상 ≥ 10^3
-치골상부 흡인	요배양검사상 한 개 이상의 세균
-도뇨관	요배양검사상 ≥ 10^2
-젊은여성에서 재발성방광염	요배양검사상 ≥ 10^2
급성 단순 방광염	요검사상 혈뇨,농뇨, 요배양검사는 필요치 않음
급성 단순 신우신염	요배양검사상 ≥ 10^5
합병된 요로감염	요배양검사상 ≥ 10^4
무증상 세균뇨(2회 연속검사)	요배양검사상 ≥ 10^5
-임산부	요배양검사상 ≥ 10^4

바이러스에 의한 요도염과 유사함으로 감별진단을 위해서 성생활과 성병의 과거력에 대한 병력 청취 및 질분비물의 유무와 골발검사상 자궁 경부에 통증이 있는지 여부에 대한 확인이 필요하다. 배뇨장애를 유발할 수 있는 *Candida albicans*와 *Trichomonas vaginalis*에 의한 질염 혹은 세균성 질염과 감별진단을 위해 질 분비물에 대한 검사를 요한다.

남성에서 하부 요로감염은 배뇨곤란이 주증상인 요도염과 유사함으로 감별진단을 위해 비뇨 생식기계의 증상과 성생활의 병력청취, 요검사와 요도 면봉법 등을 시행해야 한다. 이 외에 감별해야 할 질환으로는 변비, 난소 낭종 및 염전, 골반 염증성 질환, 요로 결석, 복부 동맥류, 급성 충수돌기염, 요통, 장폐색, 게실염, 고환염, 부고환염, 전립선염 등이 있다.

4 치료

표 17-2 세균성 요로 감염의 치료 방침 (Harrison internal medicine, 17th)

Characteristic Pathogens	Mitigating Circumstances	Recommended Empirical Treatment
Acute uncomplicated cystitis in women		
Escherichia coli, Staphylococcus saprophyticus, Proteus mirabilis, Klebsiella pneumoniae	None	3-Day regimens; oral TMP-SMX, TMP, quinolone 7-Day regimens; macrocrystalline nitrofurantoin
	Diabetes, symptoms for >7d, recent UTI, use of diaphragm, age>65 years	Consider 7-Day regimens; oral TMP-SMX, TMP, quinolone
	Pregnancy	Consider 7-Day regimens; oral amoxicillin macrocrystalline nitrofurantoin, cefpodoxime proxetil, or TMP-SMX
Acute uncomplicated pyelonephritis in women		
E. coli, P. mirabilis, S. saprophyticus	Mild to moderate of illness, no nausea or vomitting; outpatient therapy	Oral quinolone for 7-14d (initial dose given IV if desired); or single-dose ceftriaxone(1g) or gentamicin(3-5mg/kg) IV followed by oral TMP-SMX for 14d
	Severe illness or possible urosepsis; hospitalization required	Parenteral quinolone, gentamicin(±ampicillin), ceftriaxone, or aztreonam until defervescence; then oral quinolone, cephalosporin, or TMP-SMX for 14d
Complicated UTI in men and women		
E. coli, Proteus Klebsiella, Pseudomonas, Serratia, enterococci, staphylococci	Mild to moderate illness, no nausea or vomitting; outpatient therapy	Oral quinolone for 10-14d
	Severe illness or possible urosepsis; hospitalization required	Parenteral ampicillin and gentamicin, gentamicin, quinolone, ceftriaxone, aztreonam, ticarcillin/clavulanate, or imipenem-cilastatin until defervescence; then oral quinolone, or TMP-SMX for 10-21d

표 17-3 요로감염에서 치료기간

Category of infection	Duration
-Cystitis in a young woman	3 days
-Cystitis in a young man	7 days
-Acute pyelonephritis	10-14 days
-Acute focal bacterial nephritis	4-6 weeks
-Renal abscess	4-6 weeks
-Acute prostatitis	4-6 weeks

5 소아에서의 요로감염

요로감염 발생률은 여아에서 5%, 남아에서 1~2%이다. 1세 이전에는 남아에서, 1세 이후에는 여아에서 발생빈도가 높다. 원인균으로는 E. coli가 80%를 차지한다.

영아나 어린 소아에서는 특징적인 증상은 거의 없지만, 연장아에서는 요로감염의 증상이 나타날 수도 있다. 임상 증상으로는 배뇨곤란, 빈뇨, 지연뇨, 야뇨증, 유뇨증, 소변의 고약한 냄새, 혈뇨, 웅크림, 복통 및 치골 상부의 통증에서 발열, 구토, 설사, 요통, 옆구리의 통증 등 다양하게 나타난다. 영아의 경우는 전형적인 증상이 나타나지 않으므로, 원인이 명확하지 않은 발열이 2~3일간 지속되면 요로감염의 가능성을 생각해야 한다.

6개월 이하의 남아와 2세 이하의 여아에서는 요배양 검사를 시행한다. 채뇨방법은 2세까지는 방광 천자나 도뇨법을 사용하고, 연장아의 경우에는 배설 중간뇨를 채취하여 검사한다.

소아에서 요로감염의 치료에서 소아가 경구 항생제를 잘 복용할 수 있다면 비경구 항생제 대신에 경구 항생제가 사용되어져야 한다. 소아에서 요로감염의 치료에 1일 항생제 요법은 추천되지 않고, 2~5일간 항생제를 사용하는 단기 요법이 7~14일 사용하는 장기요법 만큼 효과가 있다.

6 노인에서의 요로감염

노인 요로감염은 호흡기 감염 다음으로 흔한 질환이며, 동반된 질환의 높은 유병률, 약물간의 상호 작용, 그리고 질병간의 상호 작용 증가의 위험에 유의해야 한다. 노인에서 무증상 세균뇨는 정상이고, 보통 치료가 필요하지 않다. 노인 환자에서 재발성 세균뇨는 재감염증(reinfection)보다는 재발(relapse) 때문이다. 요로감염의 유발요인으로는 도뇨관, 신경성 방광, 전립선 비대증, 질의 pH증가, 질 위축 등이 있다. 증상이 있는 여자에서는 10일, 남자에서는 14~28일간 항생제 치료가 필요하며, 1차 치료 항생제는 fluoroquinolone이고, 균주가 감수성이 있는 여자에서 TMP-SMX가 1차 치료제로 고려될 수 있다.

7 임산부에서의 요로감염

요로감염은 임신동안 발생하는 가장 흔한 감염이고, 임신과 합병된 가장 흔한 세균감염은 신우신염이다. 임신과 관련된 호르몬의 변화에 의해 임신 2기 말과 임신 3기 초에 신우신염이 가장 많이 발생한다. 임신동안 요로감염은 신우신염, 미숙아 출산, 태아 사망 등의 위험을 증가시킨다. 임신동안 치료받지 않은 무증상 세균뇨는 신우신염과 저체중아와 관련이 있고, 급성 신우신염은 미숙아와 조산의 원인이 된다. 신우신염에 대한 항생제 치료는 자궁수축을 유발하여 주기 진통과 분만을 일으킬 수 있다.

산모는 임신 1기에 무증상 세균뇨에 대한 선별검사를 해야 한다. 무증상 세균뇨가 있는 임산부는 3~7일간 항생제 치료를 해야 하고, 치료 1주일 후 요배양검사를 다시 시행하고, 음성이면 1달마다 요검사를 시행한다. 처음 시행한 검사에서 음성이면, 임신 3기에 다시 요배양 검사를 시행한다. 임산부의 방광염은 amoxicillin-clavulanic acid, 혹은 cephalexin 3~7일 처방한다. 급성 신우신염은 입원치료를 원칙으로 하고, 초기에 주사제로 ceftriaxone을 처방하고, 열이 떨어지면 경구제제로 바꾸어 14일 치료한다.

표 17-4 임산부 요로감염의 치료

무증상 세균뇨 / 급성 방광염
1차 약제 -Nitrofurantoin 50~100 mg 4회, 7일 -Amoxicillin-clavulanic acid 500mg 2회, 3일 -Cephalexin 250~500mg 4회, 3~7일 -Amoxicillin* 500mg 3회, 7일
2차 약제 (임신 1기에는 사용을 피함) -TMP-SMX 160/800mg 2회, 3일 -TMP 200mg 2회, 3일
급성신우신염
-Gentamicin or tobramycin 3~5mg/kg 3회 정주 or 10~15mg/kg 1회 정주 -Ceftrixone 1~2 g 1회 정주

SMX=sulfamethoxazole ; TMP=trimethoprim
* 감염된 균주가 감수성이 있는 경우

참고 문헌

1. Gupta K.Addressing antibiotics resistance. American Journal of Medicine 2002 : 113(1) ; S29-34

2. Zelicovic I, Adelman RD, Nancarrow PA, Urinary tract infection in children. An update. West J Med 1992 : 157 : 554-61.

3. Ahmed SM, Swedlund SK. Evaluaton and treatment of urinary tract infection in children. Am Fam Physician 1998: 57(9): 1573-82

제18장

관절염 : 골관절염, 통풍 류마티스성 관절염

윤 여 준

Osteoarthritis

1 정의

Osteoarthritis(OA)는 관절염의 가장 흔한 형태이며 degenerative arthritis, degenerative joint disease로도 알려져 있다. 성인에 있어 장기적인 장애의 원인이 되기 쉬우며 그 유병율은 증가하는 추세이다. OA는 일상적인 "wear-and-tear"가 아닌 정상적인 생리적 pathway의 실

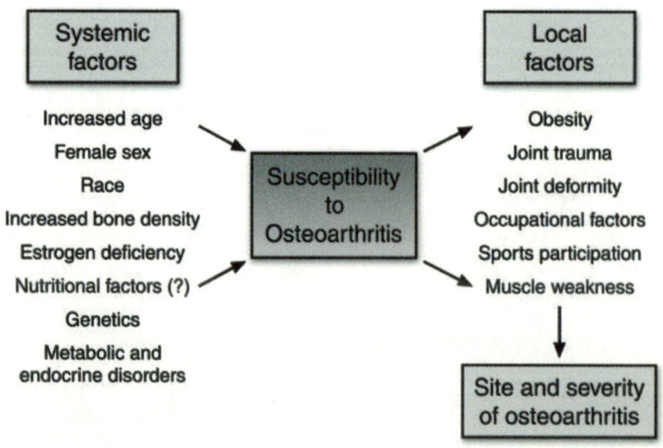

그림 18-1 Systemic and local factors that increase susceptibility to arthritis

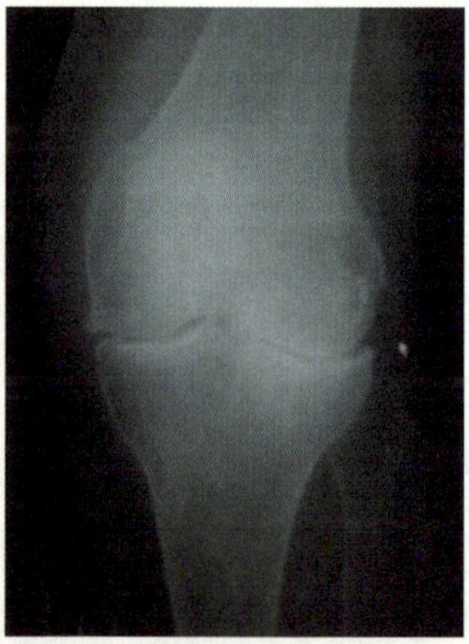

Primary osteoarthritis of the left knee. Note the osteophytes, narrowing of the joint space (arrow), and increased subchondral bone density (arrow)

패로 인한 결과인 경우가 많으며 증상으로는 joint pain, tenderness, stiffness, locking, 그리고 effusion 등이 있으며 통증으로 인해 관절의 운동이 저하될 경우 주변 근육 및 인대의 손상이 구축 및 손상이 올 수 있다. OA는 두 부류로 나눌 수 있으며 primary OA는 나이 이외에 다른 위험 인자를 찾을 수 없으며 secondary OA는 systemic 혹은 local 인자에 의해 발병한 경우이다. OA는 주로 손가락, 무릎, 고관절, 그리고 척추를 침범하며 균등한 양상을 보이는게 아니라 주로 많이 쓰이는 측에 더 심한 양상을 보인다.

2 진단

진단은 병력 및 임상적 검사로 비교적 확실하게 내릴 수 있다. X-ray로 확진을 할 수 있으며 보일 수 있는 흔한 변화에는 joint space narrowing, subchondral sclerosis,, subchondral cyst formation, 그리고 osteophytes 등이 있다. Plain film 상 질환의 정도는 이학적 검사 혹은 통증의 정도와 연관이 낮은 편이며 진단에는 다른 방사선학적 검사가 대부분 필요하지 않다.

American College Of Rheumatology에 따른 각 관절에서의 진단 기준은 다음과 같다.

● Osteoarthritis of the knee - 슬부 OA의 진단기준은 슬부의 통증 및 다음 특징 중 적어도 세 개 이상 존재할 때이다:
  - Age greater than 50 years
  - Morning stiffness lasting less than 30 minutes
  - Crackling or grating sensation (crepitus)
  - Bony tenderness of the knee
  - Bony enlargement of the knee
  - No detectable warmth of the joint to the touch

이 진단기준 이외에도 Laboratory tests 및 x-rays 등이 흔히 사용된다.

● Osteoarthritis of the hand - 수부 OA의 진단기준은 수부의 통증 및 다음 특징 중 적어도 세 개 이상 존재할 때이다:
  - Bony enlargement of at least two or more of 10 selected joints
  - Bony enlargements of two or more distal interphalangeal (DIP) joints

(Heberden's Nodes)
- Fewer than three swollen metacarpophalangeal (MCP) joints
- Deformity of at least one of the ten selected joints

수부의 Osteoarthritis는 이 진단기준으로 충분히 진단되며 여타 혈액학적 및 방사선학적 검사들은 필요치 않는 경우가 많다.

- Osteoarthritis of the hip – 고관절의 OA의 진단은 혈액학적 및 방사선학적 검사에 의존하며 진단 기준은 고관절 통증의 존재 및 다음 특징 중 적어도 두 개 이상의 존재할 때이다:
  - A normal erythrocyte sedimentation rate (ESR)
  - The presence of bony outgrowths (osteophytes) on x-rays
  - The presence of joint space narrowing on x-rays, indicating a loss of cartilage

3 예방

- 적절한 체중 유지.
- 유산소 운동, 근력 운동, 유연성 운동을 포함한 규칙적인 운동.
- Glucosamine 혹은 chondroitin sulfate supplement.
- 관절의 과도한 손상을 피함.

4 치료

- Exercise
- Joint Load Reduction : 서있기, 무릎굽히기, 쭈그려 앉기 등을 피하며 지팡이, walker, orthotic insole 사용 등을 고려한다.
- Weight Loss : 비만은 OA 발생의 위험을 높이며 체중감량은 OA 환자에서의 통증 조절 및 질환의 진행 방지에 도움을 준다.
- Thermal Modalities : 증상있는 관절에 열 혹은 저온 찜질을 할 경우 통증 조절 및 관절 운동 범위의 호전을 보일 수 있다.
- Behavioral Interventions

- Acupuncture
- Massage
- Supplements
    - · Glucosamine sulfate 500 mg 3 times/day and/or chondroitin 400 mg three times/day.
    - · SAMe (S-adenosylmethionine) 400 to 1600 mg once daily.
    - · MSM (Methylsulfonylmethane) 1000 to 3000 mg 3 times/day
- Pain control : Acetaminophen 또는 tramadol 등의 nonopioid analgesic을 사용하며 심한 통증의 경우 opiates를 단기적을 사용한다. Topical analgesic 및 steroid injection은 도움이 될 수도 있다.
- Surgery : Nonsurgical treatment가 실패했을 경우 정형외과와 상의하여 시행한다.

Gout

1 정의

Gout는 흔히 알려진 대로 갑자기 발생하는 급성의 통증을 동반하는 관절염 (주로 엄지발가락을 침범)을 특징으로 하는 대사성 질환으로 주로 관절 및 신장을 침범한다. 조직 내 요산의 결정 생성이 병태생리적인 기전이며 장기간의 고요산증의 결과로 발생한다 (발생환자의 약 8%에서). 무증상기에 tophi라는 macroscopic 결정들이 조직 내 생성되어 조직 내 고요산증에 일조를 한다. 고요산혈증의 관절 및 신장 증상은 예방이 가능하며 바늘형태의 microcrystal로 인해 극심한 통증 및 관절 파괴를 보일 수 있기 때문에 적절한 screening 및 정확한 진단이 중요하다.

2 요산의 대사

요산은 purine 대사의 waste product이며 purine은 DNA 및 RNA의 구조, ATP, GTP에서의 에너지 전달 및 여러 생화학적 반응에 기여한다. 간 및 소장에서 주로 생성이 되며 75%가 신장에서 배설되며 나머지는 소장에서 배설된다. 유인원에서의 uricase 부재 및 육상 동물에서의 불충분한 수분으로 인해 혈청 및 조직에서 항상 고요산혈증의 경향을 보이며 이외에도 탈수 및

citrate 등의 결정화 inhibitor 등의 부족도 결정 생성의 원인이 된다.

3 Gout의 위험 인자

Gout는 모든 나이 및 성별에서 발생할 수 있으나 주로 중년 남성에서 자주 보인다. 혈청 요산은 남성에서는 사춘기 이후에 증가하고 여성에서는 갱년기 이후에 증가하는 양상을 보인다.

Gout와 hyperuricemia의 위험 인자는 다음과 같다 :

- male gender
- inherited metabolic or excretory deficiencies
- chronic renal failure
- excess dietary purines
- dehydration
- acid states (infection, post surgery, ketogenic weight loss diets, excess alcohol consumption)
- certain medications and supplements (Thiazide and loop diuretics, Losartan (Cozaar), Aspirin and other salicylates, Supplemental vitamin C, Supplemental niacin)
- chemotherapy

4 진단

Septic arthritis 및 비요산성 결정성 관절증을 감별하는 것이 가장 중요하기 때문에 arthrocentesis 및 bursocentesis를 통한 culture 및 crystal analysis를 시행해야 한다. 혈액검사 (WBC count, acute phase reactants) 및 전신적 증상 (fever, malaise)는 여러 가능한 질환을 감별하는데 도움이 되지 못하며 급성 attack에서는 요산이 조직으로 들어가 증상을 일으키기 때문에 혈중 요산 농도는 진단에 효용이 없다.

5 예방

- Hydration: 매일 2.5L 가량의 물을 섭취.

- Avoid these foods: 동물의 장기, 어린 동물의 고기, 콩, 버섯, 아스파라거스, 맥주, 카페인 함유 음료 (커피, 녹차, 홍차, 코코아, 박카스 등)
- Add these foods: 체리, 포도, 산딸기, 블루베리, 딸기 등. 하루 300g 가량의 과일 혹은 아스코베이트가 없는 바이오플라보노이드 보충제를 섭취할 것.
- Eliminate supplemental vitamin C and niacin. : 일상 식이에서 섭취하는 것은 문제되지 않음.
- Eliminate medications that cause or worsen gout, such as thiazide and loop diuretics, salicylates, and, possibly, losartan : 다른 적절한 약물을 처방 받을 것.
- NSAIDs: Indomethacin 25 mg 1 to 3 times/day, or another NSAID (aspirin 및 COX-2 inhibitors를 제외한).
- Allopurinol: 200 to 500 mg/day orally (up to 800 mg/day if the patient is undergoing concurrent cytotoxic chemotherapy).
- 고용량 folic acid: 5000 μg/day (i.e., 5 mg/day); doses may be divided.
- Omega-3 fatty acids: 면실유 또는 어간유로 1000-mg capsules 3 times/day. 등푸른 생선, 이파리 채소, 호두, 간 면실씨 등의 섭취를 권장.

6 치료

급성기 때에는 질환의 재발을 방지하기 위해 베리 등의 섭취를 제외하고는 예방 방법을 취하지 않는다.

GOUT: MANAGEMENT PATHWAY

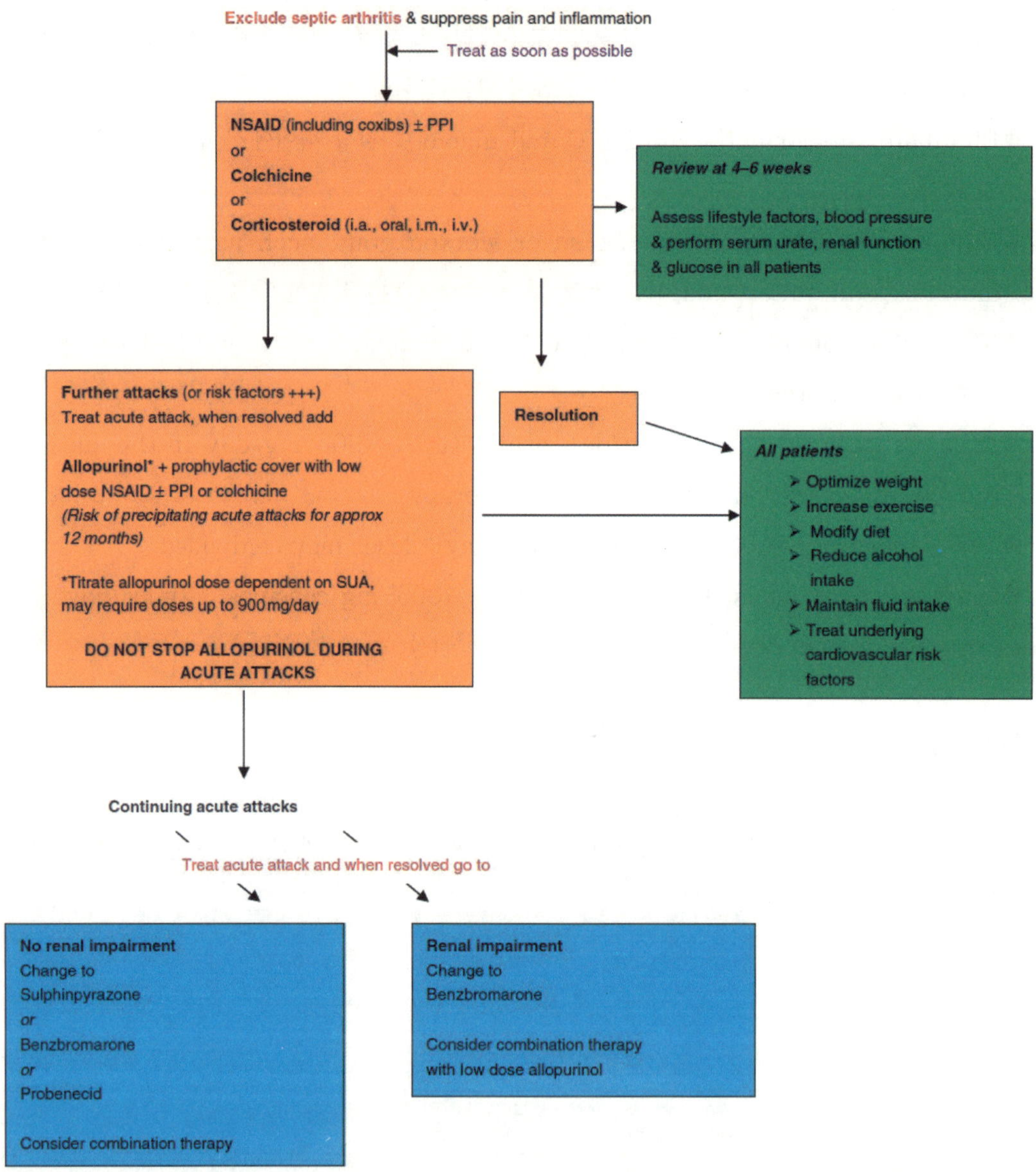

Rheumatoid arthritis

1 정의

Rheumatoid arthritis (RA)는 만성적인 전신적 염증 질환이며 여러 조직 및 장기에 침범할 수 있지만 주로 활막 관절을 침범한다. 관절이 질환에 이환될 경우 활막 세포들의 과증식, 활막액의 과나 생산, 활박에서의 pannus 생성에 이차적인 염증성 반응을 일으킨다. 질환이 경과됨에 따라 관절 연골의 파괴 및 관절 강직이 일어나며 다른 신체 부위에 이환될 경우 폐, 심막, 늑막, 공막 등에 미만성 염증 및 피하에 결절성 병변을 일으킬 수 있다. RA의 정확한 원인은 밝혀진 것이 없으나 자가면역이 질환의 만성성 및 진행에 필수적인 역할을 하는 것으로 보여지며 바이러스성 또는 세균성 감염 등의 환경적 요인에 대한 병적 면역 반응의 결과로 생각된다.

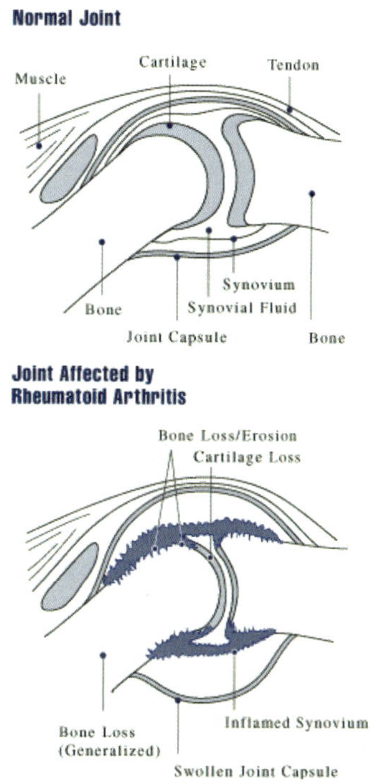

HLADR4 및 DR1 등의 class II major histocompatibility antigens, tumor necrosis factor (TNF), interleukin (IL)-1 and IL-6 등의 cytokines, B cell 및 T cell의 surface molecule 등도 자가 면역 반응에 영향을 끼치는 것으로 생각되고 이에 대한 치료법 등이 사용되고 있다. 이외에도 prostaglandin, cortisol, corticotropin-releasing factor, prolactin, sex hormones, nutrition, coffee, tobacco, stress, depression 등의 원인도 RA의 발생 및 예후에 영향이 있는 것으로 보인다.

2 진단

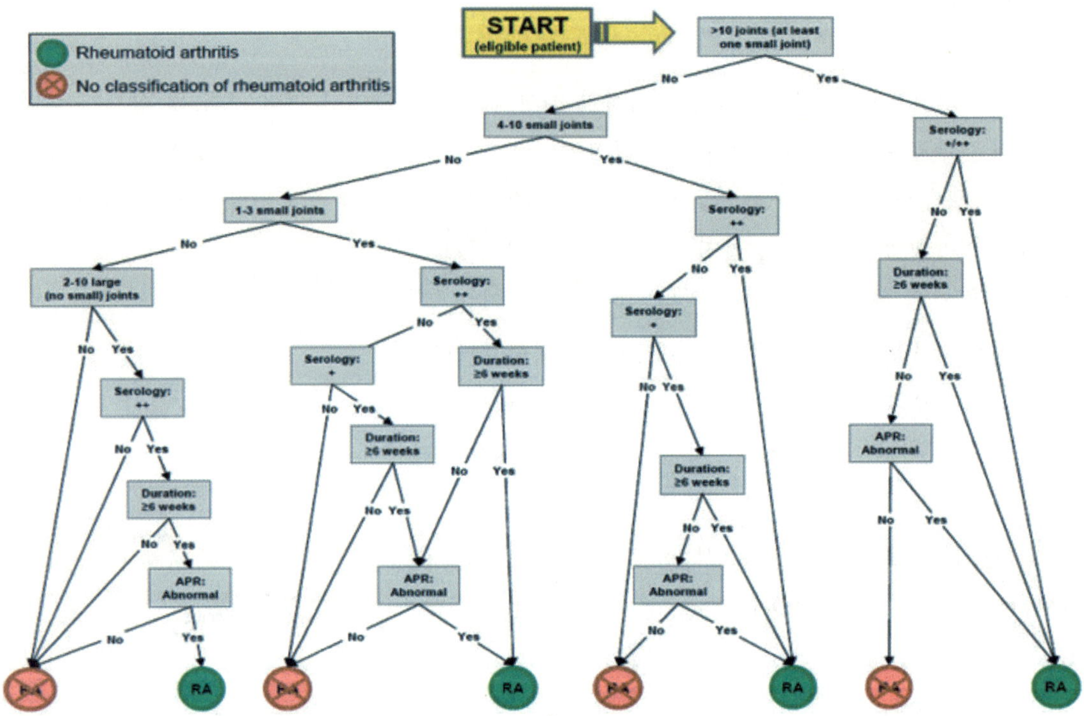

APR = acute-phase response. Serology: + = low-positive for rheumatoid factor (RF) or anti-citrullinated protein antibody (ACPA); serology: ++ = high-positive for RF or ACPA; serology: +/++ = serology either + or ++.

표 18-1 The 2010 American College of Rheumatology/European League Against Rheumatism classification criteria for rheumatoid arthritis

	Score
Target population (Who should be tested?): Patients who	
1) have at least 1 joint with definite clinical synowitis (swelling)*	
2) with the synovitis not better explained by another disease †	
Classification criteria for RA(score-based algorithm: add score of categories A-D; a score of ≥6/10 is needed for classification of a patient as having definite RA)‡	
A. Joint involvement §	
1 large joint¶	0
2. -10 large joints	1
1-3 small joints (with or without involvement of large joinits)#	2
4-10 small joints (with or without involvement of large joints)	3
〉10 joints (at least 1 small joint)**	5
B. Serology (at last 1 test result is needed for classification)††	
Negative RF *and* negative ACPA	0
Low-positive RF *or* low-positie ACPA	2
High-positive RF *or* high-positive CAPA	3
C. Acute-phase reactants (at least 1 test result is needed for classification)‡‡	
Normal CRP *and* normal ESR	0
Abnormal CRP *or* abnormal ESR	1
D. Duration of symptoms § §	
〈6 weeks	0
≥6 weeks	1

* 상기 진단 기준은 새롭게 발생한 RA 환자를 분류하는데 목적이 있으며 2010년 이전의 진단기준으로 진단된 환자들도 RA환자로 분류하는 것이 합당하다.

†. 감별 진단은 SLE, psoriatic arthritis, gout 등이 있으며 불명확할 경우에는 류마티스 내과와 상의하도록 한다.

‡. 6/10의 점수를 가진 환자들은 RA에 이환된 것으로 볼 수는 없지만, 향후 계속적으로 관찰 평가하여 진단기준을 충족할 수 있다.

§ Joint involvement는 검사 상 swollen 또는 tender joint를 지칭하며 영상학적으로 활막염의 존재를 확인함으로서 확진할 수 있다. Distal interphalangeal joints, first carpometacarpal joints, 그리고 first metatarsophalangeal joints는 평가 대상에서 제외된다. Joint distribution의 분류는 결과상 가장 높은 분류로 지정한다.

¶ "Large joints"는 shoulders, elbows, hips, knees, ankles를 지칭한다.

\# "Small joints"는 metacarpophalangeal joints, proximal interphalangeal joints, second through fifth metatarsophalangeal joints, thumb interphalangeal joints, wrists를 지칭한다.

** 이 분류에서는 적어도 1개의 이환된 관절이 small joint여야 하며, 다른 관절들은 large 및 small joint의 combination 혹은 temporomandibular, acromioclavicular, sternoclavicular 등 명기되지 않은 다른 관절들도 포함할 수 있다.

†† Negative refers to IU values that are less than or equal to the upper limit of normal (ULN) for the laboratory and assay; low-positive refers to IU values that are higher than the ULN but 3 times the ULN for the laboratory and assay; high-positive refers to IU values that are 3 times the ULN for the laboratory and assay. Where rheumatoid factor (RF) information is only available as positive or negative, a positive result should be scored as low-positive for RF. ACPA : anticitrullinated protein antibody.

‡t‡ Normal/abnormal is determined by local laboratory standards. CRP : C-reactive protein; ESR : Erythrocyte sedimentation rate.

§§ 증상의 기간은 치료 상태와 관계 없이 평가 시기에 이환된 관절의 활막염성 증상(e.g., pain, swelling, tenderness)의 기간에 대한 환자의 자가 보고에 의거한다.

3 치료

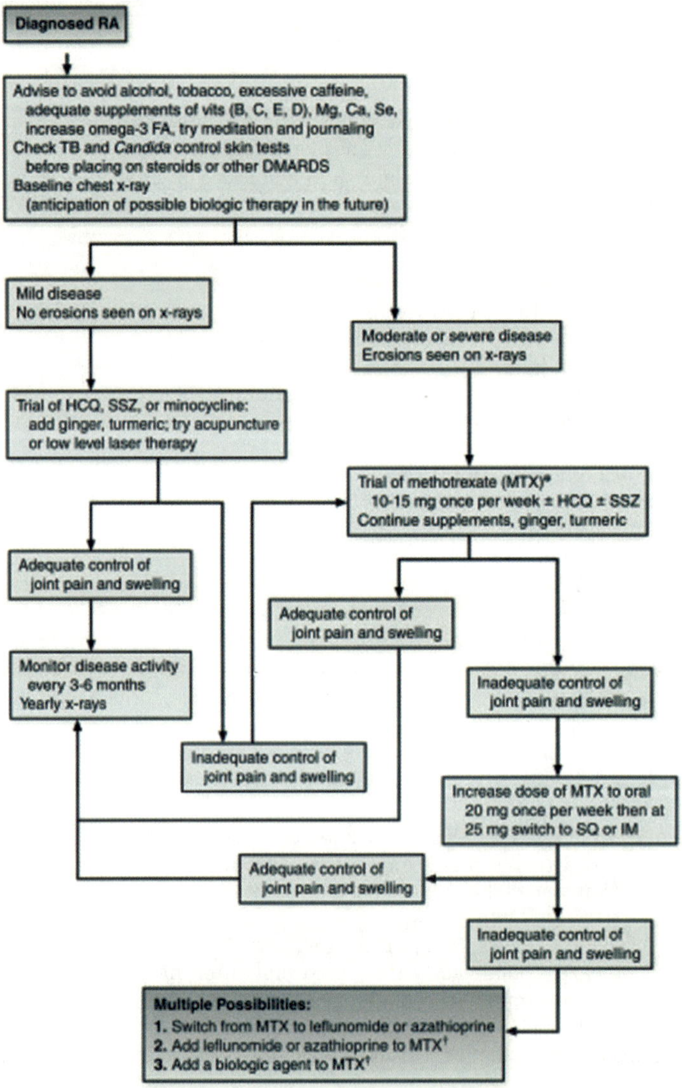

그림 18-2 Treatment algorithm for rheumatoid arthritis (RA) in adults. *When starting methotrexate (MTX), add 1 mg of folic acid by mouth daily to decrease side effects; warn patient to avoid alcohol; and schedule laboratory studies (complete blood count, differential, platelets, aspartate aminotransaminase, albumin, creatinine) before starting, then every 2 weeks for 6 weeks, then every 2 months if normal.† When adding another disease-remitting antirheumatic drug (DMARD) to MTX decrease the dose of MTX to 10 to 15 mg once per week. Ca, calcium; HCQ, hydroxychloroquine; IM, intramuscular, FA, fatty acid; Mg, magnesium; Se, selenium; SSZ, sulfasalazine; SQ, subcutaneous; TB, tuberculosis; vits, vitamins.

참고 문헌

1. Perlman AI, Sukul V, Spierer MM. Chapter 61 – Osteoarthritis *Rakel: Integrative Medicine, 2nd ed.* 2007
2. Millett PJ, Gobezie R, Boykin R. Shoulder Osteoarthritis: Diagnosis and Management. *Am Fam Physician.* 2008;78(5):605–611, 612
3. Felson DT: An update on the pathogenesis and epidemiology of osteoarthritis. *Radiol Clin North Am* 2004; 42:1–9.
4. Conaghan, Phillip. "Osteoarthritis – National clinical guideline for care and management in adults" (PDF). http://www.nice.org.uk/nicemedia/pdf/CG059FullGuideline.pdf.
5. Centers for Disease Control and Prevention (CDC) (February 2001). "Prevalence of disabilities and associated health conditions among adults–United States, 1999". *MMWR Morb Mortal Wkly Rep.* 50 (7): 120?5.
6. Zhang W, Doherty M, Peat G, et al. (March 2010). "EULAR evidence-based recommendations for the diagnosis of knee osteoarthritis". *Ann. Rheum. Dis.* 69 (3): 483–9.
7. Bierma-Zeinstra SM, Oster JD, Bernsen RM, Verhaar JA, Ginai AZ, Bohnen AM. Joint space narrowing and relationship with symptoms and signs in adults consulting for hip pain in primary care. *J Rheumatol.* 2002;29:1713–1718
8. Demio P. Chapter 65 – Gout *Rakel: Integrative Medicine, 2nd ed.* 2007
9. British Society for Rheumatology and British Health Professionals in Rheumatology Standards, Guidelines and Audit Working Group (SGAWG). British Society for Rheumatology and British Health Professionals in Rheumatology Guideline for the Management of Gout. *Rheumatology* 2007;46:1372?1374
10. Muller D. Chapter 48 – Rheumatoid Arthritis *Rakel: Integrative Medicine, 2nd ed.* 2007
11. Aletaha D, Neogi T, Silman A, Funovits J, Felson D, et al. 2010 Rheumatoid Arthritis Classification Criteria: An American College of Rheumatology / European League Against Rheumatism Collaborative Initiative. *Arthritis Rheum* 2010;62:2569–81.
12. British Society for Rheumatology and British Health Professionals in Rheumatology Standards, Guidelines and Audit Working Group (SGAWG). British Society for Rheumatology and British Health Professionals in Rheumatology Guideline for the Management of Rheumatoid Arthritis (the first two years). *Rheumatology* 2006;45:1167–1169

제19장

요 통

윤 여 준

1 정의

Lower Back Pain(LBP, Lumbago)은 병원을 찾게 되는 가장 흔한 원인 중의 하나로서 약 70%의 사람들이 일생에 한번은 겪게 되며 성인의 30%에서 50%가 매년 LBP를 겪게 되고 이에 지출되는 비용은 미국의 경우 약 600억불에 다다른다.

Acute LBP의 80%가 치료 방법에 상관없이 6주 이내에 관해되나 재발율은 매우 높아 약 75% 가량의 환자가 1번 이상의 relapse를 보이며 72%가 1년 후에도 통증을 보이기 때문에 환자와 의사 모두 정확한 원인 규명 및 조절을 통해 질병통제에 힘을 써야 한다.

2 병태 생리

통증은 등의 해부학적 요소 어디에서든지 기인할 수 있으며 수세기의 연구에도 불구하고 요통의 정확한 해부학적 기원은 아직 밝혀지지 않았다. 현대 연구의 대부분은 임상적 결과에 주로 치중하고 있다.

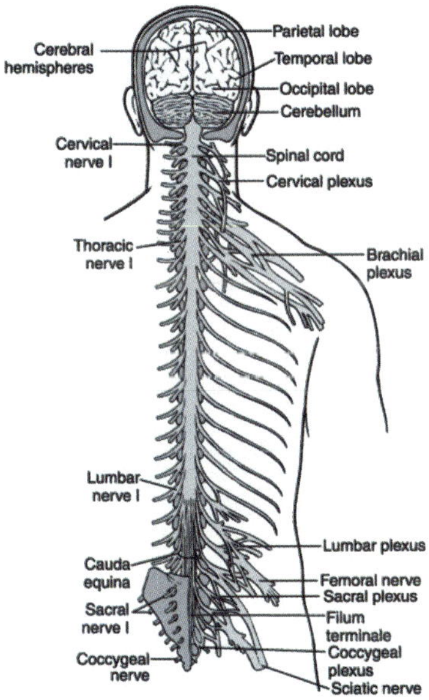

그림 19-1 Posterior view showing the dorsal(*left*) and ventral(*right*) rami of the spinal nerves

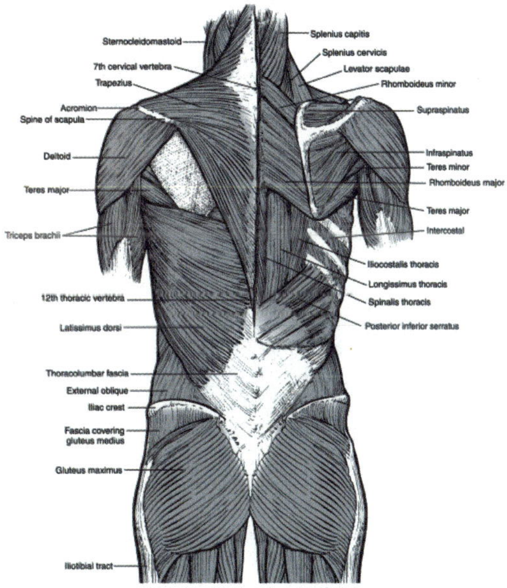

그림 19-2 Muscles of the back

3 진단

상세한 병력 및 이학적 검사를 시행해야 하며 질환 뿐만이 아닌 환자 자체에 대한 정보도 얻어야 한다. 현재 상황 및 스트레스 인자, 생활 습관, 환자 본인이 생각하는 요통의 원인, 현재 복용하는 기호식품 혹은 중독성 약물, 불면증 여부, 직업적 환경 등의 요소 등을 확인하여야 하고 환자가

표 19-1 Predisposing Factors in Low Back Pain

Poor level of physical fitness, Prior episode(s) of low back pain, Smoking
Family history-new studies show that there may be a genetic link for degenerative disk disease in certain populations
Psychological stressors-depression, poor coping skills, family and relationship conflicts
Psychosocial factors-job insecurity, low socioeconomic status, job dissatisfaction, worker' s Compensation/litigation
Occupational risk factors-whole-body vibration (e.g., jackhammer use), heavy manual labor[*]

*A large study showed that worker' s frequent use of back belts did not reduce the incidence of or claims for low back pain. 1st is interesting to note that although work load may be associated with initial complaints of low back pain, psychosocial factors more strongly correlate with chronic disabilities.

LBP에 대한 취약 인자가 존재하는 지도 확인해야 한다.

이학적 검사 시에는 신체가 각 부위가 서로 연결된 통합적인 시스템이며 거기에서 등이 중요한 부분을 차지하고 있다는 것을 인지해야 한다. 무릎이나 고관절 등 다른 부위에서의 부상 및 올바르지 않은 자세, 인체공학적으로 부적절한 도구, 나쁜 보행 습관 등이 모두 LBP에 기여할 수 있으며 신경학적 검사도 시행하는 것이 적절하다.

표 19-2 Physical Examination for Low Back Pain

PATIENT POSITION	TEST PERFORMED OF FEATURE OBSERVED	TIME REQUIRED, SEC	POSSIBLE FINDINGS
All positions	Observation	Ongoing	Behavior factors, physical limitation
Standing position	Posture and gait Toe and heel walking Symmetry, asymmerty	15 10 5	Poor postural habits, alteration owing to pain L5 or S1 weakness Scoliosis, atrophy
Sitting position	Straight-leg raise Neurologic testing	10 40	Radicular pain Neurologic deficit
Supine position	Leg length Straight-leg raise Patrick' s test(Fabere sign[*])	5 10 10	Mechanical contribution Radicular pain Hip involvement
Prone position	Palpation Hip extension, 5-20 degrees "Prone prop" [+]	20 10 20	Muscle dysfunction Radicular Pain (L2-L4 nerve roots) Facet joint dysfunction
Total time	2 min, 40 sec		

From Biewen PC: A structured approach to low back pain. Postgrad Med 106:102-114, 1999

*A mnemonic for the movements required to establish the hip as the cause of pain: flexion, abduction, external rotation, and extension. It is elicited by placing the lateral malleolus of the side to be tested over the top of the opposite knee and applying gentle downward pressure on the flexed knee, causing rotation of the hip.

+While prone, the patient "props" the body on the elbows, allowing for passive extension of the lumbar spine. This position reduces compression on the anterior intervertebral disk, which may relieve pain that originated at the nerve root. But this position may worsen facet joint pain owing to irritation of this joint.

LBP의 약 97%는 Uncomplicated, mechanical LBP이며 이 경우 방사선학적 검사는 오히려 위양성 결과 때문에 임상적 판단에 도움이 되지 않으며 환자의 질환에 대한 unhealthy attitude를 조장할 수 있다.

Red Flags

· Radiation below the knee (true sciatica)

표 19-3 Causes of Low Back Pain

CAUSE	FREQUENCY, %	
Mechanical[*]:	97	
Lumbar strain or sprain		70
Degenerative disks or facets		10
Herniated disk		4
Osteoporotic compression fracture		4
Spinal stenosis		3
Nonmechanical:	1	
Neoplasia		0.7
Inflammatory arthritis		0.3
Infection	0.01	
Visceral diseases: pelvic organ disease (prostate disease, chronic pelvic inflammatory disease), renal disease, gastrointestinal disease, aortic aneurysm frequent use of back	2	

Adapted from Deyo RA, Weinstein JN: Low back pain. N Engl J Med 344:363-370, 2001.
*It is helpful to realize that 97% of low back is due to mechanical causes.

· History of trauma
· Atypical pain (nocturnal pain, unrelenting pain)
· Pain worse with sitting (suggestive of disk herniation)
· Pain relieved with forward flexion (suggestive of spinal stenosis)
· Neurologic signs such as bowel or bladder incontinence, weakness, and gait impairment
· History of cancer, especially prostate, breast, lung, thyroid, kidney, multiple myeloma, and lymphomas
· Age of first onset older than 50 years
· History of intravenous drug use
· History of steroid use
· Signs and symptoms of systemic disease (fever, weight loss, lymphadenopathy)

이러한 증상이 있을 경우 방사선학적 검사 및 혈액학적 검사 등을 요하는 complicated LBP를 시사한다.

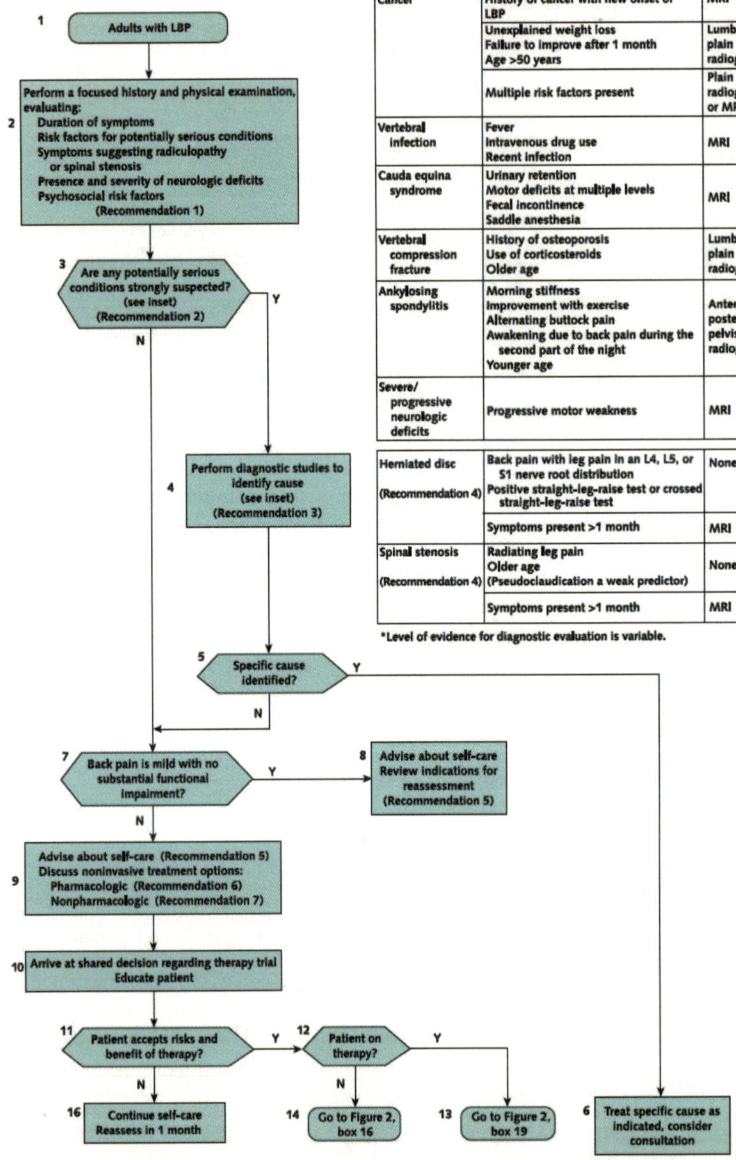

Diagnostic Work-up

Possible cause	Key features on history or physical examination	Imaging*	Additional studies*
Cancer	History of cancer with new onset of LBP	MRI	ESR
	Unexplained weight loss Failure to improve after 1 month Age >50 years	Lumbosacral plain radiography	
	Multiple risk factors present	Plain radiography or MRI	
Vertebral infection	Fever Intravenous drug use Recent infection	MRI	ESR and/or CRP
Cauda equina syndrome	Urinary retention Motor deficits at multiple levels Fecal incontinence Saddle anesthesia	MRI	None
Vertebral compression fracture	History of osteoporosis Use of corticosteroids Older age	Lumbosacral plain radiography	None
Ankylosing spondylitis	Morning stiffness Improvement with exercise Alternating buttock pain Awakening due to back pain during the second part of the night Younger age	Anterior-posterior pelvis plain radiography	ESR and/or CRP, HLA-B27
Severe/progressive neurologic deficits	Progressive motor weakness	MRI	Consider EMG/NCV
Herniated disc (Recommendation 4)	Back pain with leg pain in an L4, L5, or S1 nerve root distribution Positive straight-leg-raise test or crossed straight-leg-raise test	None	None
	Symptoms present >1 month	MRI	Consider EMG/NCV
Spinal stenosis (Recommendation 4)	Radiating leg pain Older age (Pseudoclaudication a weak predictor)	None	None
	Symptoms present >1 month	MRI	Consider EMG/NCV

*Level of evidence for diagnostic evaluation is variable.

Do not use this algorithm for back pain associated with major trauma, nonspinal back pain, or back pain due to systemic illness. CRP = C-reactive protein; EMG = electromyography; ESR = erythrocyte sedimentation rate; MRI = magnetic resonance imaging; NCV = nerve conduction velocity.

그림 19-3 Initial evaluation of low back pain *(LBP)*

4 Management

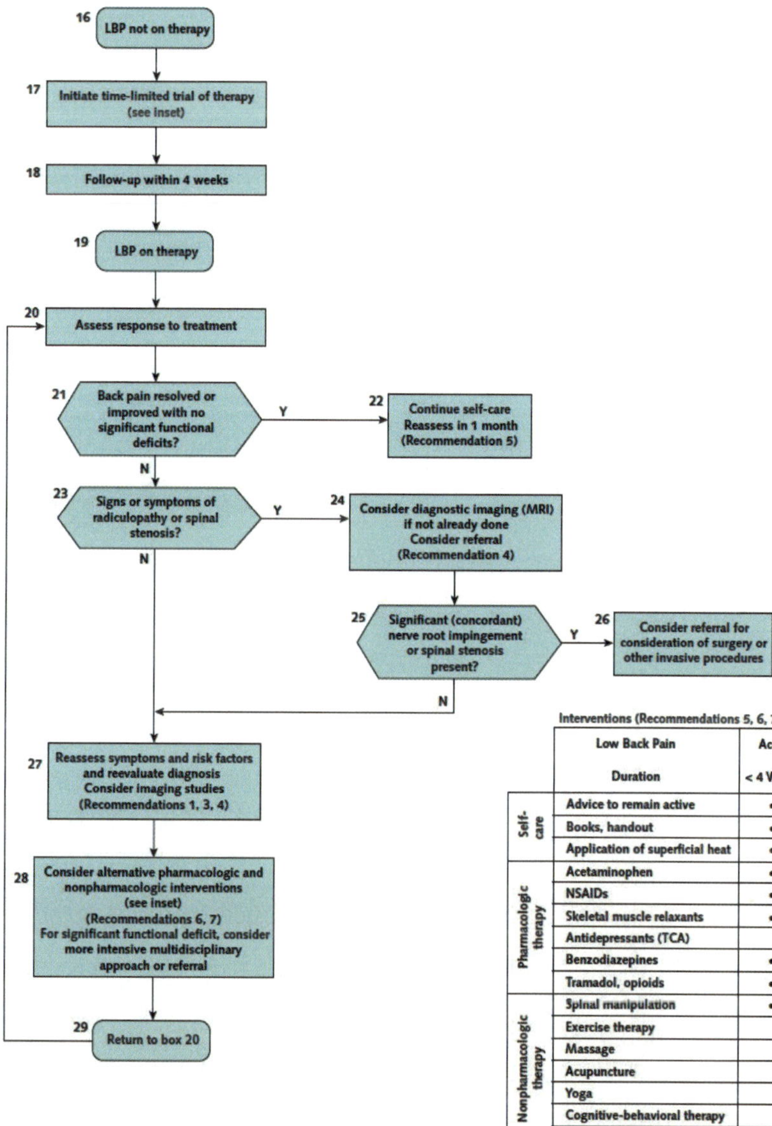

Interventions (Recommendations 5, 6, 7)

	Low Back Pain Duration	Acute < 4 Weeks	Subacute or Chronic > 4 Weeks
Self-care	Advice to remain active	•	•
	Books, handout	•	•
	Application of superficial heat	•	
Pharmacologic therapy	Acetaminophen	•	•
	NSAIDs	•	•
	Skeletal muscle relaxants	•	
	Antidepressants (TCA)		•
	Benzodiazepines	•	•
	Tramadol, opioids	•	•
Nonpharmacologic therapy	Spinal manipulation	•	•
	Exercise therapy		•
	Massage		•
	Acupuncture		•
	Yoga		•
	Cognitive-behavioral therapy		•
	Progressive relaxation		•
	Intensive interdisciplinary rehabilitation		•

• Interventions supported by grade B evidence (at least fair-quality evidence of moderate benefit, or small benefit but no significant harms, costs, or burdens). No intervention was supported by grade A evidence (good-quality evidence of substantial benefit).

MRI = magnetic resonance imaging; NSAIDs = nonsteroidal anti-inflammatory drugs; TCA = tricyclic antidepressants.

그림 19-4 Management of low back pain *(LBP)*

5 예방

· 적정 체중 유지.

· 올바른 방법으로 물건을 들 것 – 무릎을 굽히고 등은 곧은 상태를 유지한다.

· 스트레스가 LBP의 강도에 어떤 영향을 끼치는지 인식을 할 것.

· 신체적 건강을 유지.

· 연어나 면실유 등 자연적인 항염증성 음식을 섭취.

6 치료

● For Acute Low Back Pain

· No radiographic studies unless "red flag" present.

· Pharmacology:

Ibuprofen up to 800 mg tid or Acetaminophen 500 mg 1–2 tabs qid.

· Manual therapy: Chiropractic or osteopathic manipulation. 3–4회 시행 후 re-evaluation

● For Chronic Low Back Pain

· 만성 LBP를 보이는 모든 환자에게는 운동 요법, 정신과적 요법을 포함하는 통합적 계획을 세우고 추가적인 보완 대체의학적 치료를 고려한다.

· Exercise therapy: Stretching, strength and endurance training, gradual aerobic exercise 또는 이들의 조합. 개개인에 맞추어진 프로그램 또는 개인 교습을 받는 환자들이 좋은 결과를 보인다.

· Psychological approaches: Relaxation techniques, positive reinforcement of healthy behaviors, imagery, biofeedback.

· Yoga

· Acupuncture

· Chiropractic care

· Osteopathic manipulative therapy

· Massage

참고 문헌

1. Kohatsu W. Chapter 63 - Low Back Pain *Rakel: Integrative Medicine, 2nd ed.* 2007
2. Clinical Efficacy Assessment Subcommittee of the American College of Physicians and the American College of Physicians/American Pain Society Low Back Pain Guidelines Panel. Diagnosis and Treatment of Low Back Pain: A Joint Clinical Practice Guideline from the American College of Physicians and the American Pain Society. *Ann Intern Med.* 2007;147:478-491.
3. Wipf J, Deyo R: Low back pain. *Med Clin North Am* 1995; 79:231-245.
4. Wolsko PM, Eisenberg DM, Davis RB, et al: Patterns and perceptions of care for treatment of back and neck pain: Results of a national survey. *Spine* 2003; 28:292-297.
5. Ernst E, Pittler MH: Experts' opinion on complementary/alternative therapies for low back pain. *J Manipulative Physiol Ther* 1999; 22:87-90.

제20장

부 종

서 주 영

1 부종의 정의

부종(edema)의 정의는 임상적으로 두드러지게 나타난 간질액(interstitial fluid)이 비정상적으로 축적된 상태를 말하며, 원인과 기전에 따라서 전신에 나타나면 전신 부종, 특정 부위에 나타나면 국소 부종이라고 일컫는다. 전신 부종은 얼굴, 특히 눈 주위에 두드러지게 나타나며, 피부를 눌렀을 때 자국이 수분 이상 지속되는 함요 부종(pitting edema) 소견을 보이기도 한다. 환자들은 평소에 끼던 반지가 조인다든지 저녁에 신발신기가 어렵다고 호소하는 등으로 부종을 표현하기도 한다.

2 기전

1) 스탈링 법칙(Starling forces)

체액의 분포는 혈관계와 간질액의 정수압과 교질 삼투압의 균형에 의해 이루어지는데 이들의 변화에 의하여 혈관내의 체액이 간질이나 흉강 및 복강으로 이동함으로써 부종이 발생한다.

2) 모세혈관의 손상 (Capillary damage)

모세혈관의 손상으로 단백질이 간질로 유입되면 부종이 일어난다. 이러한 변화는 약물이나 감염, 열이나 기계적 손상이 있을 때 일어난다. 염증과 동반하여 부종이 일어나면 발적, 열, 압통과 같은 징후를 보인다.

3) 유효동맥혈량(Effective arterial volume)의 감소

심장 박출량의 감소 또는 혈관계 저항으로 유효동맥혈량이 부족하여 염분 저류가 일어나 수분이 축적되고 결국 부종으로 이어진다.

4) Renin-Angiotensin-Aldosteron (RAA) system

유효동맥혈량의 부족은 신장혈류량을 감소시켜 RAA system을 활성화 시킨다. 심부전이나 신증후군, 간경화증에 의한 2차성 부종이 있는 환자는 지속적으로 aldosteron이 분비되어 유효동맥혈량 부족상태가 된다.

3 진단

진단은 일단 전신 부종과 국소 부종인지 분류하고 환자의 병력, 진찰, 혈액검사, 신장기능검사, 전해질검사, 소변검사, 갑상샘기능검사, 흉부 x-선, 심전도를 통해서 원인을 알아보고 의심되는 질환에 대하여 추가 검사를 시행한다. 병력 청취는 주의 깊게 심장질환, 간질환, 신장질환, 갑상샘 질환에 대해 물어보고 고혈압과 당뇨병, 결핵, 간염이 있었는지 알아본다. 복용하고 있는 약물에 대해서 소상히 물어보고 특히 부종을 일으킬 만한 약물을 오래 사용하지는 않았는지 확인한다.

1) 전신 부종

전신 부종을 일으키는 경우는 심장질환, 간질환, 신장질환, 갑상샘질환, 영양 이상, 저알부민혈증, 빈혈, 약물, 특발성 부종, 월경전 증후군, 쿠싱 증후군 등이 있다.

심장질환은 기좌호흡이나 야간 발작성 호흡곤란과 같은 증상을 동반할 수 있으며 이학적 검사에서 목정맥압(jugular venous pressure)의 증가, S3 gallop 등 울혈성 심부전의 소견을 관찰할 수 있다. 심장질환이 의심되면 기본적인 혈액검사를 포함하여 흉부 x-ray, 심초음파를 시행해 볼 수 있다.

간질환은 복수가 두드러지지 않는 이상 호흡곤란은 드물며 알코올 남용이나 바이러스 간염 등 병력이 있다. 목정맥압은 보통 정상이거나 낮고, 만성 간질환에서 보일 수 있는 복수, 황달, 손바닥 홍반(palmar erythema), 거미혈관종(spider angioma) 같은 소견을 종종 관찰할 수 있다. 검사소견으로 혈청 알부민, 콜레스테롤의 감소, 저칼륨혈증, 대적혈구성 빈혈(macrocytic anemia)

소견을 보일 수 있다.

신증후군인 경우에는 단백뇨(>3.5g/d), 저알부민혈증(<3.5g/dL), 고콜레스테롤혈증을 보이며 다양한 신장질환(사구체신염, 당뇨병성 신질환 등)의 경과 중에 발생하지만 이전 신질환 병력 없이도 나타난다.

신부전은 보통 요독 증상(불면증, 식욕 감소 등)과 더불어 만성적으로 나타나고 혈청 크레아티닌(creatinine)과 요소질소(BUN)의 증가, 고인산혈증, 저칼슘혈증, 빈혈 소견 등을 확인할 수 있다.

2) 국소 부종

국소 부종은 림프부종, 만성 정맥부전증, 점액수종, 악성종양, 지방부종, 노인성 하지부종, 약물 등이 원인이 된다. 국소 부위에 홍반, 열감 등 동반 증상으로 감염이나 과민성 반응을 의심해 볼 수 있다. 한쪽 다리 또는 팔 혹은 양쪽 팔에 국한된 부종은 보통 정맥, 림프관 부전 또는 폐쇄가 원인이다. 울혈성 심부전인 경우에는 전신 부종으로 나타나기도 하지만 자세에 의한 영향으로 저녁에 양쪽 다리로 부종이 심화되기도 한다. 마비가 있는 환자는 한쪽으로 자세가 치우쳐져 있는 경우 영향을 받는 부위로 정맥 또는 림프관의 흐름이 원활하지 못하여 한쪽으로 부종이 생긴다.

림프부종은 림프계 손상으로 인해 단백질이 풍부한 체액이 국소적으로 간질에 과다하게 축적된 경우이다. 발에 림프부종이 생기면 부종으로 인해 발가락이 등쪽으로 구부려지지 않고(stemmer's sign), 발이 부어 사각형 모양(squared-off)이 되는 것을 보인다. 1차성 림프부종은 정확한 원인은 모르나 림프관 판막의 불현성이나 변이에 의해서 발생한다. 2차성으로 발생하는 경우가 대부분이며 주로 암이나 암 치료후 림프절의 손상으로 림프액 이동경로에 장애가 생겨 부종이 생긴다. 선진국과 달리 후진국은 90% 이상이 사상충증(filariasis)으로 생긴다.

갑상샘저하증으로 생기는 점액부종(myxedema)은 건조하고 물컹물컹한 부종이 얼굴의 안검, 볼, 코, 입과 하지(경골 부위)에 생기는데, 이것은 피부조직에 점액다당류(mucopolysacarride)가 축적되기 때문이다. 갑상샘저하증의 다른 증상과 갑상샘호르몬검사로 진단할 수 있다.

급성으로 생긴 한쪽 다리의 부종, 입원, 수술 등 고위험군은 깊은정맥혈전증(Deep vein thrombosis)일 가능성이 있으므로 D-dimer 등을 시행하고, 정맥부전이 의심되면 도플러 초음파, 악성 종양에 의한 림프부종이 의심되는 경우에는 CT 등을 시행한다.

3) 약물에 의한 부종

흔히 쓰이는 많은 약물들이 부종을 일으킬 수 있다. 약물에 의한 부종은 용량을 과도하게 사용하였거나 장기간 사용한 경우에 발생한다. 칼슘통로차단제 중에 Dihydropyridine계통 약물

표 20-1 부종을 일으키는 약물

Nonsteroidal anti-inflammatory drugs
Antihypertensive agents
Direct arterial/arteriolar vasodilators
Hydralazine, Clonidine, Methyldopa, Guanethidine, Minoxidil
Calcium channel antagonists (esp. Dihydropyridine)
α-Adrenergicantagonists
Thiazolidinediones
Steroid hormones
Glucocorticoids, Anabolic steroids, Estrogens, Progestins
Cyclosporine
Growth hormone
Immunotherapies
Interleukin 2
OKT3 monoclonal antibody

(...dipine)은 주로 발에 부종을 잘 일으킨다.

4) 특발성 부종(Idiopathic edema)

대부분 여자에서 발생하며 월경주기와 상관없이 주기적으로 발생하는 부종으로 월경전부종과는 구분되어야 하는 질환이다. 아직까지 원인은 밝혀져 있지 않다. 진단은 다른 전신 질환을 배제하고 임상적 소견으로 이루어지며, 아침보다 저녁의 체중이 0.7kg 이상 증가하고 종종 복부팽만감을 동반한다. 물부하실험(water loading test)으로 20ml/kg의 물을 마신 후 누워서 4 시간 후와 서서 4 시간 후의 소변량과 배설된 나트륨량을 비교하는 진단법이 있기는 하나 부신부전증, SIADH, 비만에서도 양성소견을 보일 수 있다.

5) 지방 부종

피하지방이 비정상적으로 많이 축적된 경우로 여성 호르몬이 관여하며, 주로 골반에서 발목사이에 생긴다. 지방세포의 과다 생산으로 작은 혈관구조에 변화를 일으킨다고 여겨진다. 환자들은 다리, 허벅지, 골반이 무겁다고 생각하고 자주 통증을 느끼고 자주 타박상을 입는다.

4 치료

부종의 치료는 진단에 따른 원인을 치료한다. 그렇지 못한 경우에 증상 치료를 하게 된다.

1) 일반적인 치료

모든 환자들이 이뇨제 등과 같은 약물 치료가 요구되는 것은 아니며, 염분 제한, 다리를 올려주는 등 일반적인 치료에도 효과를 볼 수 있다. 또한 약물치료를 하더라도 이와 같은 비약물치료도 하는 것이 좋다.

2) 약물에 의한 부종

이뇨제를 사용하여 치료하기 보다는 원인 약물을 끊는 것이 가장 중요하다. 칼슘통로차단제에 의한 발 부종은 ACE-inhibitors나 ARB 등으로 바꾸는 것을 고려한다.

3) 만성 정맥 부전증

원인 질환(심부정맥혈전, 정맥류) 교정이며, 이뇨제는 필요하지 않지만 제한적으로 사용가능하다. 부종이 있는 다리는 심장보다 올리고, 스타킹을 착용하면 정맥 고혈압과 부종을 감소시킨다. 장거리 비행일 때, 긴 수술시간이 요구될 때, 중환자실에 입원해 있을 때 스타킹을 착용함으로써 깊은정맥혈전증을 예방한다.

4) 특발성 부종

먼저 일반적인 치료를 권한다. 소금 섭취량을 줄이고 주변 환경의 발열장치를 치우고, 쉴 때는 바로 누워서 매일 수 시간 충분히 휴식을 취한다. 걷기 등 운동이 도움이 된다고 하며, 비만인 경우에는 적정 체중으로 감량한다. 스타킹을 아침에 일어나자마자 착용하는 것도 방법이 되지만 효과는 확실치 않다. ACE-inhibitors, progesteron, bromocriptine, dextroamphetamine 등이 일반적인 생활요법에 효과가 없는 환자들에게서 도움이 되었다는 보고가 있었다. 이뇨제는 초기에 효과는 있지만 계속 사용할 경우 효과가 떨어지고 갑자기 끊을 경우 이뇨제에 의한 부종을 야기할 수 있기에 주의해야 한다. 선택 약제로 spironolactone 50~100mg(최고 용량은 100mg 하루 4회)부터 시작할 수 있으며, 저용량의 thiazide(hydrochlorothiazide 25mg 1회)도 사용할 수 있고, 이뇨제는 이른 아침에 복용하도록 한다.

5) 림프부종

림프관 손상으로 인한 림프부종은 호전이 잘 안된다. 림프 마사지, 압박 치료, 운동, 피부 관리를 이용하여 림프부종을 복합적으로 치료한다. 림프부종은 단백질에 의한 부종으로 이뇨제를 사용하게 되면 오히려 더 악화될 수 있다. 수술적 치료가 시도되었으나 만족스럽지 못하였고, 자가 림프구 이식은 소수의 환자에서 긍정적인 효과를 보고되고 있다.

참고 문헌

1. Harrison's priciples internal medicine, 17th edition. Mc Graw Hill.
2. 염창환. 부종. 최신가정의학. 대한가정의학회.
3. O'Brien JG, Chennubotla SA, Chennubotla RV. Treatment of Edema. Am Fam Physician 2005;71:2111-7.
4. 현혜연, 염창환, 이혜리. 림프부종 환자에서 복합적인 림프 치료법을 통한 치료 효과. 가정의학회지 2002;23(5):646-51

제21장

호흡기 감염(Respiratory tract infections)

이 경 식

1 서론

미국 질병관리센터(Centers for Disease Control and Prevention; CDC)는 매년 외래에서 항생제 처방건수가 1억 건이 넘는다고 추산했다. 이 중에 상당수는 부적절한 항생제 사용으로 생각되며 이는 항생제 내성을 증가시킬 수 있다. 국내의 경우 급성상기도감염에 대한 건강보험심사평가원의 2010년 상반기 약제급여적정성 평가 결과 2002년보다 20% 감소한 것으로 나타나 부적절한 항생제 사용이 감소하는 것으로 평가할 수 있다.

본 단원에서는 상기도 감염에 대한 적절한 항생제의 사용에 대해서 다룰 것이다.

2 소아의 중이염

소아 중이염의 진단에 있어서 요점은 정확한 진단, 통증 평가, 항생제의 적절한 사용이다. 중이염 진단에 있어서 첫 번째 요소는 중이염의 증상과 증후의 갑작스런 발생이다. 두 번째는 고막 팽창, 고막으로 투과되어 보이는 공기액체층, 이루로 특징되는 중이삼출이고, 마지막으로는 중이염의 증후 혹은 증상의 존재로 생각되는 고막의 홍반 혹은 이통이다. 중이염 통증에 대한 적절한 치료는 아세트아미노펜과 이부프로펜이다. 국소제인 벤조카인(benzocaine) 혹은 온찜질이나 냉찜질이 도움이 될 수 있다.

미국 가정의학과 의사협회의 지침에서는 합병되지 않은 급성중이염에 대해서 주의 깊은 관찰의 시기를 가질 수 있다고 조언한다. 이러한 결정은 환자의 나이, 질병의 중증도, 진단의 확실성에 근거하게 된다. 최근 24시간동안 중등도에서 중증의 이통과 섭씨 39도 이상의 고열이 있을 때 중증으로 정의되며, 반면에 경증의 이통과 섭씨 39도 미만의 열의 경우 가벼운 증상으로 정의된다. 주의 깊은 관찰의 시기는 생후 6개월에서 2년의 영유아에서 증상이 가볍고 진단이 확실치 않을 때 선택이 될 수 있다. 그리고 더 나이가 많은 유아에서 증상이 심하지 않을 때 진단의 확실성과 관계없이 선택이 될 수 있다. 이외의 다른 소아에서는 항생제 처방이 추천된다.

항생제 처방 시에는 경증의 환자에서 첫 번째 치료는 고용량의 amoxicillin (80-90mg/kg/day)이다. amoxicillin 치료가 실패할 경우에는 고용량의 amoxicillin/ clavulanate (Augmentin; 80-90mg/kg/day)로 약물을 교체한다. 중증의 환자에서 첫 번째 치료는 고용량의 amoxicillin/clavulanate (Augmentin; 80-90mg/kg/day)로 시작한다.

삼출성 중이염은 중이에 삼출액이 고이나 급성감염의 증상은 없는 것으로 정의하는데 보통 항생제 치료는 필요 없다. 삼출성 중이염은 바이러스성 상기도 감염이나 급성 중이염의 결과로 발생하게 된다. 만약 급성 중이염의 증거가 없을 때에는 삼출성 중이염은 관찰하게 된다.

3 급성 세균성 부비동염

성인과 소아에서 상기도 감염과 급성 세균성 부비동염은 흔히 비슷한 증상을 보인다. 가장 흔한 원인은 급성 중이염을 일으키는 병원균으로 Streptococcus pneumoniae, nontypeable Haemophilus influenzae, 그리고 Moraxella catarrhalis이다. 바이러스성 급성 상기도감염의 증상을 보이는 성인과 소아에서 급성 세균성 부비동염의 진단은 10일이 경과하여도 증상의 호전이 없거나 5-7일 이후 증상이 악화될 때 할 수 있다. 환자들은 비루(鼻涙), 비충혈(鼻充血), 안면 압박감 혹은 통증, 후비루(後鼻涙), 후각감퇴 혹은 소실, 발열, 기침, 피로, 상악골 치통(齒痛), 그리고 이충만감(耳充滿感) 등이 있다. 상당수의 이러한 증상과 증후가 특이적이지 않기 때문에 급성 세균성 부비동염의 정확한 진단은 어렵다.

급성 부비동염의 첫 주동안 항생제의 치료는 권유되지 않는데 그 시점에서 세균감염이 특이적이지 않기 때문이고, 따라서 10일 이상 증상이 지속되거나 증상이 악화될 때 비로소 항생제 치료를 시작하게 된다.

소아에서 급성 세균성 부비동염의 치료제로는 고용량의 amoxicillin, 고용량의 amoxicillin/clavulanate, cefpodoxime, cefdinir 또는 ceftriaxone를 쓸 수 있다. trimethoprim/sulfamethoxazole (Bactrim), macrolides 또는 clindamycin은 환자가 베타락

탐제에 대한 제 I형 과민반응의 과거력이 있을 때 추천된다.

성인에서 급성 세균성 부비동염의 치료제로는 고용량의 amoxicillin, 고용량의 amoxicillin/clavulanate, cefpodoxime, cefdinir, gatifloxacin, levofloxacin, 또는 moxifloxacin을 쓸 수 있다. trimethoprim/sulfamethoxazole (Bactrim), doxycycline, azithromycin, 또는 clarithromycin은 환자가 베타락탐제에 대한 제 I형 과민반응의 과거력이 있을 때 추천된다.

만약 환자가 72시간이 지난 후에도 항생제 치료에 반응하지 않는다면, 환자에 대한 재평가가 필요하고 다른 항생제로 바꿀 필요가 있다. 초기치료 실패 환자에서 CT 스캔이나 비내시경, 또는 부비동 흡입술로 확인이 필요하다.

4 급성 인두염

감염으로 인한 인후통을 호소하는 환자의 대부분은 바이러스가 원인이다. 바이러스성 원인을 시사하는 증상으로는 결막염, 기침, 비염과 설사이다. group A beta-hemolytic streptococcus로 인한 인두염은 소아의 전체 인두염의 15-30%, 성인에서는 10%를 차지한다. AWARE (Alliance Working for Antibiotic Resistance Education) 가이드라인에서는 group A beta-hemolytic streptococcus의 감염이 의심될 경우 신속 항원 검사와 인후 배양을 하고, 이러한 검사 양성에서만 항생제 치료를 권유한다.

미국 질병관리센터(Centers for Disease Control and Prevention)에 따르면 급성 인두염에서 group A beta-hemolytic streptococcus의 위험도를 table 3에서와 같이 평가하도록 권고한다. 이에 따라서 임상적으로 group A beta-hemolytic streptococcus의 위험도가 낮은 환자를 분류할 수 있고, 더 이상의 검사를 하지 않을 수 있다. 중등도의 위험도를 갖는 환자는 항생제 치료 전에 신속 항원 검사를 이용한 확진이 필요한 반면 고위험 환자에서는 경험적 항생제가 고려될 수 있다.

10일간 penicillin V를 투여하거나, penicillin G benzathine을 단독용량으로 구강 투여하는 것은 아직까지 group A beta-hemolytic streptococcus 인두염의 치료로서 유효하다. 그러나 환자 순응도를 높이기 위해서 amoxicillin을 사용할 수 있다. 다른 치료로는 1세대 혹은 2세대 세파계 항생제, clindamycin 혹은 macrolide 계열 항생제 등이 있다. AWARE 가이드라인의 메타 분석에서는 group A beta-hemolytic streptococcus 인두염의 치료에 있어서 penicillin보다 세파계 항생제가 약간 우위에 있다는 결과를 보여주었다.

5 급성 기관지염

기관지염은 객담을 동반하는 기침을 유발하는 기관지 상피세포의 염증이다. 진단은 임상소견을 기본으로 하지만 객관적인 검사는 없다. 객담의 양상은 바이러스성과 세균성 원인을 구별하는데 유용하지 않다. 합병증이 없는 급성 기관지염의 90% 이상은 세균이 원인이 아니다. 따라서 항생제를 비특이적인 기침에서 투여하지는 않는다. 만약 빈호흡, 고열, 비대칭적인 호흡음 또는 다른 증상이 폐렴을 시사할 때는 항생제 처방에 앞서서 흉부방사선 촬영으로 진단을 해야 한다.

만약 기침이 열흘이상 지속될 때는 세균감염을 의심해야 한다. Bordetella pertussis, Mycoplasma pneumoniae, 그리고 Chlamydia pneumoniae 등이 가능한 원인이므로, macrolide 계열 항생제가 추천된다. CDC에서는 azithromycin 7일, clarithromycin 7일 또는 erythromycin 14일을 1개월 이상의 소아와 성인에서 추천한다. 1개월 미만의 신생아는 azithromycin이 추천된다. trimethoprim/sulfamethoxazole (Bactrim)이 2개월 이상의 소아에서 대체제로 사용될 수 있다.

6 비특이적인 상기도 감염

비특이적인 상기도 감염은 흔히 감기로 정의한다. 흔한 원인균으로는 rhinovirus, adenovirus, respiratory syncytial virus, parainfluenza virus 그리고 enterovirus가 있다. 항생제 치료는 일반적으로는 필요 없다. 치료로는 적절한 수분공급, 휴식, 습도 조절, 해열제와 진통제 등이다.

7 인플루엔자

인플루엔자의 증상은 갑자기 발생한 발열, 근육통, 두통, 비염, 심한 피로감, 기침과 인후통 등이 있다. 가장 주된 치료는 대증치료로서 증상을 경감시켜 주는 것이다. 항바이러스제 치료(amantadine, rimantadine, oseltamivir, and zanamivir)는 증상의 기간을 24시간 경감시킬 수 있으나, 증상 시작 후 36시간 안에 투여되어야 효과가 있다. 최근 CDC는 내성으로 인해서 더 이상 amantadine과 rimantadine을 쓰지 말라고 권고한다.

참고 문헌

1. Guidelines for the Use of Antibiotics in Acute Upper Respiratory Tract Infections. Wong DM, Blumberg DA, Lowe LG. Am Fam Physician 2006 Sep 15;74(6):956-66.
2. McCaig LF, Besser RE, Hughes JM. Antimicrobial drug prescription in ambulatory care settings, United States, 1992-2000 [Published correction appears in Emerg Infect Dis 2003;9:609]. Emerg Infect Dis 2003;9:432-7.

표 21-1 Clinical Practice Guidelines Compendium: Children with URI

Illness/pathogen	*Indications for antibiotic treatment*	*Treatment*	*Antibiotic*
Otitis media *Streptococcus pneumoniae*, nontypeable *Haemophilus influenzae*, *Moraxella catarrhalis*	**When to treat with an antibiotic:** recent, usually abrupt onset of signs and symptoms of middle ear inflammation and effusion *and* Presence of middle ear effusion that is indicated by any of the following: bulging of the tympanic membrane, limited or absent mobility of tympanic membrane, air fluid level behind the tympanic membrane, otorrhea *and* Signs or symptoms of middle ear inflammation as indicated by distinct erythema of the tympanic membrane *or* Distinct otalgia (discomfort clearly referable to the ear[s] that interferes with or precludes normal activity or sleep) **When not to treat with an antibiotic:** otitis media with effusion	**Age group** Younger than six months: antibiotics Six months to two years: antibiotics if diagnosis certain; antibiotics if diagnosis uncertain and severe illness Older than two years: antibiotics if diagnosis certain and severe illness **Analgesics and antipyretics** Always assess pain. If pain is present, treatment to reduce pain Oral: ibuprofen or acetaminophen (may use acetaminophen with codeine for moderate-severe pain) Topical: benzocaine	**First-line therapy** High-dosage amoxicillin (80 to 90 mg per kg per day) If severe illness or additional coverage desired: high-dosage amoxicillin/clavulanate (Augmentin; 80 to 90 mg per kg per day of amoxicillin component) **Alternative therapy** Nonanaphylactic penicillin-allergic: cefdinir (Omnicef), cefpodoxime (Vantin), or cefuroxime (Ceftin) Severe penicillin allergy: azithromycin (Zithromax) or clarithromycin (Biaxin) Unable to tolerate oral antibiotic: ceftriaxone (Rocephin)
Acute bacterial sinusitis *S. pneumoniae*, nontypeable *H. influenzae*, *M. catarrhalis*	**When to treat with an antibiotic:** diagnosis of acute bacterial sinusitis may be made with symptoms of viral URI (nasal discharge or daytime cough not improved after 10 days, severe illness with fever, purulent nasal discharge, facial pain) not improving after 10 days or that worsen after five to seven days. Diagnosis may include some or all of the following symptoms or signs: nasal drainage, nasal congestion, facial pressure or pain (especially when unilateral and focused in the region of a particular sinus), postnasal discharge, hyposmia, anosmia, fever, cough, fatigue, maxillary dental pain, ear pressure or fullness. **When not to treat with an antibiotic:** nearly all cases of acute bacterial sinusitis resolve without antibiotics. Antibiotic use should be reserved for moderate symptoms not improving after 10 days or that worsen after five to seven days, and severe symptoms.	Usual antibiotic duration: 10 days Failure to respond after 72 hours of antibiotics: reevaluate patient and switch to alternate antibiotic. Fiberoptic endoscopy or sinus aspiration for culture may be necessary.	**First-line therapy** Amoxicillin (80 to 90 mg per kg per day) **Alternative therapy** Amoxicillin/clavulanate (80 to 90 mg per kg per day of amoxicillin component), cefpodoxime, cefuroxime, cefdinir, ceftriaxone For beta-lactam allergy: TMP-SMX (Bactrim, Septra), macrolides, clindamycin (Cleocin)
Pharyngitis *Streptococcus pyogenes*, routine respiratory viruses	**When to treat with an antibiotic:** *S. pyogenes* (group A streptococcal infection). Symptoms and signs: sore throat, fever, headache, nausea, vomiting, abdominal pain, tonsillopharyngeal erythema, exudates, palatal petechiae, tender enlarged anterior cervical lymph nodes. Confirm diagnosis with throat culture or rapid antigen testing; negative rapid antigen test results should be confirmed with throat culture. **When not to treat with an antibiotic:** respiratory viral causes, conjunctivitis, cough, rhinorrhea, diarrhea uncommon with group A streptococcal infection	Group A streptococcal infection: Treatment reserved for patients with positive rapid antigen test or throat culture	**First-line therapy** Penicillin V (Veetids), penicillin G benzathine (Bicillin LA **Alternative therapy** Amoxicillin, oral cephalosporins, clindamycin, macrolides
Nonspecific cough illness/bronchitis >90 percent of cases caused by routine respiratory viruses <10 percent of cases caused by *Bordetella pertussis*, *Chlamydia pneumoniae*, or *Mycoplasma pneumoniae*	**When to treat with an antibiotic:** presents with prolonged unimproving cough (14 days); should clinically differentiate from pneumonia. Pertussis should be reported to public health authorities. *C. pneumoniae* and *M. pneumoniae* may occur in older children (unusual in those younger than five years). **When not to treat with an antibiotic:** nonspecific cough illness	Treatment reserved for *B. pertussis*, *C. pneumoniae*, *M. pneumoniae*	Macrolides (tetracyclines for children older than eight years)
Bronchiolitis/nonspecific URI >200 viruses, including rhinoviruses, coronaviruses, adenoviruses, respiratory syncytial virus, enteroviruses (coxsackieviruses and echoviruses), influenza viruses, and parainfluenza virus	**When not to treat with an antibiotic:** sore throat, sneezing, mild cough, fever (generally less than 102°F [39°C], for less than three days), rhinorrhea, nasal congestion; self-limited (typically five to 14 days)	Adequate fluid intake; may advise rest, over-the-counter medications, humidifier	None

NOTE: *This guideline summary is intended for physicians and health care professionals to consider in managing the care of their patients for acute respiratory tract infections. Although the summary describes recommended courses of intervention, it is not intended as a substitute for the advice of a physician or other knowledgeable health care professionals. These guidelines represent best clinical practice at the time of publication, but practice standards may change as more knowledge is gained.*

URI = upper respiratory infection; TMP-SMX = trimethoprim/sulfamethoxazole.

Adapted with permission from California Medical Association Foundation. Alliance Working for Antibiotic Resistance Education (AWARE) clinical practice guidelines. Accessed August 3, 2006, at: http://www.aware.md/clinical/clinical_guide.asp.

표 21-2 Clinical Practice Guidelines Compendium: Adults with URI

Illness/pathogen	*Indications for antibiotic treatment*	*Treatment*	*Antibiotic*
Acute bacterial sinusitis *Streptococcus pneumoniae*, nontypeable *Haemophilus influenzae*, *Moraxella catarrhalis*, mainly viral pathogens	**When to treat with an antibiotic:** diagnosis may be made in adults with symptoms of a viral upper respiratory infection that have not improved after 10 days or that worsen after five to seven days. Diagnosis may include some or all of the following: nasal drainage, nasal congestion, facial pressure or pain (especially when unilateral and focused in the region of a particular sinus), postnasal discharge, hyposmia, anosmia, fever, cough, fatigue, maxillary dental pain, ear pressure or fullness. **When not to treat with an antibiotic:** nearly all cases resolve without antibiotics. Antibiotic use should be reserved for moderate symptoms that are not improving after 10 days or that worsen after five to seven days, and severe symptoms.	Antibiotic duration: 10 days Failure to respond after 72 hours of antibiotics: reevaluate patient and switch to alternate antibiotics	**First-line therapy** Amoxicillin **Alternative therapy** Amoxicillin/clavulanate (Augmentin), cefpodoxime (Vantin), cefdinir (Omnicef), respiratory quinolones (gatifloxacin [Tequin], levofloxacin [Levaquin], moxifloxacin [Avelox]) For beta-lactam allergy: TMP-SMX (Bactrim, Septra), doxycycli (Vibramycin), azithromycin (Zithromax), clarithromycin (Biaxir
Pharyngitis *Streptococcus pyogenes*, routine respiratory viruses	**When to treat with an antibiotic:** *S. pyogenes* (group A streptococcus infection). Symptoms of sore throat, fever, headache. Physical findings include fever, tonsillopharyngeal erythema and exudates, palatal petechiae, tender and enlarged anterior cervical lymph nodes, and absence of cough. Confirm diagnosis with throat culture or rapid antigen testing before using antibiotics; negative rapid antigen test results may be confirmed with throat culture. **When not to treat with an antibiotic:** most pharyngitis cases are viral in origin. The presence of the following is uncommon with group A streptococcal infection and points away from using antibiotics: conjunctivitis, cough, rhinorrhea, diarrhea, and absence of fever.	Group A streptococcal infection, antibiotic duration: 10 days	**First-line therapy** Penicillin V (Veetids), penicillin G benzathine (Bicillin LA) **Alternative therapy** Amoxicillin, macrolides (erythromycin preferred in patients allergic to penicillin), oral cephalosporins, clindamycin (Cleoci
Nonspecific cough illness/ acute bronchitis *Bordetella pertussis*, *Chlamydia pneumoniae*, *Mycoplasma pneumoniae*	**When to treat with an antibiotic:** antibiotics not indicated in patients with uncomplicated acute bacterial bronchitis. Sputum characteristics not helpful in determining need for antibiotics. Treatment is reserved for patients with acute bacterial exacerbation of chronic bronchitis and COPD, usually smokers. In patients with severe symptoms, rule out other more serious conditions (e.g., pneumonia). **When not to treat with an antibiotic:** 90 percent of cases are nonbacterial. Literature fails to support use of antibiotics in adults without history of chronic bronchitis or other comorbid condition.	Uncomplicated: not indicated	Chronic bronchitis and COPD: amoxicillin, TMP-SMX, or doxycycline Other (*B. pertussis*, *C. pneumoniae*, *M. pneumoniae*): erythromycin or doxycycline
Nonspecific upper respiratory infection Viral	**When not to treat with an antibiotic:** Antibiotics not indicated; however, nonspecific upper respiratory infection is a major etiologic cause of acute respiratory illnesses presenting to primary care physicians. Patients often expect treatment. Attempt to discourage antibiotic use and explain appropriate treatment.	Not indicated	None
Influenza Influenza virus	**When not to treat with an antibiotic:** antibiotics not indicated. For acute treatment, supportive and symptomatic care is the standard. Characterized by abrupt onset of constitutional and respiratory signs and symptoms such as fever, myalgia, headache, rhinitis, severe malaise, nonproductive cough, and sore throat. The incubation period for influenza is one to four days, with an average of two days. Adults typically are infectious from the day before symptoms begin through approximately five days after onset of illness.	Antibiotics not indicated, but patients often expect treatment.	Antiviral medications available for acute relief of symptoms an for prevention in some cases

NOTE: This guideline summary is intended for physicians and health care professionals to consider in managing the care of their patients for acute respiratory tract infections. Although the summary describes recommended courses of intervention, it is not intended as a substitute for the advice of a physician or other knowledgeable health care professionals. These guidelines represent best clinical practice at the time of publication, but practice standards may change as more knowledge is gained.

URI = upper respiratory infection; TMP-SMX = trimethoprim/sulfamethoxazole; COPD = chronic obstructive pulmonary disease.

Adapted with permission from California Medical Association Foundation. Alliance Working for Antibiotic Resistance Education (AWARE) clinical practice guidelines. Accessed August 3, 2006, at: http://www.aware.md/clinical/clinical_guide.asp.

표 21-3 Strep Score for Group A Beta-Hemolytic, Streptococcus Pharyngitis

Symptom	Points
Fever Absence of cough Cervical adenopathy Tonsillar exudates	+1 +1 +1 +1
Patient' s age 〈15 years 15 to 45 years 〉45 years	+1 0 -1

Total score __________

Score	Probability of strep(%)	Action
-1 or 0	1	No further testing or treatment
1, 2, or 3	10 to 35	Rapid antigen testing: treatment based on result
4 or 5	51	Consider empiric treatment or rapid antigen testing

제22장

두 통

황 승 열

두통은 1년 유병율이 45~70%인 흔한 증상이며 전체 인구 중 90%이상에서 일생에 한번 이상 겪게 되는 증상이다. 이러한 흔한 증상이니 만큼 진료실에서 이차성 두통에 대한 감별은 아주 중요하다고 할 수 있다. 또한 일차성 두통의 적절한 진단이 필요하며 이에 대한 적절한 약물 선택 및 예방이 필요하다.

1 병력 청취

1) 두통의 발병과 진행

두통 발병 당시 상황과 강도가 최고조에 달할 때까지 얼마나 걸렸는지, 언제부터 두통이 시작되였으며, 지금까지 두통양상의 변화가 있었는지, 과거에도 비슷한 두통이 있었는지 알아보아야 한다.

2) 두통의 성격

두통의 강도 (경도, 두통이 일상생활에 지장을 주지 않는다:중등도, 두통으로 인하여 일상생활을 할 수는 있지만 지장이 있다: 심도, 두통으로 일상생활을 할 수 없다), 박동성, 조임, 터질것 같음, 두통의 위치 등

3) 두통의 발병과 연관된 병력

뇌외상이나 고혈압약을 비롯한 약제에 의한 두통, 척추마취에 의한 기립성 두통 발열이 동반된

경우 뇌막염 등의 중추 신경계 감염 또는 상기도 감염등에 대한 병력 조사가 필요하다.

4) 동반 증상

의식장애, 간질발작, 국소 신경학적인 증상 유무, 오심 구토 및 빛 공포증, 소리공포증 전조, 목 경직과 같은 동반질환 유무를 관찰한다.

2 신경학적 및 이학적 검사

두통의 경우에는 신경학적 검사상 특이소견이 발견되지 않을 경우에도 이차성 두통이 발생한 경우가 있으니 절대로 신경학적 검사에만 의지하면 안된다. 두통환자의 신경학적 검사로는 의식평가, 피질기능, 뇌막자극증상 여부를 판단하여야 하며, 내경동맥 박리에 의한 호너증후군을 관찰하거나, 뒤교 통동맥류에 의한 제3뇌신경을 압박을 관찰하기 위하여 동공 및 눈꺼풀검사, 소뇌 기능검사 유두부종 고혈압성 망막병증을 보기위한 안저검사 및 시야 검사 등이 있다.

3 진단을 위한 검사

1) 뇌영상

두통환자에서 뇌영상은 뇌막 또는 뇌실질의 출혈 여부와 구조적인 이상 등을 관찰하기 위하여 시행한다. 뇌종양이나 뇌농양 또는 뇌출혈에 의한 두통인 경우 조영증강 뇌전산화단층촬영이나 뇌자기공명영상등이 시행된다. 동맥류나 뇌정맥 혈전증 경동맥 박리 같은 뇌혈관 질환인 경우 조영증강 뇌전산화단층촬영이나 뇌자기공명영상에서 정상 소견이 보일 수 있어 뇌혈관 조영술을 통한 진단이 필요하기도 하다.

Indications of brain imaging in patients with headache

발생양상

- -급성돌발성두통
- -아급성의 두통이나 빈도나 강도가 점차로 증가하는 경우
- -진행하거나 또는 새로 생긴 매일두통
- -항상 두통이 한쪽만 나타나는 경우
- -치료에 반응하지 않는 두통

인구학적 특성

- 암환자나 HIV보균자에서 새로 생긴 두통
- 50세 이후에 새로 생긴 두통
- 간질 발작과 두통이 같이 나타나는 경우

동반 증상 및 징후

- 편두통이 아닌 경우에 전조를 동반하거나 국소신경학적 증상이나 징후가 나타나는 경우
- 유두부종, 인지기능의 저하 성격의 변화가 동반된 경우

2) 요추천자

두 개내압 상승에의한 원인 불명의 두통 또는 거미막하 출혈, 뇌막의 감염이 의심되는 두통시에 시행한다. 뇌영상상 특이소견이 없으며, 요추천자상 뇌척수액 압력이 증가한 경우 특발성두개내압상승 뇌정맥혈전증 또는 이차성 두 개내압상승의 가능성을 고려하여야 한다.

4 편두통

편두통은 성인 유병율이 6.5%(남 3.2%, 여 9.7%)인 매우 흔한 질환이다. 편두통은 심한 통증으로 인하여 일상생활의 장애 및 삶의 질저하 까지 일으킨다. 따라서 급성기 치료 및 두통의 예방이 치료의 주된 목표이다.

1) 임상소견

두통 정도는 차차 증가하여 수 시간 내에 최고조에 달한 뒤 수 시간 지속된다. 대게 2-3일 지속되며, 드물게 1-2주 지속되는 경우도 있다. 대개 지끈거리는 박동성이며, 일측성이 주로 발생하지만 양측성인 경우도 있다.

(1) 발생기

발생을 예고하는(predromal symptome) 단계로 기분 변화, 공포감 하품 등의 주증상이 편두통 발작 전에 나타난다.

(2) 전구 증상기

두개강내 혈관의 수축으로 혈류량 감소되어 나타나는 여러 가지 전구 증상

(3) 두통 발작기

혈관 수축으로 인한 혈류량 감소로 신경전달물질의 분비로 인한 혈관 확장이 되어, 혈관 주위의 감각신경이 흥분되어 두통을 야기한다는 이론이 있다.

2) 편두통의 진단기준

ICHD-II 편두통의 진단기준

가. 전구증상이 없는 편두통

A. 기준 B~D를 만족하는 적어도 5번 이상의 발작

B. 4~72시간 지속되는 두통(치료를 하지 않았을 경우와 치료가 성공적이지 못할 경우)

C. 다음중 적어도 2가지의 특성을 가지는 두통

1. 편측성 2. 박동성, 3. 중등증 또는 중증 4. 일상 활동(예 걷거나 계단 오르기)에 의해서 악화되거나 일상 활동의 제한을 받는 경우

D. 두통기에 다음 중 적어도 하나 이상

1.구역과(또는) 구토 2.눈부심과 고성공포증

E. 다른 질병에 의한 경우가 아닌 경우

나.전구증상이 있는 편두통

A. 기준 B~D를 만족하는 적어도 2번이상의 발작

B. 전구 증상이 있는 편두통의 6가지 아형에 대한 기준의 B~C를 만족시키는 편두통의 전구 증상

C. 다른 질병에 의한 경우가 아닐 것

다. 편두통형 두통을 동반하는 전형적인 전구 증상

A. 기준 B~D를 만족하는 적이도 2번이싱의 빌작

B. 다음중 적어도 1개 이상으로 이루어지는 전구 증상 그러나 운동근육 약화는 아님

1. 완전 가역성의 시각 증상(빛의 깜박임,점, 선과 같은 양의 양상과(또는) 시력소실과 같은 음의 양상을 포함하는)

2. 완전 가역성의 감각이상(핀이나 바늘로 찌르는 것 같은 양의 양상과(또는) 저림과 같은 음의 양상을 포함하는)

3.완전 가역성의 언어장애

C. 다음 중에서 적어도 2개이상

1. 동측의 시력 증상과(또는) 일측성의 감각이상 증상
2. 적어도 하나의 전구 증상이 5분 이상에 걸쳐 발전되고(또는) 다른 전구 증상들이 연이어 5분 이상에 걸쳐 생길 경우
3. 각 증상이 5분에서 60분 이하로 지속되는 경우

D. 전구 증상이 없는 편두통을 위한 기준 BD를 만족하는 두통이 전구 증상 중이나 전구 증상 이후 60분 이내에 시작되는 경우

E. 다른 질병에 의한 경우가 아닐 것

라. 두통이 없는 전형적 전구 증상

아래를 제외하고 편두통이 있는 전형적 전구 증상과 동일

A. 언어장애가 있거나 없으면서, 운동 근육 약화는 없는 다음 중 적어도 하나 이상이 있는 전구 증상

1. 완전 가역성의 시작 증상(빛의 깜박임, 점, 선과 같은 양의 양상과(또는) 시력소실과 같은 음의 양상을 포함하는)
2. 완전 가역성의 감각 이상(핀이나 바늘로 찌르는 것 같은 양의 양상과(또는) 저림과 같은 음의 양상을 포함하는)

B. 전구 증상 중에 두통이 발생하지 않고 전구증상 후에도 60분 이내에 두통이 발생하지 않는 경우

3) 치료

(1) 비특이약물

-Aspirin과 NSAIDs

염증 반응을 완화시킴으로써 다른 통증과 마찬가지로 편두통도 완화한다. 염증성 단백질의 분비저하와 감각신경의 흥분저해, 자유라디칼 감소, 통각수용기의 흥분저하 Prostaglandin합성 억제 등의 기전을 통해 통증을 감소 시킨다. NSAIDs중 진료 지침상 권고되는 약물로는 ibuprofen, naproxen, diclopenac-K가 있다.

aspirin도 편두통 급성기 치료로 권고되는 약물로 ibuprofen, sumatriptan의 효능이 비슷했다.

-아편제

tramadol은 비전형 아편제 진통제로써 codeine 합성 유사체이며 정주 1시간째 두통이 호전되는 비율이 위약보다 월등하였다. 다만 기존의 아편제보다는 낮지만 호흡부전과 의존 가능성 있어 가급적 편두통 치료제로 사용하지 않는것이 바람직하다.

(2) 특이약물

-5-HT 수용체 작용제

세로토닌(5-HT)은 편두통에 중요한 신경전달물질이다. 대표적인 약물로는 triptans 는 뇌혈관의 후연접부에 위치하여 혈관 활성펩타이드의 분비를 억제하여 뇌혈관을 수축시키고 아세틸콜린 노아드레날린, 세로토닌 등의 분비를 억제한다.

triptans은 편두통의 병태생리학적 기전으로 설명이 잘되는 훌륭한 약물이기는 하지만 부작용이 있으며, 재발률이(1/3)이 높으며, 치료 효과(60~80%)가 비교적 낮고, 약물 금기증이 있어 광범위하게 사용하지 못한다.

-에르고트제

세로토닌 수용체로서의 기능이 있어 급성기 치료로 효과가 triptan 과 비슷하지만 비특이적으로 세로토닌 도파민, 아드레날린 수용체에도 작용하기 때문에 부작용이 많다. 최근에는 사용이 점차 제한되고 있으며, 일본에서는 판매중지 예정이다.

(3) 기타약물(예방적 약물)

-스테로이드

혈관주위의 신경염증 저하 작용 때문으로 생각된다. 임산부에서 임신 1기 이후에 가장 안전하게 사용할 수 있는 편두통 급성기치료약물이며, 편두통지속증, 약물 과용두통, 면역억제제에 의해 유발된 두통 등에서도 효과적이라는 보고가 있다. 임상적으로는 한달에 2일 또는 2-3개월마다 1주일씩 간헐적으로 스테로이드를 사용하는 것이 권고 된다. 하지만 수면장애, 과흥분, 정신질환등의 부작용이 있으므로 사용을 주의하여야 한다.

-베타 교감신경차단제

예방약으로 가장 많이 쓰이며, 80%의 환자에서 50% 이상의 빈도나 강도를 감소 시킨다. 주로 propranolol, timolol이 사용되며, 부작용으로 서맥이 생길 수 있지만 혈압강하의 부작용은 거의 없다.

-항우울제

amitriptyline은 발작의 빈도 강도 기간을 단축시킨다. 부작용으로는 구강건조, 졸음, 신경과민, 식욕감퇴, 어지러움증, 변비 등이 발생할 수 있다.

-칼슘채널 길항제

칼슘채널을 차단하고 혈관 경련을 억제하여 뇌의 저산소증을 예방한다. verapamil이 가장 많이 사용되며, nicardipine, nifedipine 은 효과가 없다. 수개월 후에 효과가 나타나며 발작빈도를

50% 정도 감소 시킨다.

5 긴장성 두통

일차성 두통중의 가장 흔한 질환으로 평생 유병률은 78-87%이다. 저빈도 삽화성 두통은 임상적 의의가 적다고 인전되며, 만성 긴장형 두통은 만성매일두통의 흔한 형태로 삶의 질을 떨어뜨리고 일상생활의 장애를 초래한다.

1) 진단기준

양성 재발성 두통 중 편두통에 합당한 임상양상이 없을 때 진단된다. 주로 양측성, 비박동성, 경도의 두통이 반복되며, 일반적으로 광과민성과 소리과민성, 오심이나 구토가 동반되지 않거나 일부만 동반된다. 특히 자세 변화나 움직임에 따른 두통의 악화가 특징적이다.

ICHD-II 긴장형두통의 진단기준

가. 드문 일과성 긴장형 두통

A. 평균 1개월에 하루 (1년에 12일) 미만으로 발생하는 두통이 적어도 10번이상 이고 기준 B~D를 만족

B. 두통이 30분에서 7일 사이 지속

C. 다음 특성 중 적어도 2개 이상

1. 양측성
2. 누르거나 조이는 듯한(비박동성) 두통
3. 경증 또는 중등도 강도
4. 걷거나 계단 오르기 등과 같은 일상생활에 의하여 악화되지 않음

D. 다음 중에서 둘 모두

1. 구역이나 구토가 없음 (식욕부진은 있을 수 있음)
2. 눈부심이나 고성공포증 중에 한 가지만 있을 수 있음

E.다른 질병에 의한 경우가 아닐 것

나. 잦은 일과서 긴장형 두통

아래를 제외하고 드문 일과성 긴장형 두통과 동일

A. 한달에 1일 이상에서 15일 미만(1년에 12일 이상에서 180일 미만)으로 발생하는 두통이 3

개월 동안 적어도 10일 이상이고 기준 B~D를 만족

다.만성 긴장형 두통

아래를 제외하고 드문 일과서 긴장형 두통과 동일

A. 한 달에 15일 이상 (1년에 180일 이상) 으로 발생하는 두통이 3개월 이상이고 기준 B~D 를 만족

B.두통이 몇 시간동안 계속되거나 끊이지 않을 때

C.다음 중에서 둘 모두

1. 눈부심, 고성공포증 또는 경한 구역 중 한 가지만 있을 수 있음
2. 중등증 또는 중증의 구역이나 구토는 없음

2) 병리기전

말초성 통증기전과 중추성 통증기전 혹은 감작(central sensitization)이 관여한다고 추정된다. 말초성 기전으로는 두개주변부 근육이나 신경의 기계적 자극에 대한 통증 민감성 및 통증 역치 변화, 일부 두개주변부 근육의 위축 등이 제시된다. 중추성 기전으로는 두개주변부 근육의 운동에 따른 상대적 혈류량 감소나 교감신경성 흥분, 통증에 관여하는 뇌피질부의 수축, nitric oxide 공여자인 glyceryltrinatirate 정주 후 두통이 발생하며 이는 nitrate 에 의한 혈관 확장 말초신경의 과흥분성 및 중추성 과흥분성 촉진 등이다.

3) 예방과 치료

만성적인 경한 긴장형 두통으로 내원한 환자는 정상으로 회복되는 것을 원하거나, 심각한 질병을 걱정하므로 치료에 대한 만족도가 낮다. 따라서 두통일지 등을 통한 정확한 상태 평가가 필요하고 적절한 치료 목표를 환자와 의논하여 설정하여야 한다.

참고 문헌

1. 최현림. 제139장 두통 : 최신가정의학. 한국의학. 2007 : 992-1005
2. Kyungmi Oh, MD, PhD. Emerging Options in Migraine Management:Acute Treatment:J Korean Neurol Assoc Volume 26 Suppl. 3, 2008 469-474
3. Soo-Jin Cho, MD, PhD. Tension-Type Headache:Current understanding and Management :J Korean Neurol Assoc Volume 26 Suppl. 3, 2008 480-482

4. Dong Kuck Lee, MD Quality of life in headache patients/Burden of Headache:J Korean Neurol Assoc Volume 26 Suppl. 3, 2008 493-497
5. Mi-Kyung Chu at all, Headache Education in medical colleges and Schools:current Status and Prospect:J Korean Neurol Assoc Volume 26 Suppl. 3, 2008 498-502
6. BYung-Kun Kim, Headache in Emergency Department: J Korean Neurol Assoc Volume 26 Suppl. 3, 2008 177-182

제23장

골다공증

유 병 욱

1 개요

뼈는 살아있는 조직이다. 인체는 항상 뼈를 분해하고 새로운 뼈를 생산하여 교체한다. 그러나 나이가 들수록 뼈가 분해되는 양이 교체되는 양보다 많아지게 된다. 뼈의 내부구조는 마치 벌집같이 구성되어 있어, 골다공증이 진행되는 경우 벌집과 같은 공간이 넓어지게 되는데 이는 골격의 밀도와 내구력이 감소된다. 골다공증은 흔히 "침묵"의 질병이라 불리는데 그 이유는 골격 손실의 증상이 외부로 나타나지 않기 때문이다. 골다공증은 연령에 관계없으나 노인들 특히 폐경기 여성에게 가장 흔히 나타나며, 남성들의 경우 골조직 감소는 대체적으로 느린 편이나 60~75세에는 대부분의 남성과 여성들의 골조직 감소율이 비슷해진다.

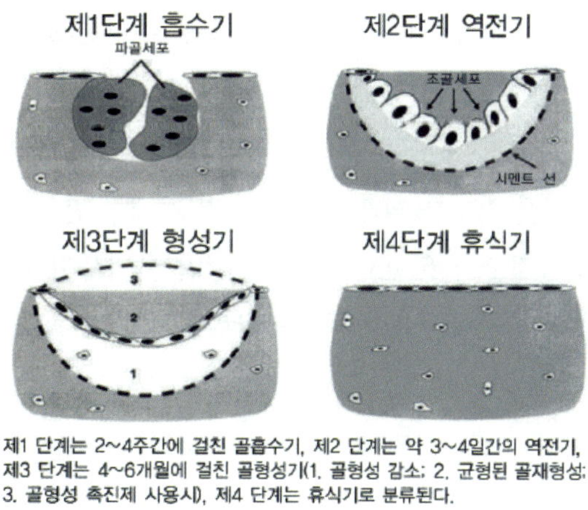

제1 단계는 2~4주간에 걸친 골흡수기, 제2 단계는 약 3~4일간의 역전기, 제3 단계는 4~6개월에 걸친 골형성기(1. 골형성 감소; 2. 균형된 골재형성; 3. 골형성 촉진제 사용시), 제4 단계는 휴식기로 분류된다.

그림 23-1 뼈의 재형성 과정

골다공증은 약해진 뼈에 갑작스런 무리, 충돌, 낙상 등으로 인해 골절이 생기거나 금이 가기 쉬워져 대부분 병원 방문이나 수술 또는 장기간의 입원 등으로 막대한 경제, 사회적 손실을 초래하는 질환이다.

하지만 골다공증으로 인한 골절은 예방과 치료가 가능하다. 약물 치료나 운동, 적절한 식습관과 같은 건강한 생활 방식은 골조직 감소와 골절의 위협을 예방할 수 있게 도와준다.

2 골다공증의 원인

골다공증의 위험 인자와 원인은 다음과 같다.

성별: 남성보다 여성에서 더 많이 발생한다.
연령: 나이가 많을수록 골다공증에 걸릴 위험이 크다.
체격: 작고 마른 체구의 여성에서 많이 발생한다.
인종: 백인과 아시아계 여성에게 많다. 흑인과 남미계 여성의 위험은 상대적으로 낮다.
가족력: 골다공증은 가족성으로 발생하는 경향이 있다.
성호르몬: 생리주기 이상 혹은 폐경으로 인해 에스트로겐 농도가 낮아진 여성에서는 골다공증이 발생할 위험이 크다. 남성에서 테스토스테론 농도가 낮아도 골다공증을 일으킬 수 있다.
칼슘과 비타민 D 섭취: 칼슘과 비타민 D 의 섭취가 적으면 뼈의 소실이 발생하기 쉽다.
약물의 이용: 골다공증 발생 위험을 높이는 약물들이 있다.
신체 활동 정도: 운동을 하지 않거나 장기간 움직이지 않으면 뼈가 약해진다.
음주: 과음은 뼈의 소실과 골절을 일으킬 수 있다.

3 골다공증의 증상

골다공증은 골절이 일어날 때까지 어떠한 증상도 보이지 않는다. 골다공증을 가진 대부분의 사람들은 주로 골반이나 척추, 손목에 골절을 입는다. 하지만 노인들에게서 일어나는 골절은 뼈가 최적의 상태에 있지 않다는 신호이다.

키가 3~5cm가 줄었다면 이는 골다공증으로 인한 척추 골절의 증거일 수 있다. 여러 번의 척추 골절은 척추를 휘게 하며 움츠린 자세를 만들고 또 한 등의 피로나 통증을 불러일으킨다.

골절을 입은 45세 이상의 성인은 의사진찰 후 방사선 검사, 골밀도 검사 및 골스캔 검사 등을 통하여 골다공증의 여부를 확인하여야 한다.

4 골다공증의 진단

1) 방사선(X-선) 검사

외상을 동반하거나 갑작스러운 통증이 발생한 경우 골절이 있는지를 확인하기 위해 방사선 검사가 필요하다. 또한 자세나 키에 변화가 있을 때 방사선 검사가 적절하다. 그러나 골격 조직의 30% 이상이 감소된 경우에만 방사선 검사에서 골 감소가 발견되기 때문에 방사선 검사로는 골다공증을 확진할 수 없다.

2) 골밀도 검사

골밀도 검사는 뼈의 건강 상태를 측정하기 가장 쉬운 도구이다. 골다공증 여부 확인과 골절 위험율, 골다공증 치료제에 대한 반응들이 골밀도 검사를 통해 가능하다. 가장 널리 이용되는 골밀도 검사로서 이중 에너지 방사선 흡수 계측법(Dual-enrgy X-ray absorptiometey, DXA) 검사를 들 수 있다.

골밀도 검사를 통해 적정 골밀도와 개인의 현재 골밀도 비교수치인 T-점수가 주어진다. -2 또는 -2.5처럼 수치가 음의 수를 보일 경우 낮은 골밀도를 의미한다. 수치가 낮을수록 골절 위험이 크다고 볼 수 있다.

폐경 이후의 여성과 50세 이상의 남성에서는 T-값에 따라 골다공증을 진단하고 소아, 청소년, 폐경 전 여성과 50세 이전 남성에서는 T-값을 사용하지 않고 Z-값을 사용한다. Z-값이 -2.0 이하이면 '연령 기대치 이하(below the expected range for age)' 라고 정의하며 이차성 골다공증

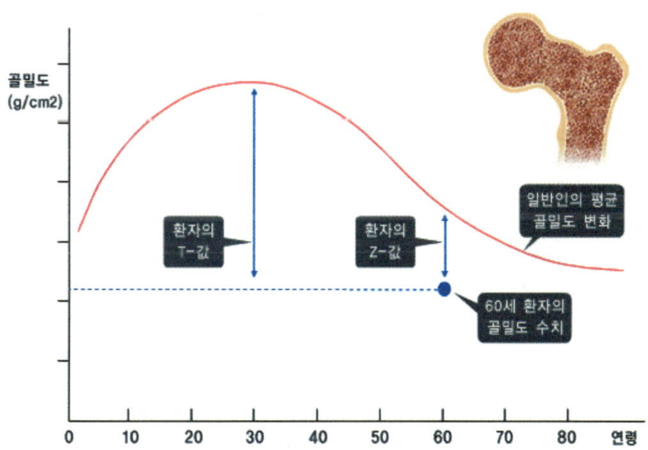

그림 23-2 골밀도 측정의 T 값과 Z 값

의 가능성을 생각할 수 있다.

T-score를 성인여성에 적용하면 다음과 같다.

① 정상은 -1 이내의 T-score

② 골결핍 혹은 낮은 골밀도군은 -1 에서 -2.5 이내의 T-score

③ 골다공증은 -2.5 이하의 T-score

④ 심한 골다공증은 -2.5 이하의 T-score 를 보임과 동시에 한 부위이상의 비외상성 골절 (feagility fracture) 이 동반될 때

현재 국내의 의료보험에서는 -3.0 T-score 이하를 치료대상으로 취급하고 있는데, 예방이 무엇보다도 중요한 골다공증에서는 적어도 -2.0 T-score를 65세 이하의 여성에서 치료 대상군으로 인정하는 것이 올바를 것으로 생각된다. 현재 국내의 의료보험은 1년에 한 번씩의 골밀도 측정을 급여대상으로 인정하고 있다. 그러나 임상적으로는 사용되는 측정기기의 종류, 질환의 상태, 예상되는 부위의 골밀도 변화 정도, 치료법의 종류에 따라서 추적검사의 빈도와 기간을 정해야 한다. 정상골밀도치의 분포와 골다공증으로 분류하는 골밀도치의 분포 사이에 겹치는 부분이 있다는 점을 주의해야 하며, cut-off점을 어디에 두는가에 따라서 그 해석이 크게 달라짐을 알아야 한다.

▶ 뼈 스캔(Bone Scan)

특정 환자의 경우 뼈 스캔이 필요할 수 있다. 뼈 스캔은 골밀도 검사와는 다르지만 흔히 잘못 혼돈되는 경우가 많다. 뼈 스캔은 뼈에 암이나 부상 또는 염증, 새로운 골절 등이 있는지를 확인할 수 있게 한다.

▶ 진단 의학적 검사

소변 검사나 혈액 검사가 가능하며 이를 통해 의사는 골밀도 감소에 미치는 원인에 대해 알아낼 수 있다.

혈중 칼슘량

혈중 비타민 D 함유량

갑상선 기능

부갑상선 호르몬 수치

에스트로겐 수치 확인을 위한 에스트라디올 수치(여성)
테스토스테론 수치(남성)
뼈의 생성을 측정할 수 있는 오스테오칼신(Osteoclastin) 수치

5 골다공증의 치료

치료의 주목적은 골절을 예방하는 것이다. 뼈의 건강을 유지하기 위해서는 칼슘과 비타민D를 충분히 섭취할 수 있는 균형 잡힌 식습관과 규칙적인 운동을 유지하며 낙상에 주의해야 할 것이다.

1) 치료 적응증

폐경후 여성과 50세 이상의 남성이 다음과 같은 경우 치료해야 한다.

· 대퇴골 혹은 척추골절이 있었던 경우
· 골다공증 (T-값 -2.5 이하) 환자
· 골감소증의 경우
  (1) 과거의 기타 골절
  (2) 골절의 위험이 증가된 이차성 원인
  (3) WHO에서 제시한 10년내 대퇴골 골절위험도가 3%
이상이거나 주요한 골다공증 골절 (척추, 대퇴골,손목, 상완골 포함) 위험도가 20% 이상인 경우

2) 골다공증 치료 약물

(1) 비스포스포네이트(Bisphosphonates) 계열

폐경후 골다공증 치료에 알렌드로네이트 5 mg 1일 1회 경구복용, 70 mg 1주 1회 경구복용법이 사용된다. 척추골절이 있는 골다공증 환자에게 알렌드로네이트를 3년간 투여한 연구에서 척추, 대퇴골, 손목골절이 약 50% 감소되었다. 척추골절이 없는 환자에서는 척추골절이 48%감소되었다. 알렌드로네이트는 남성 골다공증에서 골밀도를 증가시킨다.

리세드로네이트는 5 mg 1일 1회 복용, 35 mg 1주 1회 복용은 폐경후 골다공증 치료에 사용된다.

이반드로네이트는 폐경후 골다공증 환자에서 2.5 mg 1일 1회 경구복용, 150 mg 1개월 1회 복용, 3 mg 3개월 1회 정맥 주사로 사용할 수 있다.

졸레드로네이트는 1년에 1회 5 mg을 15분에 걸쳐 정맥 주입하는데 폐경후 골다공증의 치료에 사용된다.

모든 경구용 비스포스포네이트는 연하곤란, 식도의 염증, 위궤양 등 위장관 문제 등 유사한 이상반응을 보일수 있다. 암환자에게 정맥 주사용 비스포스포네이트를 고용량으로 사용하면 턱뼈괴사 (osteonecrosis of the jaw)가 발생한다는 보고들이 있다.

비스포스포네이트계열 약물의 일반적 복용방법은 아침 공복시 약 150 mL 이상의 충분한 맹물과 함께 복용하고, 약물복용 후 적어도 30분 이후 식사를 하거나 다른 음료를 마시거나 다른 약을 복용하며, 이 기간 동안 환자는 눕지 않아야 한다.

(2) 에스트로겐(Estrogen)

에스트로겐은 폐경 후의 증상 및 골다공증 치료에 대한 승인을 받았다. 하지만 최근 에스트로겐을 복용하는 여성들에게서 유방암, 뇌졸중, 응혈 또는 심장 마비가 발생하는 확률이 높다는 점이 지적되었고 미국 식품의약국(FDA)은 되도록이면 치료 기간을 짧게 줄이고 최소한의 양만 복용할 것을 권장하고 있다. 골다공증의 위험이 큰 여성들은 에스트로겐이 함유되지 않은 다른 치료법을 먼저 고려해 본 후에 에스트로겐 치료법을 이용하는 것이 좋을 것이다.

(3) 랄록시펜(Raloxifen)

랄록시펜은 폐경기 이후의 여성들에게 처방된다. 이는 에스트로겐수용체 조절약물 (SERMs:Selective Estrogen Receptor Modulators) 계열 약품으로 에스트로겐이 뼈에 미치는 이로운 효과는 지니면서 에스트로겐이 유방과 자궁에 미치는 부작용은 없는 비호르몬 치료법이다.

(4) 칼시토닌(Calcitonin)

칼시토닌은 폐경 후 적어도 5년 이상 지난 여성들을 위한 골다공증 치료제이다. 갑상선에서 분비되는 호르몬으로 골밀도 감소를 줄이고 척추 골절의 위험을 낮추어주며 심각한 부작용이 없다.

(5) 부갑상선호르몬

PTH(1-34)는 골절의 위험도가 큰 폐경후 골다공증 환자에게 사용된다. PTH(1-34)를 피하로 1일 1회 주사하는 경우 골형성이 증가된다. 18개월 투여 연구에서 PTH(1-34)20 mcg을 매일 주사하면 척추골절의 위험도가 65% 감소하였고, 비척추골절의 위험도가 53% 감소하였다. PTH(1-34)는 일차성 골다공증이 있거나 성선기능저하가 있어 골다공증 골절의 위험도가 증가된 남성에서도 골량을 증가시킨다.

PTH(1-34)을 투여 받는 일부 환자에서 하지의 경련과 어지럼증을 경험하지만 일반적으로 문제가 보고 되지 않았다.

7 골다공증의 예방

골 노화에도 뼈를 보호할 수 있는 여러 가지 방법이 있다. 칼슘과 비타민 D의 충분한 섭취, 규칙적인 운동, 때로는 약물 치료 등이 골밀도 감소를 줄일 수 있다. 이 외에도 집안에 넘어지기 쉬운 구조들을 개조하여 약해진 뼈를 보호하는 것이 바람직하다.

1) 골다공증 예방을 위한 일반적 권고 사항

(1) 칼슘

칼슘과 비타민D는 뼈의 건강에 가장 중요한 영양소이다. 일생 동안 적절한 양의 칼슘 섭취는 최대 골량의 취득과 건강한 뼈를 유지하는 데 필요하며, 뼈의 무기질 침착에 필요한 재료일 뿐만 아니라 뼈의 파괴를 억제하는 효과를 갖고 있기 때문에 골다공증의 예방에 꼭 필요하다.

골다공증을 예방하기 위한 모든 환자는 적당량의 칼슘을 보충하는 것이 좋은데, 50세 미만의 성인에서는 하루 1,000mg, 50세 이상 성인에서는 하루 1,200mg의 칼슘 섭취를 권장하고 있다. 칼슘의 공급원으로 낙농제품과 여러 음식이 있지만, 많은 환자들에서 식사만으로는 칼슘 보충이 충족되지 않기 때문에 칼슘 제제의 보충이 요구된다.

(2) 비타민D

비타민D는 식이를 통한 섭취와 자외선에 의한 피부 합성을 통해 체내로 공급되며 간과 신장을 거치면서 활성형 비타민D가 되어 장에서 칼슘의 흡수를 증가시키고 뼈의 무기질 침착에 중요한 역할을 한다. 비타민D 결핍이 골다공증뿐만 아니라 대장암, 유방암등의 발병과도 관련이 있는 것으로 보고되고 있어 비타민D 보충 치료의 중요성이 제기 되고 있다.

비타민D가 풍부한 음식이 많지 않기 때문에 햇볕을 잘 쬐지 않는 사람이나 노인은 비타민D 부족의 위험이 높기 때문에, 50세 이상의 성인에서는 골다공증의 예방을 위하여 비타민D를 하루에 800-1,000IU 복용하도록 권유하고 있다.

3) 운동

젊은 사람에게서 운동은 유전적으로 결정된 최대 골량을 획득할 수 있는 가능성을 증가시킨다. 최대 골량이 획득된 후 성인에서의 운동은 더 이상 골량을 증가시키지는 않지만, 뼈의 감소를 막을 수 있기에 골다공증에는 체중 부하 운동이나 균형감을 증진시키는 운동을 권장 할 수 있다.

4) 낙상 방지

골절의 발생 기전에서 나타난 것처럼 낙상은 골절 발생의 중요한 요인으로, 적절한 비타민D를 유지하고 신체 활동을 증가시켜 근력과 평형감을 유지하고, 낙상의 위험 요소를 발견하여 교정하는 것이 아주 중요하다.

5) 생활양식의 변화

우선적으로 금연을 시행한다.

음주의 경우에는 소량일 경우에는 뼈의 건강에 큰 영향을 끼치지 않지만, 과도한 음주는 뼈의 건강을 해치며 낙상의 위험도 증가시키므로 피하는 것이 좋다.

참고 문헌

1. http://nihseniorhealth.gov/osteoporosis
2. 대한골대사학회지 제15권 제2호 2008
3. 한국인 영양권장량(제7차 개정, 2000)

제24장

복 통

서 주 영

1 개요

복통은 가장 흔히 접하는 증상 중의 하나이지만, 복통의 원인은 가벼운 질환에서 응급 수술을 필요로 하는 생명 위협적인 경우 등 매우 다양하며, 정확한 진단을 위해서는 주의 깊은 병력 청취, 능숙한 이학적 평가 기술과 신중한 판단력이 요구된다.

복통은 내장신경을 통해서 전달되는 복통, 즉 내장통(visceral pain)과 내장을 감싸고 있는 복막을 자극해서 전달되는 복통, 즉 체벽통(parietal pain)으로 일반적으로 나뉜다. 내장통은 복부 중앙 부위에서 깊숙한 둔통을 느끼게 되는데, 손가락으로 부위를 꼭 집어내기 힘든 미만성 복통으로 보통 장관의 팽창에 기인한 것이다. 체벽통은 예리하고 날카로운 통증이 복막의 신경 분포에 부합하여 나타나며, 통증 부위를 짚어낼 수 있으며, 복막 자극 징후인 압통이 동반된다. 연관통(referred pain)은 자극 부위로부터 먼 거리에 위치한 부위에서 통증이 있는 경우로, 기전은 다른 먼 거리에 위치한 체성구심신경(somatic afferent)과 내장구심신경(visceral afferent)이 같은 척수 단계로 들어와 자극이 전달될 때 발생한다. 내장통과 체벽통 및 연관통, 이 세 가지 통증이 나타나는 과정을 담낭염을 예로 살펴보면, 담낭염이 발생한 환자는 담낭의 염증이 처음에는 명치부(epigastric area)에 둔탁한 통증의 내장통으로 경험하다가, 복막으로 염증이 파급되면 환자는 우상복부에 국소적으로 위치하는 체벽통을 느끼게 되고, 담낭의 염증은 오른쪽 어깨로 연관통으로 나타날 수 있다. 연관통은 통증의 원인을 진단하는데 혼란을 주기도 하는데, 복강내 원인과 흉강내 원인이 동시에 있을 수 있기 때문이다. 특히, 상복부에 통증이 있는 경우에는 흉강내 원인

(예, 심근 경색, 심낭염, 흉막염 등)을 반드시 고려해야 한다.

1) Right upper quadrant : Cholecystitis, Cholangitis, Hepatitis, Budd-Chiari syndrome, Pancreatitis, Pneumonia/empyema, Pleurisy/pleurodynia, Subdiaphragmatic abscess

2) Epigastric : Peptic ulcer disease, Gastritis, GERD, Myocardial infarction, Ruptured aortic aneurysm, Esophagitis, Pericarditis, Pancreatitis

3) Left upper quadrant : Splenic infarct/rupture/abscess, Gastritis, Gastric ulcer, Subdiaphragmatic abscess, Pancreatitis

4) Right lower quadrant : Appendicitis, Salpingitis, Inguinal hernia, Ectopic pregnancy, Nephrolithiasis, Inflammatory bowel disease, Typhlitis

5) Periumbilical : Early appendicitis, Gastroenteritis, Bowel obstruction, Ruptured aortic aneurysm

6) Left lower quadrant : Diverticulitis, Salpingitis, Inguinal hernia, Ectopic pregnancy, Mesenteric lymphadenitis, Inflammatory bowel disease, Nephrolithiasis, Irritable bowel syndrome

7) Diffuse Nonlocalized Pain : Gastroenteritis, Diabetes, Malaria, Bowel obstruction, Irritable bowel syndrome, Metabolic diseases, Peritonitis, Psychiatric disease, Mesenteric ischemia

8) Referred pain

Right shoulder : Liver, Gallbladder, Right hemidiaphragm

Left shoulder : Heart, Tail of pancreas, Spleen, Left hemidiaphragm

Scrotum, testicle : Ureter

2 진단

1) 병력

병력 조사는 다른 어떤 검사실 검사나 방사선 검사들 보다 가장 중요하다. 복통의 발생, 지속적인지 간헐적인지, 점차 심해지는지, 악화 요인이나 완화 요인이 있는지, 동반 증상(발열, 구토, 설사, 변비 등), 과거 병력, 약물 복용력(특히 진통제), 복통의 부위, 복통 양상의 변화 등 자세히 문진한다. 시간이 많이 소요되고 의사 소통이 어려운 경우도 있어 자칫 소홀해 지기 쉽고 오해를 초래하기도 하지만 대부분의 경우에서 병력 조사를 기초로 진단에 접근할 수 있다. 다양한 질환의 가능성을 고려하고 서두루지 말고 자세히 묻고 듣는다. 가임 여성인 경우에는 마지막 월경 날짜와 임신 가능성, 월경통 여부 등 자세히 묻는 것이 필수적이다. 또한 최근 여행력이나 직업, 가족력 등을 조사한다. 일반적으로, 만성적인 증상을 가지고 외래를 찾아온 환자에게서 응급 중재가 필요한 경우는 드물다. 다만 새로 발생한 경우이거나 만성적이고 간헐적인 복통이더라도 갑자기 악화되는 경우에는 매우 위험한 상황을 가져올 수 있는 심각한 질환일 수 있다. 응급 수술이나 중재술이 필요한 경우(예. 대동맥류 파열 등)에는 너무 자세한 병력조사나 불필요한 검사를 보류하고 즉시 상급 병원으로 전원하거나, 수혈이나 수액 보충을 위한 정맥을 확보하거나 수술방으로 이송하는 등 가능한 빨리 조치가 취해지도록 한다. 이런 상황은 일차 의료에서 흔한 경우는 아니지만, 복통의 원인이 심각한 질환인지 아닌지는 감별할 수 있도록 해야 한다.

표 24-1 심각한 문제를 시사하는 복통

쇼크(shock) 상태이거나 의식이 명료하지 않은 경우
복막 자극 징후가 있는 경우
복통이 점차 심해지는 경우
- Cholecystitis, pancreatitis, appendicitis, etc.
복통이 생긴 후에 구토가 뒤따르는 경우
- Acute surgical abdomen, etc.
구토나 설사 후에도 복통이 경감되지 않는 경우
복통이 쉬지 않고 지속적인 경우
복통이 갑자기 발생하고 심한 경우
- Intestinal perforation, arterial embolization, biliary colic, etc.
복통으로 인해 잠에서 깨어 한밤중에 응급실을 내원한 경우

2) 이학적 검사

이학적 검사는 환자의 전반적인 시진에서 시작된다. 얼굴과 자세, 호흡 방식은 여러 가지 정보를 준다. 복막 자극 증상이 있는 환자는 복벽의 긴장을 완화하기 위해 종종 무릎이나 고관절을 굴곡된 상태로 침대에서 거의 움직이지 않는다. 복부의 이학적 검사는 보통 시진, 청진, 타진, 촉진의 순서로 진행한다.

복부의 시진은 수술 흔적이 있는지 살펴보고, 촉진과 함께 복부의 종괴나 허니아 등을 확인한다. 부종, 발적, 점상 출혈 등이 있는지 전체적인 복부의 모양과 피부 변화 등을 살핀다.

청진은 위장관과 혈관계통에 대한 유용한 정보를 제공한다. 장음이 거의 안들린다면 장마비(ileus)를 시사하며, 장음이 항진되어 있다면 장염이나 조기 허혈성 장질환일 수 있다. 기계적 장폐쇄는 고조가 높은 장음이 들린다. 잡음(bruit)은 동맥의 부분적 폐쇄나 동정맥루(arteriovenous fistula), 악성 종양의 가능성이 있다.

촉진은 압통의 위치를 확인하여 감별할 진단을 좁혀준다. 촉진시 환자가 통증에 방어하기 위해 무의식적으로 복벽을 긴장시키는 소견(guarding)이나 복벽을 눌렀다가 갑자기 손을 뗄 때 발생하는 통증인 반발 압통(rebound tenderness)은 복막 자극 증상을 시사한다. 촉진은 통증 부위의 먼 부위에서 시작하여 점차 통증 부위 쪽으로 가까이 시행하고 무릎을 굽힌 상태로 복벽 근육을 이완시켜 주는 것이 좋다. 통증이 복부 전반에 있다면 통증이 가장 심한 곳이 어딘지 확인한다. 소화성 궤양이나 게실염에 의한 천공은 기저 원인 부위에서 가장 압통이 심하기 때문이다.

골반 혹은 직장 수지 검사는 복부 검사상 특이 소견이 없는 경우 충수돌기염의 천공, 게실염, 여러 부인과적 질환, 직장암 등을 감별하는 데 유용하며, 권위자들은 복부 통증이 있는 모든 환자들에게서 시행하도록 권하고 있다.

3) 검사실 검사

급성 복증인 경우에는 진단을 위한 일련의 과정으로 검사실 검사를 시행하는 것도 고려해 볼 수 있다. 20,000/L 이상의 백혈구 증다증은 장 천공, 췌장염, 급성 담낭염, 골반 염증성 질환, 장관 경색 등에서 관찰된다. 그러나 충수돌기염 환자의 25%는 정상 백혈구 수를 갖는다. 헤모글로빈은 동반된 기저 질환을 확인하는 등 유용한 검사항목이다. 요 검사는 요로 감염, 대사성 질환 등을 감별한다. 우상복부 통증이 있는 경우에는 간효소 검사, 총 빌리루빈 및 직접 빌리루빈 검사 등을 시행하고, 명치부나 좌상복부 통증이 있는 경우에는 amylase, lipase 등을 시행하여 췌장염을 감별한다. amylase는 췌장염 외에도 소화성 궤양 천공, 교액장폐색증(stragulating intestinal obstruction), 급성 담낭염에서도 상승한다. 가임 여성인 경우에는 소변 임신 반응 검사(urinary

표 24-2 유용한 검사실 검사들

Hemoglobin
White blood cell count with differential
Electrolytes, blood urea nitrogen, creatinine
Urinalysis
Urine human chorionic gonadotropin
Amylase, lipase
Total and direct bilirubin
Alkaline phosphatase
Serum aminotransferase
Serum lactate levels
Stool for ova and parasites
Clostridium difficile culture and toxin assay
C-reactive protein, ESR
Test for Chlamydia and Gonorrhea

β-human chorionic gonadotropin, β-hCG)를 시행하여 절박 유산, 자궁외 임신 등을 감별하고 일부 방사선 검사가 적합한지 확인하기 위해 반드시 시행한다. 골반통, 심한 질 분비물, 우상복부통증(Fitz-Hugh-Curtis syndrome) 등 성매개감염질환이 의심되는 경우에는 임균이나 클라미디아균 검사도 시행한다.

4) 영상학적 검사

단순 X-ray 검사는 간단하면서도 유용한 정보를 제공한다. 복강내 공기 음영, 석회화 음영 등으로 장천공, 장폐쇄, 요로 결석, 담석증 등을 진단할 수 있다. 직립 흉부촬영(upright chest radiograph)은 복강내 최소 1ml을, 환자가 서지 못하는 경우 시행하는 측와위 복부촬영(lateral decubitus abdominal radiograph)은 5~10ml의 복강내 공기도 확인할 수 있나. 그러나 초기에는 정상 소견을 보일 수 있으므로 시간차를 두고 반복 촬영하거나 입원하여 경과 관찰이 필요한 경우도 있다.

초음파 검사는 담석이나 담낭의 염증, 담관 질환 등 우상복부의 통증이 있는 경우에 유용하다. 그러나 총담관의 담석(stone of common bile duct)을 확인하는 데는 제한이 있다. 초음파 검사는 방사선 노출을 피해야 하는 임신한 여성에서 안전하게 사용할 수 있으며, 질경 초음파를 통하여 자궁외 임신, 난소 난관 염전, 난소 종양 등 부인과적 질환의 진단에 정확성이 높다. 그 외에도 충수돌기염, 대동맥 박리 등을 진단하는데 이용되고 있다.

표 24-3 Common diseases of abdominal pain

Diseases	Characters of history, diagnosis
Acute appendicitis	Crampy visceral pain in periumbilical -> sharp pain in RLQ Nausea, vomiting, fever, lose of appetite Tenderness at McBurney' s point Rovsing' s sign (RLQ pain upon LLQ palpation) Obturator, iliopsoas signs
Diverticulitis	Middle and older age Most common site : sigmoid colon, LLQ Treatment Perforation - surgery Uncomplicative, mild - Antibiotics
Bowel obstruction	History of abdominal surgery(adhesion), hernia Colicky, diffuse pain over 5 minutes intervals Hyperactive high-pitched or hypoactive bowel sound Abdominal plain film, CT(for etiology)
Peptic ulcer	H. pylori infection, NSAIDs Burnig pain, Bleeding (melena, hematochezia, hematemesis)
Irritable bowel syndrome	Chronic abdominal pain or discomfort, constipation, diarrhea, alternating bowel pattern, fecal mucus Non-Life threatening disease
Acute cholecystitis	Gallstones Epigastic area -> RUQ pain, tenderness Murphy' s sign(inspiratory arrest during deep RUQ palpation) Leukocytosis, elevation of alkaline phosphatase, transaminases. Ultrasonography, CT
Acute pancreatitis	Gallstones, alcohol Acute onset, nausea, vomiting Steady pain in epigastric, right or left upper quadrant, radiating into the back. Unable to lie supine, lean forward Elevated amylase, lipase
Acute mesenteric ischemia	Old age, atrial fibrillation or valvular disease Rapid loss of blood supply, thromboembolic disease or vasospasm positive occult blood, but uncommon hematochezia Mesenteric angiography
Ureter stones	Severe pain, often attempting to find relief in multiple, frequently bizarre positions. (cf. patients with peritonitis are afraid to move.) Microscopic or Macroscopic hematuria Costovertebral angle tenderness KUB, CT, IVP

CT(Computed tomography)는 급성 복증을 진단하는데 있어 그 유용성이 증가되고 있다. 과거 진단이 어려웠던 여자 환자의 충수돌기염, 노인 환자의 허혈성 장질환, 외상에 의한 심부 장기 손상 등에 정확하고 신속한 진단에 도움을 주고 있다. CT는 급성 복증의 진단에 민감도와 특이도가 높은 검사로 충수돌기염은 민감도 98%, 특이도 97%로 보고되고 있다.

3 고려해야할 사항

1) 노인

노인은 복통의 진단에 있어 다른 인구 집단에 비해 더 어려운 경우가 많으며, 급성 복증의 경우 사망률이 높다. 발열이나 전해질 불균형 등으로 인한 의식의 변화, 인지 기능 장애, 진통제나 수면제 복용, 치매, 청력 저하, 약물 중독, 정신과적 질환 등으로 자세한 병력 조사가 어려운 경우가 많으며 실제 심각한 감염이나 수술이 필요한 상황에서도 발열이나 백혈구증다증이 나타나지 않기도 하며 기저 심장 질환으로 복용하고 있는 약물 때문에 심계항진도 가려진다. 게다가 통증에 대한 자각과 반응이 떨어져 있어 국소적 통증이 모호하거나 압통을 확인하는 이학적 검사도 어렵게 한다. 고령의 환자는 증상이 뒤늦게 발견되거나 증상들이 비특이적으로 나타나 진단이 늦어지는 경향이 있다. 노인에게서 더욱 유의해야 할 질환으로는 요로 감염, 장 천공, 허혈성 장질환, 소장 및 대장 폐색(악성 종양에 의한), 담관계 질환 등이 있고. 이와 같은 복강내 장기 질환 외에도 당뇨병 신경병증, 당뇨병케토산증, 고칼슘혈증 등과 같은 대사성 질환이나 항응고제를 복용 중인 경우에는 후복강 출혈 등이 있다.

2) 여성

가임 여성의 경우에는 임신의 가능성을 염두해 두고 소변 임신 반응검사부터 확인한다. 여성의 경우 하복부 통증의 원인은 난소 종양 혹은 낭종, 난소난관 농양, 자궁내막증, 자궁외 임신과 같은 부인과적 질환과 관련이 있는 경우가 흔하다.

3) 진통제 사용

진단이 확실히 내려지기 전에 통증을 완화하기 위한 목적으로 마약제나 NSAIDs, 장운동억제제, 항생제 등을 사용하는 것에 대해서 원칙적으로는 권하지 않고 있다.

외래에서 첫 번째 방문으로 최종 진단이 어려울 수 있다. 그러나 일단은 심각한 질환이나 수술이 필요한 상황은 배제하는 것이 필요하다. 또한 오진할 가능성이 있는 근골격계 질환이나 대상포진과 같은 질환도 고려해야 한다. 따라서 한 번에 진단하기 보다는 시간을 가지고 반복해서 진찰하고 주의 깊은 병력 청취를 함으로써 복통의 원인을 살펴 치료 방침을 결정하도록 한다.

참고 문헌

1. Abdominal pain. Harrison's principles internal medicine, 17th edition. McGrawHill.
2. Acute abdomen. Sabiston Textbook of surgery, 18th edition. Sounders.
3. Lyon C, Clark DC. Diagnosis of acute abdominal pain in older patients. Am Fam physician. 2006;74:1537-44.
4. Cartwright SL, Knudson MP. Evaluation of acute abdominal pain in adults. Am Fam Physician. 2008;77(7):971-8.
5. Yeh EL, McNamara RM. Abdominal pain. Clin Geriatr 2007;23:255-70.
6. Flasar MH, Cross R, Goldberg E. Acute abdominal pain. Prim Care Clin Office Pract 2006;33:659-84.

제25장

빈 혈

이 경 식

1 서론

세계보건기구 (World Health Organization)에서는 빈혈을 남성에서는 혈색소 13g/dL, 여성에서는 혈색소 12g/dL 미만으로 정의하고 있다. 대규모 코호트 연구에 따르면 빈혈의 발생률은 나이가 증가함에 따라서 점차적으로 상승하는 양상을 보인다. 65세에서 69세의 경우 매년 새로 발생하는 빈혈은 남성에서 6%이고 여성에서 4%이다. 85세 이상에서는 매년 남성에서 14% 발생률이 증가하고 여성에서는 13% 발생률이 증가한다. 이러한 빈혈의 원인 중에 철결핍성 빈혈과 만성 질환에 의한 빈혈이 가장 흔하며, 노인의 경우 15-25%는 빈혈의 원인이 밝혀지지 않는다.

2 증상

빈혈에 의한 특이적인 증상과 진찰 소견은 중등도 이상으로 심하지 않은 경우 간과하기 쉽다. 결막을 육안으로 확인하여 창백을 확인하는 것은 혈색소 수치(hematocrit)가 9g/dL 이하일 때 빈혈을 진단할 수 있는 유용한 지표이다. 빈혈의 흔한 증상은 운동 시 호흡곤란, 어지럼증, 두통, 이명, 심계항진, 실신, 무력감, 집중력 저하, 식욕부진으로 인한 체중감소 등이 있다. 소아의 경우 성장부진, 신경학적 인지발달 장애, 감염에 취약이 있을 수 있고, 혈관질환이 있는 고령환자의 경우 혈색소 수치가 약간만 감소해도 협심증이 나타나거나 치매나 간헐적 파행이 악화될 수 있다. 급성 출혈에 의한 증상은 빈혈보다는 혈액량 감소의 정도에 따라 다양한 증상이 유발된다.

3 진단

빈혈이 의심되거나 혈액검사로 확진을 한 경우 가장 중요한 것은 빈혈의 원인을 밝히는 것이다. 문진은 실혈을 시사하는 사항을 반드시 포함해야 하는데, 소화기계 출혈의 증상일 수 있는 만성 소화장애, 혈변이나 흑색변, 그리고 혈뇨를 감별할 수 있는 어두운 색의 소변, 최근 수술력 등이다. 여성의 경우는 생리와 임신, 유산에 대해서 자세한 문진을 실시해야 한다. 식사 습관에 대해서 묻는 것도 중요한데, 비타민 B12 결핍을 일으킬 수 있는 채식 위주의 식사를 하는지 묻는다. 소화성 궤양, 식도정맥류 그리고 엽산의 결핍을 일으킬 수 있는 알코올 과음에 대해서도 알아보아야 한다. 만성 염증성 질환과 만성 신장질환도 빈혈과 연관될 수 있다.

복용 약물에 대해서도 자세한 문진이 필요하다. 비스테로이드성 소염제, 와파린 등은 출혈의 위험을 증가시킬 수 있다. 또한 최근의 비정상적인 체중감소, 임파선염, 국한성 골통증 등 악성질환을 시사할 수 있는 소견에 대해서도 세심하게 물어보아야 한다. 이후 문진에 따라 의심되는 질병이 있다면 반드시 해당질병의 진단을 위한 검사를 실시하여 원인질환에 대한 감별진단을 해야 한다.

진찰 소견으로는 창백, 빈맥, 심잡음, 심부전, 혼수 등으로 빈혈의 정도에 따라 차이가 날 수 있으나 빈혈이 심하지 않을 경우 주의 깊게 진찰하지 않으면 간과하는 경우도 있다. 철결핍 시 설염, 설유두의 위축, 수푼형 손톱 (koilonychia), 비타민 B12 결핍 시 보행이상이나 감각이상, 일부 용혈성 빈혈에서의 황달, 비종대, 하지 궤양이 나타날 수 있고, 빈혈을 유발하는 각종 감염, 악성 종양, 간질환, 갑상샘 저하증 등 원인 질환이 동반될 수 있다.

4 검사실 소견

빈혈이 의심되는 경우 일반혈액검사 (complete blood count;CBC)로 진단할 수 있다. 빈혈은 적혈구의 크기 혹은 평균 적혈구 용적(mean corpuscular volume;MCV)에 따라 80fl 이하는 소(적혈)구성, 80~100fl은 정(적혈)구성, 100fl 이상은 대(적혈)구성 빈혈로 나눈다. 적혈구 크기에 따라 나누어진 세 가지 카테고리는 각각의 알고리즘에 따라 빈혈의 구체적인 원인을 진단할 수 있게 한다. 각각의 알고리즘에서 추가로 평가하는 항목은 혈청 페리틴(serum ferritin), 혈청 철(serum iron), 혈청 철 결합능(total iron binding capacity;TIBC), 말초혈액도말검사(peripheral blood smear), 그물적혈구수(reticulocyte count), 비타민 B12, 엽산(folate), 락트산 탈수소효수(lactate dehydrogenase;LDH), 간접형 빌리루빈(indirect bilirubin), 합토글로빈(haptoglobin), 직접쿰즈검사(direct Coombs test) 등이 있다.

5 감별진단

빈혈은 평균 적혈구 용적 (Mean corpuscular voulume;MCV)에 따라서 다음의 3가지 영역으로 나눌 수 있고 그에 따라서 각각의 감별진단을 시행한다.

1) 소구성 빈혈

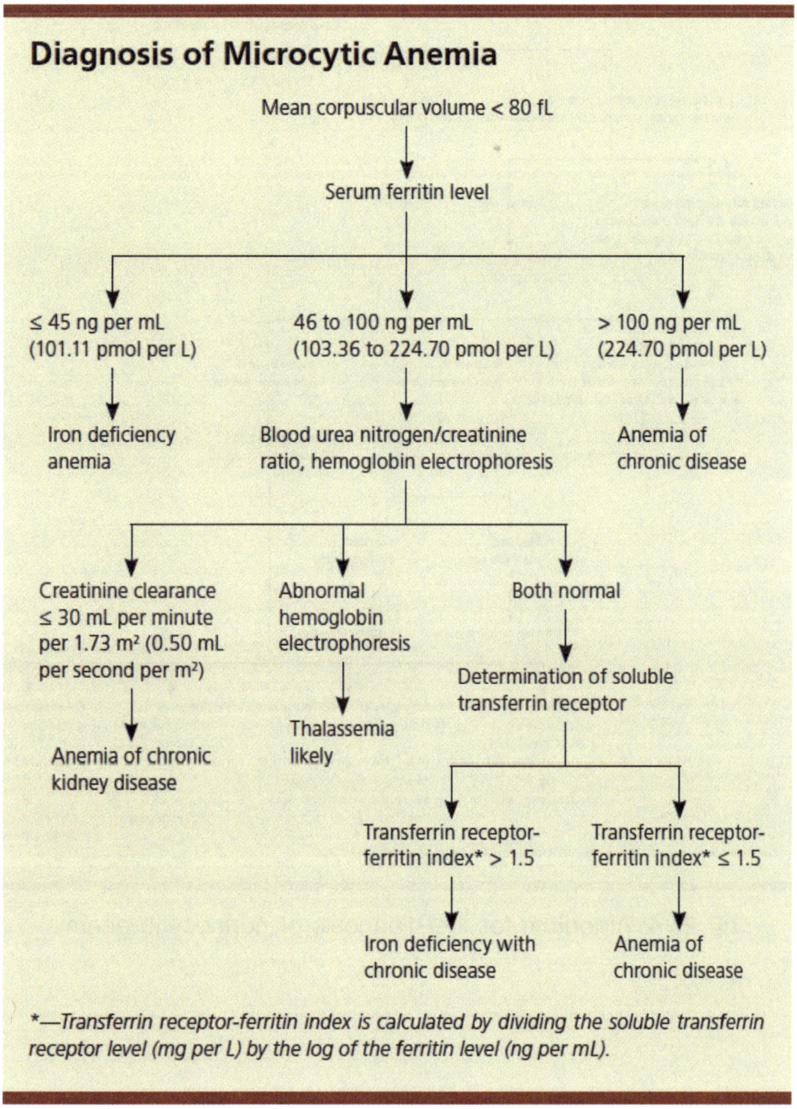

그림 25-1 Algorithm for the diagnosis of microcytic anemia

information from referece 1

2) 정구성 빈혈

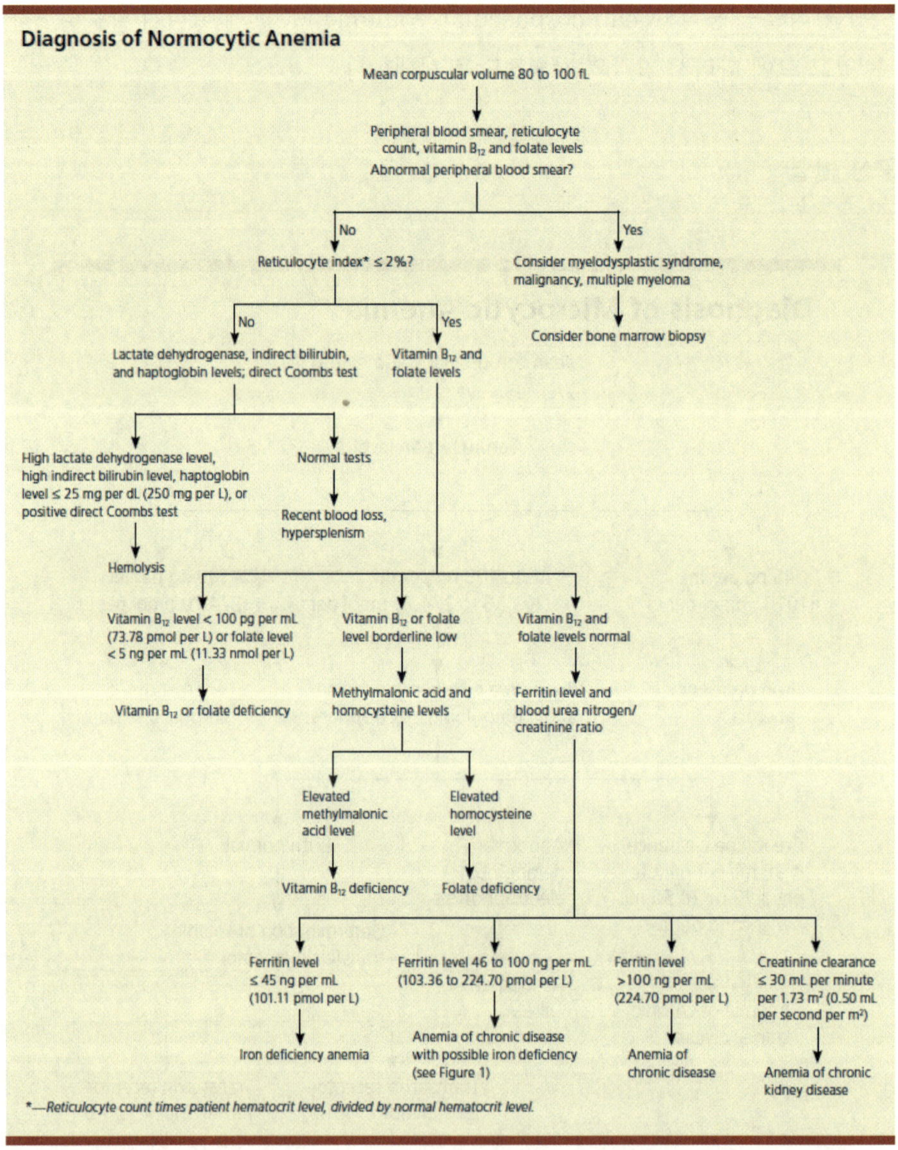

그림 25-2 Algorithm for the diagnosis of normocytic anemia

information from referece 1

3) 대구성 빈혈

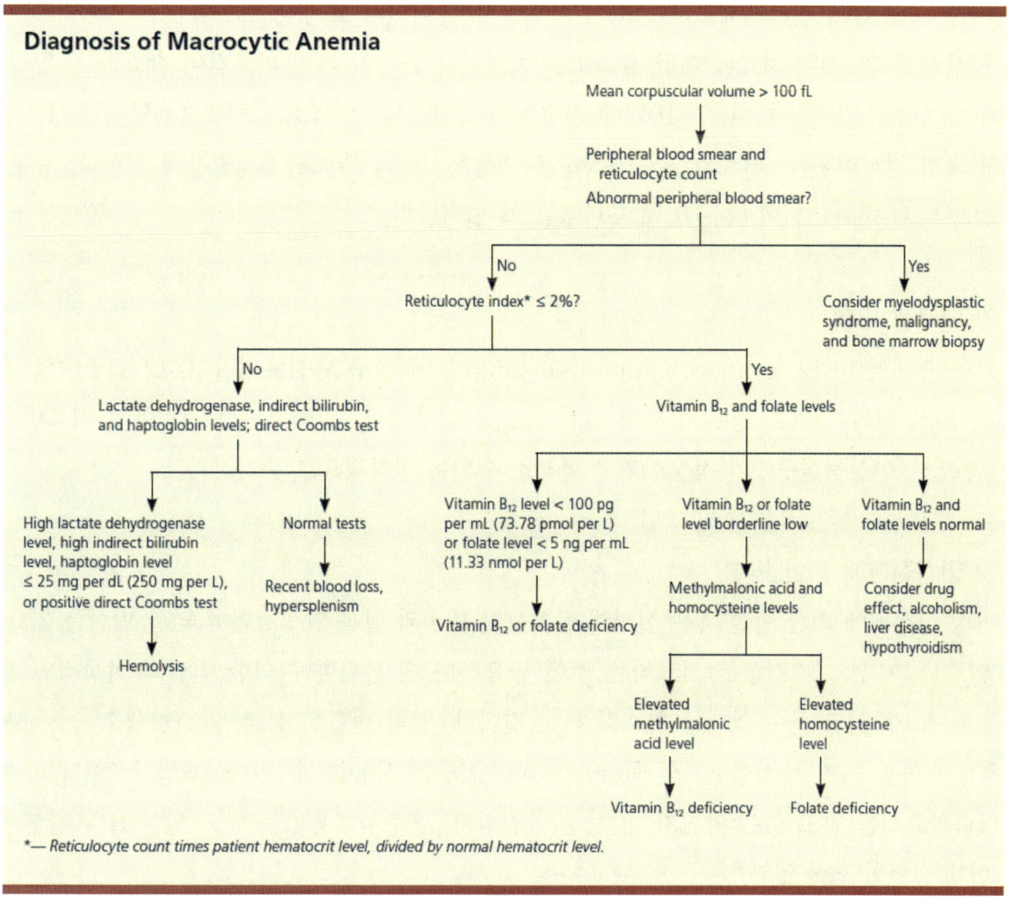

그림 25-3 Algorithm for the diagnosis of microcytic anemia

information from referece 1

6 치료

1) 철결핍성 빈혈

철 요구량이 갑자기 증가하는 임산부와 월경과다, 유아와 사춘기 청소년을 제외하면 철의 섭취량이 부족하여 빈혈이 발생하는 경우는 드물기 때문에 실혈의 원인 질환을 찾아서 치료하는 것이 무엇보다도 중요하다. 철결핍성 빈혈을 위한 철분제제의 하루 용량은 ferrous sulfate, 325mg

(65mg of elemental iron), 혹은 ferrous gluconate 325mg (38mg of elemental iron)이다. 저용량의 철분제제 치료는 15mg의 elemental iron을 액상 ferrous gluconate로 공급하는 것인데, 이는 고용량의 철분제제보다 소화기 부작용을 줄이면서 효과적으로 혈색소와 페리틴 포화도를 향상시킬 수 있다. 치료에 대한 효과로는 치료시작 2~3일 후면 피로감이 감소하고, 망상 적혈구가 3~4일 후면 상승하며, 7~10일에 최고치에 도달한다. 혈색소는 치료 1주일부터 상승하여 2개월 후면 정상화된다. 치료기간은 저장철을 정상화시키기 위해서 6개월간 치료한다. 충분한 철의 보충은 혈청 페리틴이 50μg/L에 도달했을 때 일어난다.

2) 대구성 빈혈

고용량 비타민B12 (cyanocobalamin, 1~2mg/day) 경구투여는 비타민B12 결핍에서 효과적이다. 엽산 결핍이 있을 경우 하루에 엽산 1mg을 복용한다. 영양결핍성 빈혈에서 치료반응으로 일주일안에 망상적혈구수가 정상화되고 혈색소 수치는 점차적으로 증가한다.

3) 만성질환에 의한 빈혈

만성 신장병에 의한 빈혈 혹은 설명이 불가능한 빈혈과 같은 만성질환에 의한 빈혈은 치료가 쉽지 않으나, 우선 기저질환을 치료하는 것이 중요하다. 만성질환에 의한 빈혈의 이상적인 치료는 염증을 최소화하고 골수 억제를 최소화 하는 것이다. 만약 빈혈이 심할 경우(혈색소 수치 10g/dL 이하), 수혈을 하거나 적혈구조혈제(erythropoietin)를 사용할 수 있다. 적혈구조혈제의 사용은 항암화학요법을 받고 있는 암환자, 만성 신장질환자, 골수억제용법을 받고 있는 HIV 감염환자에게 현재 승인이 되어 있다.

참고 문헌

1. Bross MS, Soch K, Smith-Knuppel T. Anemia in older persons. Am Fam Physician. 2010 Sep 1;82(5):480-7
2. Ania BJ, Suman VJ, Fairbanks VF, Rademacher DM, Melton LJ III. Incidence of anemia in older people: an epidemiologic study in a well defined population. J Am Geriatr Soc. 1997;45(7):825-31.
3. Handin RI. Disorders of the Platelet and Vessel Wall. In: Kasper DL, Braunwald E, Fauci AS, Hauser SL, Longo DL et al., editors. 16th ed. Seoul. McGraw-Hill. 2005;673-80.

4. Sheth TN, Choudhry NK, Bowes M, Detsky AS. The relataion of conjunctival pallor to the presence of anemia. J Gen Intern Med. 1997;12(2):102-6.
5. 대한가정의학회. 최신가정의학. 서울:한국의학, 2007.
6. 대한혈액학회. 혈액학. 초판. 서울:E*Public, 2006;68-71.

제26장

우울증

신 경 숙

1 개요

우울증에는, 가장 대표적인 형태이자 증상이 가장 심한 경우인 ① 주요우울장애(major depression), 주요우울증보다 증상의 정도는 심하지 않지만 2년 이상 증상이 지속되는 경우인 ② 기분부전장애(dysthymia), 유전적인 경향이 있으며, 기분의 높고 낮음이 있는 양극단을 오가는 ③ 양극성 장애(bipolar disorder), 겨울에 악화되고, 봄과 여름에 호전되는 등 계절적 리듬을 타는 ④ 계절성 정동장애(seasonal affective disorder) 등이 대표적인 질환이다.

1) 원인

우울증의 발병에는 유전적, 신경생리화학적, 심리적, 사회적 요인 등 다양한 위험인자가 서로 상호작용하여 발생하는 것으로 추정된다. 첫째, 유전적인 요인이 있을 수 있다. 주요우울장애 환자의 자녀는 일반인들보다 주요 우울장애가 2~3배 많으며, 일란성 쌍둥이에서 주요 우울장애 일치율은 50% 정도이고, 이란성 쌍둥이에서는 10~25%로 유전적인 영향을 받는다. 둘째, 신경생화학적 요인이 있다. serotonin, norepinephrine, dopamine 등의 monoamine계의 조절 이상이 우울증과 관련된 것으로 생각된다. 대표적인 항우울제인 선택적 세로토닌재흡수 억제제(selective serotonin reuptake inhibitor)는 시냅스에서의 serotonin 활성도를 증가시키는데 이로부터 촉발된 신호전달계의 조절변화가 항우울 작용과 관련된 것으로 생각된다. 셋째, 내분비 이상과 관련이 있다. 우울증에 수반하여 나타나는 내분비계의 이상으로는 시상하부-뇌하수체-부신피질 축의 활성도 증가, 갑상샘 기능이상, 성장호르몬 분비 억제 등이 있다. 넷째, 사회 심리학적인 요인이 있는데, 가장 큰 영향을 미치는 것은 상실이다. 배우자, 부모, 자녀 등 가까운 가족의 죽음, 직업의 상실, 경제적 상실, 건강의 상실 등이 우울증에 선행하는 대표적인 스트레스 요인이다. 그 외 성격적 특성의 원인으로는 특히 강박적이고 완벽주의적인 성향이 강한 사람은 자기 자신이나 타인이 자신의 높은 기대 수준에 못 미칠 가능성이 크기 때문에 자신감이 떨어질 수 있고, 타인의 행동에 상처를 입을 가능성이 높다.

2) 역학

우울증은 가정의학과 환자에서 비교적 흔하게 접하는 질환으로 특히 당뇨병, 우울증, 심근경색과 같은 만성 질환을 가지고 있는 사람 중에서 유병률이 더 높은 질환이다. 우리나라에서는 대략 1년에 320만 명 정도 발병하며 여성이 남성에 비해 발병빈도가 2배 정도 높다. 여자는 평생 동안 10~25%, 남자는 5~12% 정도가 한 번은 우울증에 걸린다. 우울증은 전연령에서 나타나는데, 연령의 평균은 약 40세이다. 환자의 50%이상이 20대~50대 사이에 발병한다. 주요우울증은 자살과 밀접하게 관련되어 있으며 자살기도자의 70%가 주요우울장애인 것으로 추정된다.

2 임상소견

1) 정서의 이상

우울한 기분은 우울증의 기본증상으로 상당히 오랜 기간 지속되고 일상생활 전반에 걸쳐 영향을 준다. 우울하다, 희망이 없다, 기운이 없다, 자신이 무가치하다고 느끼며, 혹은 우울하다는 것을 잘 못 느끼고 실제로 보기에도 별로 우울해 보이지 않는 경우도 있다. 대부분 불안 증상을 함께 동반한다.

2) 사고의 이상

자신이나 세상에 대한 부정적 생각을 가진다. 상실, 죄책감, 자살이나 죽음에 대한 계속적 생각 등을 가지며 심하면 건강염려증, 신체망상, 허무망상, 피해망상, 죄책망상 등을 가질 수도 있다. 자살사고는 환자의 약 2/3에서 나타나고 10-15%는 자살시도를 한다.

3) 의욕저하 및 행동장애

흥미나 즐거움의 상실 뿐 아니라 생활 전반에 걸쳐 의욕상실이 나타난다. 이전에 흥미를 가졌던

활동이나 친구, 가족과의 관계를 유지하기 힘들며 에너지 저하로 하던 업무를 끝내지 못하기도 한다. 따라서 학교생활이나 직장생활을 제대로 해내지 못하며 새로운 업무를 시작하기 어렵다.

4) 신체증상

환자의 80%에서 수면장애가 나타나는데 대개 새벽에 일찍 깨고 밤중에 자주 깨며 어떤 문제에 대해 밤새도록 골똘히 생각한다. 대부분 식욕과 체중이 감소하나 일부에선 증가하기도 하며 월경불순과 성욕감퇴가 나타난다.

자율신경계 증상이나 두통, 소화불량, 관절통증 등 구체적인 신체증상을 호소하는 환자들도 많다. 자주 호소하는 신체적 증상으로는 소화기계 장애, 만성 통증, 피로, 광범위하며 설명되지 않는 의학적인 질병력 등이다.

3 진단

1) 병력청취

자세한 병력청취로 동반된 질환여부를 확인하고 증상의 시작시기, 유발요인, 경과와 치료과정, 증상의 심각도와 일상생활에 미치는 영향 등을 평가한다.

2) 진찰과 검사실 검사

만성 질환자에서 우울증을 동반하고 있는 경우가 많기 때문에, 환자들이 호소하는 증상에 대한 평가를 위해 자세한 신체진찰을 수행한다. 기질적인 원인에 의한 우울 증상을 배제하기 위하여 갑상샘검사, 일반화학검사, 일반혈액검사 등을 실시한다.

3) 우울증의 진단기준(DSM-IV-TR, 2000)

다음 증상 중 5가지 이상이 최소 2주간 거의 매일 지속되며, 과거에 비해 기능이 저하된다. 최소한 한 가지 증상은 우울증 진단에 가장 중요한 증상인 우울한 기분 또는 흥미나 쾌락의 상실이어야 한다.

① 거의 하루 종일 지속되는 우울한 기분(mood)

② 거의 모든 활동에서 흥미와 쾌감의 감소(interesting)

③ 현저한 체중 감소 또는 증가, 식욕의 감소 또는 증가(appetite)

④ 불면 또는 수면과다(sleep)

⑤ 정신운동성 초조 또는 지체(psychomotor)

⑥ 피로 또는 에너지 상실(energy)

⑦ 무가치감 또는 과도하거나 부적절한 죄책감(guilt)

⑧ 사고능력 또는 집중력의 저하 또는 우유부단(concentration)

⑨ 반복적인 죽음에 대한 생각, 자살 사고 또는 자살기도 또는 자살기도에 관한 구체적인 계획(suicide)이다.

4) 우울증의 평가척도

우울증의 평가척도들을 이용하여 우울증을 진단할 수는 없지만, 증상의 심각도를 판단하고 시간경과에 따른 증상의 변화를 평가할 수 있는 장점이 있다.

Beck Depression Inventory(BDI)와 우울척도(Zung's Self Rating Depression Scale)은 각각 21개, 20개 항목으로 되어 있으며, 자가보고척도들로 작성하고 점수화하는데 시간과 노력이 적게 드는 것이 장점이다.

Hamilton Rating Scale for Depression (HRS-D)은 24개 항목으로 되어있으며, 76점이 만점으로 의료진이 환자와의 인터뷰를 통해 죄책감, 자살 의도, 수면상태 등 우울증상을 파악하여 점수를 주기 때문에 시간과 비용이 많이 든다. 인지기능이 떨어져서 자가보고 설문지를 응할 수 없는 경우에 필요하다.

그 외, 평가 척도는 아니지만 US Preventive Service Task Force (USPSTF)는 시간에 쫓기는 일차진료에서 시간과 비용을 줄이면서 다음과 같은 2개의 질문으로 우울증 선별검사를 대신할 수 있다. 첫째, “지난 2주간 기운이 없고 우울하거나 절망적이었습니까?” 둘째, “매사에 흥미와 재미가 없습니까?”

일차진료에서 간단하게 사용할 수 있는 선별검사로 Prime-MD (Primary Care Evaluation of Mental Disorder)도 있다. 2개의 문항으로 이루어졌으며, 지난 한 달간 “메시에 흥미나 즐거움이 없어 힘들었습니까?” “기분이 가라앉고 우울하거나 절망감이 들었습니까?” 이 두 개의 문항 중에 하나라도 ‘예’라는 대답이 있으면 우울증의 가능성이 높다.

5) 자살의 위험성 평가

주요우울장애 환자의 약 10~15%가 자살을 시도하므로 우울증이 있는 환자에서 자살위험을 평가하는 것이 중요하다. 자살의 의도를 알아내기 위해서는 개방형의 비평가적인 인터뷰가 필요하다. 자살에 대한 질문을 한다고 해서 환자에게 자살에 대한 생각을 심어주지는 않는다. 자살은 특히 항우울제 치료시작 후 우울한 생각과 감정이 호전되지 않은 상태에서 신체 에너지가 증가할 때 위험하다.

자살의 위험성 평가에 필요한 항목들은 다음과 같다.

① 성별(sex) - 남성

② 연령(age) - 청소년과 노인

③ 우울증상이 심한 경우(Depression)

④ 자살 시도의 과거력(Previous suicide attempts)

⑤ 알코올이나 약물남용(Ethanol abuse)

⑥ 환시, 환청 등의 정신병적인 증상이 있는 경우(Rational thinking loss)

⑦ 사회적 고립(Social supports lacking)

⑧ 자살계획이 치밀한 경우(Organized plan to commit suicide)

⑨ 독신(No spouse) - 미혼에서 가장 높고 이어서 배우자 사망, 별거나 이혼 순

⑩ 질병(Sickness) - 동반된 질병이 있는 경우

6) 감별진단

우울증상은 우울장애가 아닌 경우에도 여러 정신과적 진단에서 출현하므로 감별진단이 중요하다. 특히 범불안장애, 강박장애, 외상 후 스트레스 장애 등의 불안장애와 적응장애에서도 우울증상이 두드러진 경우가 많다. 특히 양극성 장애 환자의 경우 우울 삽화 시기에 항우울제를 복용하면 갑작스럽게 조증을 유발할 수 있다.

우울증을 유발할 수 있는 약물, 고혈압약(β차단제, reserpine), 부정맥치료제, digoxin, 스테로이드, 항파킨슨 약물, 진통소염제, 항생제, 항암제, 항정신병 약물, 진정제 등을 장기적으로 복용했는지 혹은 만성 질환과 관련된 우울증인지 고려해야 한다.

4 치료

1) 약물치료

대부분의 항우울제는 투여 후 2~3주 후에 효과를 보이기 시작해서, 4~6주에서 충분한 효과가 나타나고, 증상이 호전된다 하더라도 최소 6개월은 약물치료를 유지해야 한다. 처음 발생한 주요 우울장애에서 치료 반응이 만족스러운 경우 약물 투여는 일반적으로 4~9개월 지속하는 것을 권하며, 우울증이 2회 이상 발생하는 경우는 치료 기간을 더 길게 유지하는 것이 좋다. 치료시작 후

6~8주내에 치료반응이 적절하지 않다면, 다른 치료를 고려해야 한다. 약물에 반응이 없는 가장 큰 이유는 충분한 용량을 충분 기간 사용하지 않은 경우이다.

과거에 많이 사용하던 삼환계 항우울제는 항콜린성 부작용 및 기립성 저혈압, 심장독성 등으로 거의 사용하지 않는다. MAOI(MAO inhibitor)도 tyramine이 많은 음식과 섭취시 치명적인 고혈압 위기로 인해 최근에 사용되지 않는다.

요즘 많이 사용되고 있는 선택적 세로토닌재흡수 억제제(selective serotonin reuptake inhibitor, SSRI)는 약물복용 초기에 식욕부진, 불면, 성기능장애 등을 일으킬 수 있으나, 심각한 부작용은 적다.

약물 선택에 있어, 항우울제가 가지는 부작용을 환자가 가진 특징적 증세를 해결하는데 적절하게 이용하는 것이 항우울제 선택에 가장 중요한 요소이다. 예를 들면 bupropion은 fluoxetine이나 sertraline보다 성기능장애가 적게 보고되는 반면, paroxetine은 fluoxetine보다 성기능장애가 조금 더 많이 나타나므로, 환자의 연령, 성별, 생활상태에 따라 약물 선택에 참조가 될 것이다. mirtazapine과 같이 식욕을 증가시키는 약이 있는 반면 SSRI와 같이 식욕감소를 일으키는 항우울제가 있으므로, 환자의 영양상태에 따라 고려할 수 있을 것이다. 그 외 진정 효과가 강한 trazodone이나 mirtazapine은 불면증을 동반한 경우에 도움이 될 수 있으나, 환자가 너무 낮에 졸려하는 경우는 SSRI, venlafaxine, bupropion이 더 나은 선택이 될 것이다.

6주이상 항우울제를 사용한 환자에서 갑자기 약을 중단하는 경우 감기 증상, 불면증, 오심, 어지러움, 불안 등의 항우울제 중단 증후군이 발생할 수 있으므로, 용량을 줄이면서 끊는 것을 고려한다.

또한 항우울제의 용량을 올렸거나 병합을 시작했을 때 환자가 진전, 근육 경련, 정좌불능(akathisia), 동공산대, 빈맥 등의 증상이 있는 경우 세로토닌증후군을 의심하여 항우울제를 끊고, 벤조다이아제핀을 쓰면서 보조적인 치료를 시행한다.

벤조다이아제핀은 우울증에서 불안증상이 동반되는 경우에 신속하게 증상을 호전시키므로, 항우운제와 동시에 처방할 수 있다. 그러나 의존의 위험이 있기 때문에 장기간 처방하지 않는다.

2) 심리 사회적인 치료

정신분석치료 보다는 인지행동치료나 대인관계 치료는 경미한 우울증에서 효과를 보이며, 약물치료와 병행될 때 치료효과가 좋아진다.

3) 기타 보조적인 치료

정신병적 증상이 있거나 자살의 위험이 매우 높은 환자, 항우울제 치료에 반응이 낮거나 복용할 수 없는 경우는 Electroconvulsive therapy(ECT)를 고려한다. 그 외 보조적인 방법으로, 바이오피드백, 명상, 요가 등의 이완요법이나 자전거, 수영등의 이완요법 혹은 자전거, 수영 등의 유산소 운동요법도 도움이 된다.

4) 정신과 의뢰의 적응증

자살의 위험이 있는 경우, 망상, 환청 등의 정신병적 증상을 동반하는 경우, 조증을 수반한 정신과적 질환의 병력이 있는 경우, 12주간의 항우울제 치료에 반응하지 않는 경우에는 정신과 의뢰가 필요하다.

참고 문헌

1. Benjamin J. Sadock, Virginia A. Sadock. Kaplan & Sadock's Comprehensive Textbook of Psychiatry. 7th edition. Lippincortt Williams & Wilkins. 2000.
2. Jeannette E. South-Paul, Samuel C. Matheny, Evenlyn L. Lewis. Current Diagnosis & Treatment in Family Medicine. 1st edition. McGraw-Hill Medical 2004.
3. 대한신경정신의학회. 신경정신의학, 2판. 중앙문화사. 2005

제27장

여행 의학

유 병 욱

1 여행의 준비

여행하는 사람의 건강상태에 따라 여행지와 여행의 목적을 정하고 여행지에 대한 충분한 정보를 얻는 것이 중요하다. 인근국가의 단기 방문, 휴양목적의 가족여행, 신혼여행, 사업 목적, 공무에 따른 방문에서 오지 선교여행에까지 다양에 목적과 따라 준비사항이 달라질 수 있다. 또한 거주예정지가 도심의 호텔밀집 지역인지, 오지의 휴양지 서설 또는 자연 야영지인지, 최근의 정치적 상황에 따른 치안 상태 그리고 태풍, 지진 등의 천재지변 등등 에 대한 충분한 정보의 확인이 중요하다.

대한민국의 질병 통제 센터,미국의 질병 통제 센터(http://www.cdc.gov/travel/) 등의 website를 참고 할 수 있다.

1) 해외 여행전 기본 준비 사항

모기물림 방지 및 곤충 매개 전염병 예방을 위해 긴소매 옷, 긴 바지, 모자, DEET 성분이 포함된 모기기피제, 자외선 차단제, 선글라스, 모자, 휴대가방에 비상약 구비, 지사제 및 의사의 지시에 따른 자가 치료를 위한 항생제 등을 준비한다.

2) 건강한 해외여행을 위한 위생 지침

(1) 흐르는 물에 비누를 사용 또는 적절한 세정제로 손을 씻는다.

(2) 병에 담겨 판매하는 물을 이용 식수 및 구강 세정용으로 사용하고, 숙소의 물은 끓여 마시고, 얼음 등은 피한다.

(3) 익힌 조리 음식을 먹으며, 껍질 있는 과일을 직접 껍질을 깎아 먹는다.

(4) 말라리아 유행 지역을 방문할 경우 의사의 처방에 따라 항말라리아 약제를 여행 떠나기 전, 여행 중, 여행 후 귀국해서도 꼭 복용해야 한다.

(5) 콘돔을 사용하여 HIV감염 및 다른 성병으로부터 보호하도록 해야 한다.

2 여행 전 일반적 예방접종

예방접종의 종류에 따라 다르기는 하지만 예방 효과를 갖기 위해서는 어느 정도(수 일에서 수 주)의 시간이 필요하다. 또한 방문하는 국가에 따라 시행하는 예방접종의 종류가 다를 수 있으며, 여러 종류의 예방접종을 동시에 실시하는 경우에는 백신의 종류에 따라서 접종 일 및 여행자들에게 시행되는 정기/권고/필수 예방접종은 전문가들마다 조금씩 다를 수 있다. 따라서 세계보건 기구(WHO)에서 권고하는 아래의 예방접종은 방문하는 국가 또는 지역에 따라 차이가 있기 때문에 예방접종 전 전문가와의 상담이 꼭 필요하다.

아래의 여러 예방접종은 여행객이 의사를 방문했을 때 추천 받는 것으로 대부분 출생 후 국가에서 제공하는 기본 접종이다. 경우에 따라 과거의 접종 기록을 확인하고 추가 접종을 여행객에 추천 할 수 있어야 한다.

-파상풍(Tetanus vaccine매 5 ~ 10년 마다 추가 접종 권장.)

-홍역 (measles vaccine일생 중에 최소 2회 이상 접종해야 함.)

-소아마비(polio vaccine 초기 접종 완료 후 1회의 추가 접종이 권장)

-폐렴구균(pneumonia (pneumococcal) vaccine65세 이상의 여행객에 권장)

-수두(chickenpox vaccine 수두를 앓은 적이 없거나, 접종을 받은 적이 없는 성인의 경우 주치의와 상의 하여 접종을 권장함)

(1) Hepatitis B; Hepatitis B는 vaccine을 통해 예방접종이 가능한 질환으로 우리나라 국민들의 대부분은 기본 3회의 접종이 완료되어 있다. 우리나라 국민들 사이에서 면역력이 평생 유지되는 것으로 알려져 있어, 추가 접종에 대한 인식이 낮으나 여행을 자주하는 20~50대에서 추가 접종 대상자가 증가하고 있다. 일반 외래 검진, 건강검진 등을 통하여 항체 형성이 접종 후 충분히

되지 않았던 사람이나, 항체 역가 감소가 확인된 경우, 최소한 여행 4주 전 예방접종을 하도록 권장해야 한다.

(2) Cholera; 세계보건기구에 의하여 콜레라 예방접종은 더 이상 필수 예방접종이 아니다.

사백신, 생백신의 두 가지 경구용 백신이 있으며, 두 가지 모두 좋은 효과를 나타내며. 경구용 사백신의 경우 killed whole cell (WC) 백신과 whole-cell에 toxic B subunit를 추가한 WC/BS 2 가지가 있는데 이 중 WC/BS가 더 효과적인 것으로 알려져 있고, 면역력은 85~90%정도 되는 것으로 보고되고 있다.

(3) Hepatitis A; Hepatitis A는 vaccine을 통해 예방접종이 가능한 질환이고, 개발도상국에 1개월 거주 시 100,000 여행객 당 300명이 발생하는 것으로 알려져 있다. 1회 투여 후 4주 경과하면 약 95%의 사람에게서 면역력이 형성되는 것으로 알려져 있으며, 6~12개월 후 재 접종하면 면역력이 평생 유지되는 것으로 알려져 있다. 최소한 여행 4주 전 예방접종을 하도록 권장해야 한다.

(4) Typhoid fever; 장티푸스는 개발도상국 여행 시 한 달 체류기간 동안 30,000명당 1명 발생하는 것으로 알려져 있다. 인도, 세네갈, 북아프리카는 10배 정도 더 높은 발생률을 보인다. 장티푸스는 해외여행 시 필수 예방접종은 아니나 미국 질병통제센터에서는 위험지역을 방문하는 여행자들에 대해 예방접종을 권고하고 있다. 예방접종을 하였더라도 그 효과가 100%가 아니며, 개인위생을 철저히 하는 것이 매우 중요하다.

현재 가능한 장티푸스 백신은 2가지가 있으며, 하나는 경구용 Ty21a이며 다른 하나는 비경구용 Vi 다당질 백신으로, 모두 50~80% 정도의 방어력을 보이고 있다.

- 경구용 Ty21a 백신

격일로 총 3~4회 투여하며 냉수(37oC이하)와 함께 공복 상태(식사 한 시간 전)에 하루에 1캡슐씩 복용해야 한다. 약제는 투약직전까지 반드시 냉장 보관해야 하며, 복용 시 씹지 않고 그대로 삼켜야 한다. 장티푸스 노출 1주일 전까지 모든 스케줄을 끝내야 하며, 5세 미만 소아에서 는 효과가 입증되지 않았으므로 권장되지 않는다. 면역 기능 저하자, 임신부, 수유모, 급성 대장염 환자에 대해서는 투여를 금하고 있다. 추가접종은 3년마다 하는 것을 권장하고 있다.

- 비경구용 Vi 다당질 백신

기본접종으로 0.5 mL (25 ug)을 근주 하며, 장티푸스, 노출 2주 전까지 마쳐야 한다. 전신반응의 과거력이 있었던 경우에는 투여하지 않으며, 심장, 신장, 결체조직 질환 및 종양 등 만성 질환에서는 Vi 백신을 접종하지 않는 것이 좋다. 2세 미만에서는 일반적으로 권장되지 않는다.

(5) **Meningococcal meningitis**; 수막구균은 다당질의 항원성에 따라 크게 5가지 혈청형으로 나누어지며 (A, B, C, Y 그리고 W-135) 이들이 전 세계적으로 유행하는 수막구균성 질환의 90% 이상을 차지한다. 아프리카 수막구균 띠(meningitis belt)라고 불리는 사하라 사막 아래 아프리카에서는 혈청 A 수막구균 질환이 건기(12월-6월)에 정기적으로 유행한다. 4가 백신(serogroup A, C, W-135 및 Y) 1회 접종을 통해 건강한 성인의 경우 80~95% 정도의 면역력을 획득할 수 있다. 사하라 아래 아프리카는 수막구균 질환의 위험이 높은 곳으로 건기에 수막구균 띠 지역을 방문하는 여행객들에게 권장된다.

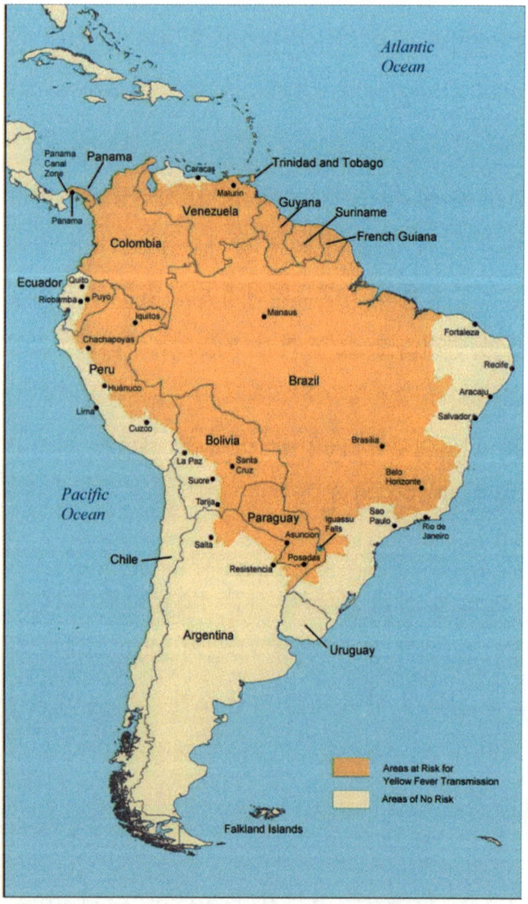

그림 27-1 Yellow fever-endemic zones in the Americas, 2009, CDC)

(6) **Rabies**; 여행객들에서 많은 감염 예가 보고되고 있으나, 감염 위험성에 대한 정확한 보고는 없다. 몇몇 연구에 여행객이 한 달간 머물 경우 약 1000명 당 1~3.6 례 정도로 알려져 있다. 고 위험 국가로는 멕시코, 필리핀, 스리랑카, 인도, 태국, 베트남이 있다.

예방백신으로는 human diploid cell rabies vaccine(HDCV), purified chick embryo cell(PCEC) vaccine, 또는 rabies vaccine absorbed(RVA)이 여행객들에게 일반적으로 권고되는 백신이다. 우리나라에서는 희귀의약품센터에서 구하여 사용할 수 있다.

(7) **Yellow fever**; 황열예방접종은 효과가 100%에 달하는 유효한 접종이나 예방접종을 시행하지 않은 성인의 경우 이 질환에 치명적일 수 있다. 따라서 풍토지역 및 황열 전파지역을 여행하는 여행객의 경우 필수적으로 예방접종을 시행하여야 하며, 세계보건기구에

서도 필수 예방접종으로 지정하고 있다. 몇 국가에서는 그 국가에서 황열 발생이 없어도 풍토지역으로부터 내원한 여행객에 대해서 예방접종증명서를 요구 할 수 있으므로(가봉, 말리, 중앙아프리카 공화국, 니제르, 콩고, 토고, 가나, 볼리비아, 수단, 케냐 등) 아프리카 및 중남미 방문 시 사전에 확인하는 것이 필요하다.

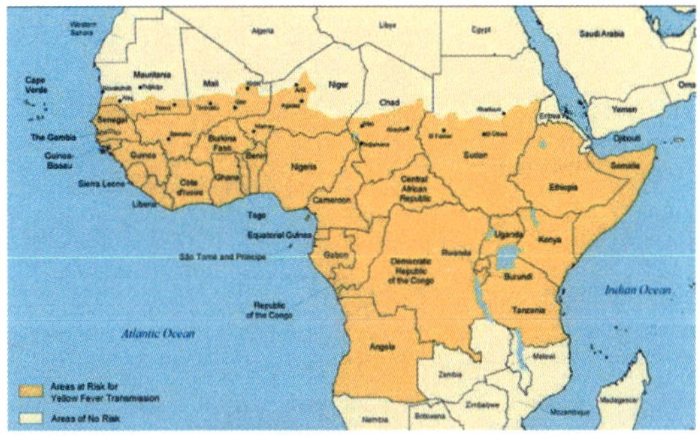

그림 27-2 Yellow fever-endemic zones in Africa, 2009, CDC

황열 백신은 생백신으로 1회 투여 량은 0.5 ml이며, 투여시기는 항체 형성을 고려하여 출국 전 10일이 권장되며, 역가 감소를 고려하여 하므로 10년에 한 번 추가접종이 추천된다. 우리나라에서는 국립의료원 및 국립인천공항 검역소를 비롯한 전국 13개 검역소에서 황열예방접종 투여가 가능하다. 계란 알레르기가 있거나 이전에 황열백신에 과민 반응이 있었던 사람, 6개월 미만의 영아(9개월 미만의 영아의 경우는 동반하지 않거나 여행을 연기하도록 권고), 65세 이상의 고령층, 임산부인 경우 금기이다.

(8) Malaria; 말라리아는 열대 지방 및 아열대 지방에서 가장 흔한 생명에 위험을 줄 수 질환으로 매년 1억2천만 명 이상이 위험지역을 여행하고 있으며, 약 10,000여 명 이상이 말라리아에 감염되는 것으로 보고되고 있다. 말라리아는 빈혈과 황달을 유발할 수 있으며, 급성 신부전, 경련, 쇼크 등 다기능부전으로 악화되어 사망에까지 이를 수 있으므로, 지역별, 국가별, 계절별 특성에 환자의 개개인의 건강상태에 따른 예방적 화학요법을 시행 하여야 한다. 특히 열대성 말라리아(P.falciparum)의 경우 치사율이 높기 때문에 조기진단 및 빠른 치료가 필수적이며, 환자에 대한 말라리아 교육이 중요하다.

(9) Japanese encephalitis; 일본뇌염 예방접종은 농경지역의 여행하거나 여행지역 국가에서 일본 뇌염에 대한 발생 보고 또는 예방 접종에 대한 권고가 발생하는 계절에는 어린이뿐 만 아니라 성인에서도 필요한 접종으로 노출 7일전 시행되어야 한다.

사백신이 권장되며 (An inactivated mouse brain-derived JE vaccine (JE-VAX) 항체 역가가 2~3년간 유지 되는 것으로 알려져 있다.

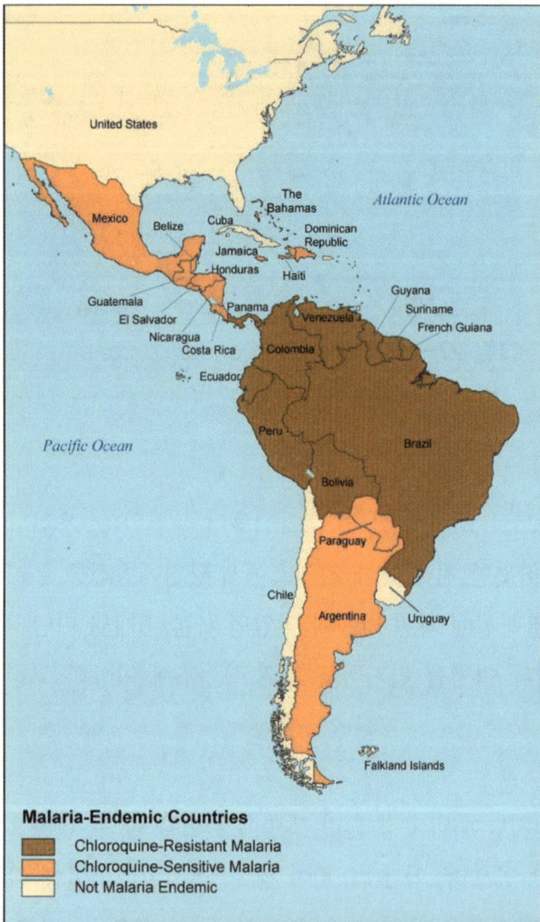

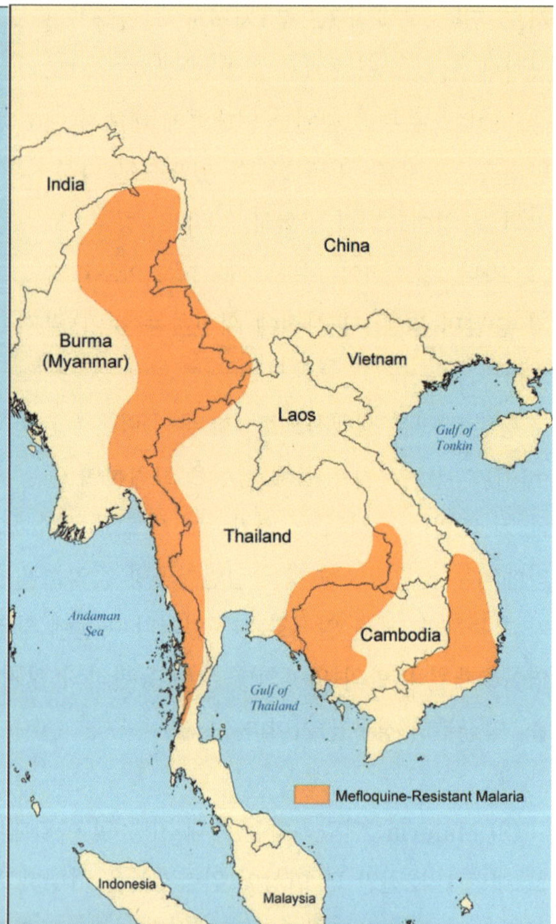

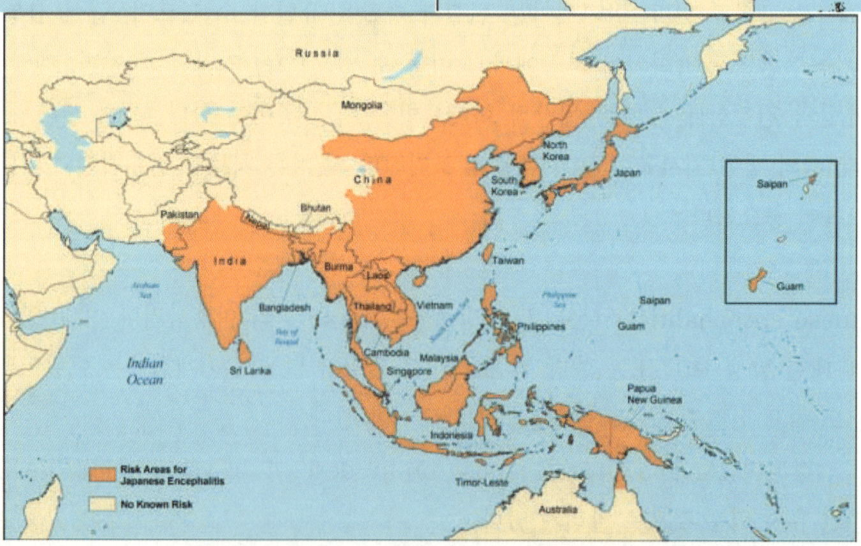

그림 27-3, 4, 5 Malaria-endemic countries & Mefloquine-Resistance Areas, CDC

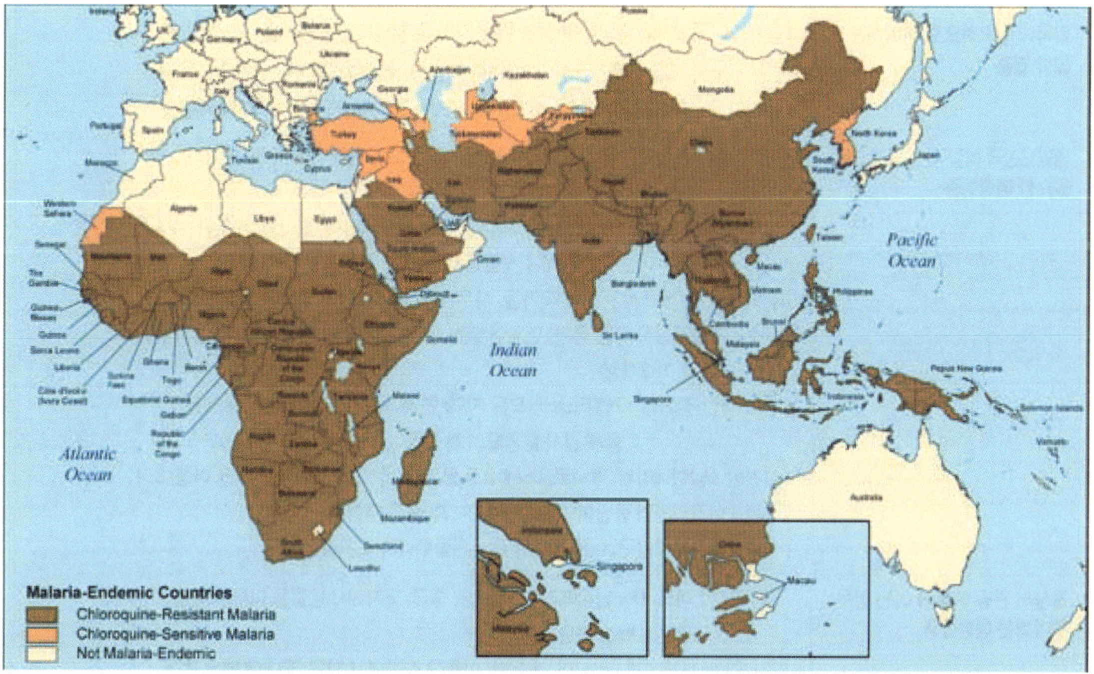

그림 27-6 Distribution of Japanese Encephalitisin Asia, 1970-1998, CDC

(10) The flu (Influenza); 독감은 발열, 기침 두통, 근육통 및 심각한 합병을 동반 할 수 있는 질병으로 죽음에 이를 수 도 있다. 자주 여행을 여러 나라를 경유하여 다니는 여행객의 경우는 유기 시기 최소 4주전 매년 접종을 해야 하며, 면역력은 개인에 따라 3개월에서 8개월 정도 지속되는 것으로 보고되었다.

입국에 필요하므로 투여하는 예방 접종	‖ 황열 ‖ 아프리카와 중남미의 황열 발생 지역 중 황열백신 증명서를 요구하는 국가, 도착 10일 전까지 1회, 10년마다 재접종; 국립의료원이나 검역소로 의뢰 ‖ 수막알균[(4)] ‖ 사우디아라비아 성지순례, 도착 10일 전까지 1회; 3년마다 재접종
개발도상국 여행 시 일반적으로 필요한 예방접종	‖ A형 간염 ‖ 개발도상국 모든 지역; 면역이 없는 모든 여행객(특히 30대 이하); 2회 접종(0, 6~12개월) ‖ 장티푸스 ‖ 인도, 파키스탄, 방글라데시, 네팔; 인도네시아, 필리핀, 파푸아뉴기니; 2주 이상 여행하거나 시골을 여행; 1회 주사 또는 3~4번 경구 ‖ 수막알균[(4)] ‖ 아프리카 중부 국가들, 사우디아라비아; 선교 또는 의료 봉사; 1회 ‖ 수두 ‖ 개발도상국 모든 국가; 면역이 없는 일부 30대 이하 여행객; 항체 검사 필요; 2회(0, 1~2개월) ‖ 홍역-풍진-볼거리 ‖ 개발도상국 모든 지역; 면역이 없는 일부 20~30대 여행객; 항체 검사 불필요; 1회 접종 ‖ 광견병 ‖ 남아메리카, 멕시코, 아시아; 동물 연구, 1개월 이상 여행, 시골 여행; 3회 ‖ 황열 ‖ 아프리카와 중남미의 황열 발생 지역; 정글 탐험가 ‖ 인플루엔자 ‖ 남반구; 여름에 여행하는 인플루엔자 고위험군; 1회
통상의 관광 여행이 아닌 경우 추가되는 예방접종	‖ 페스트[(4)] ‖ 아프리카, 남아메리카, 베트남, 중국; 오지에서 동물을 다루는 여행; 국내에 백신 없음 ‖ 진드기 매개 뇌염[(4)] ‖ 러시아, 동유럽; 여름에 삼림에서 활동; 국내에 백신 없음 ‖ 콜레라 ‖ 난민 보호소에서 봉사활동을 할 경우; 경구 백신이 권해지나 국내에는 주사만 있음
여행을 계기로 면역 상태를 검사하거나 투여하는 예방접종 (표준 예방접종표 참조)	‖ A, B형간염 ‖ ‖ 폐렴사슬알균 ‖ 65세 이상, 65세 이하 고위험군(추가예방접종표 참조) ‖ 인플루엔자 ‖ 10~11월에 고위험군 여행객에게 접종(추가예방접종표 참조) ‖ 파상풍-디프테리아-백일해(Td/Tdap) ‖ ‖ 수두 ‖ ‖ 홍역-볼거리-풍진 ‖ ‖ 사람유두종바이러스 ‖

참고 문헌

1. 김태용. 건강한 여행을 위한 해외여행 질병정보 인천공항검역소 매뉴얼2005
2. 유병욱. 여행의학. 가정의학회지 2008;29(4):S18-23
3. 유병욱. 여행의학-증례중심. 가정의학회지2007;28(11):S149-155
4. 유병욱. 여행의학 J Korean Med Assoc 2010; 53(6): 236-244
5. http://www.who.int/
6. http://www.cdc.gov/travel/
7. http://www.travmed.com/home.htm

제28장

갑상선 질환

이 경 식

1 서론

갑상샘은 인체의 에너지대사를 조절하고, 골과 중추신경계의 성장에 관여한다. 이는 갑상샘에서 분비된 호르몬 작용의 결과이며, 호르몬 분비에 이상이 생길 경우 급격한 체중감소로 악성종양으로 오인하기도 하고, 노인 환자에서 부정맥이나 심장질환의 악화로 병원을 찾기도 한다. 여성에서는 불임이나 월경이상을 주소로 병원을 방문하여 갑상샘 이상을 진단하기도 한다.

갑상샘 질환은 갑상샘 기능항진증, 갑상샘 기능저하증, 갑상샘염 및 갑상샘 결절이나 갑상샘 암 등 다양한 양상을 보이게 된다. 갑상샘 질환을 진단하기 위해서는 환자가 호소하는 증상과 진찰 소견을 바탕으로 갑상샘 자극호르몬과 갑상샘 호르몬을 포함하는 갑상샘 기능검사, 갑상샘 자가항체, 갑상샘 스캔, 방사성 요오드 섭취율, 갑상샘 초음파, 미세침 흡인 세포검사 혹은 조직검사 등을 시행할 수 있다. 갑상샘 기능 항진증의 치료를 위해서는 propylthiouracil, methimazole과 같은 항갑상선제를 비롯하여 베타차단제, 방사성 요오드, 절제술 등이 있고, 갑상샘 기능 저하증의 경우 갑상샘 호르몬 보충 요법 등이 있다. 본 단원에서는 갑상샘 기능 이상에 대해서 중점적으로 다뤄보도록 하겠다.

1) 갑상샘 기능항진증 (hyperthyroidism)

갑상샘 기능항진증(hyperthyroidism)은 갑상샘 중독증(thyrotoxicosis)로도 불리며 증가된 갑상샘 기능의 결과 호르몬이 과잉되면서 나타나는 증후군이다. 증상 및 징후는 표 28-1과 같다.

표 28-1 갑상샘 기능항진증의 증상 및 징후 (다빈도 순)

증상	징후
과잉활동, 과민성, 불쾌감	빈맥: 노인에서 심방 세동
더위를 못 견딤, 발한	손떨림
심계항진	갑상샘종
피로, 허약	따뜻하고 촉촉한 피부
체중감소, 식욕증가	근무력, 근위부 근육병증
설사, 다뇨	안검퇴축, 안검지연
월경감소, 성욕상실	여성형 유방

* 안구병증과 피부병증의 징후는 포함하지 않음

표 28-2 갑상샘 기능항진증의 원인

원인	병태생리	크기	결절	압통
Toxic adenoma	autonomous hormone produciton	Decreased	Single nodule	Nontender
Toxic multinodular goiter	autonomous hormone production	Increased	Multiple nodules	Tender
Subacute thyroiditis	Leakage of hormone from gland	Increased	None	Tender
Lymphocytic thyroiditis, postpartum thyroiditis, medication-induced thyroiditis	Leakage of hormone from gland	Moderately increased	None	Nontender
Graves' disease	Increased glandular stimulation	Increased	None	Nontender
Iodine-induced hyperfunctioning of thyroid gland (iodine ingestion, radiographic contrast, amiodarone)	Increased glandular stimulation	Increased	Multiple nodules or none	Nontender
Funtioning pituitary adenoma	Increased glandular stimulation	Increased	None	Nontender
Factitial hyperthroidism	Exogenous hormone intake	Decreased	None	Nontender
Struma ovarii; metastatic thyroid cancer	Extraglandular production	Decreased	None	Nontender

Information from references 5 and 6

갑상샘 기능항진증의 원인은 표 28-2에 정리되어 있다.

갑상샘 기능항진증의 진단에서 TSH는 뇌하수체 질환의 증거가 없을 때, 가장 먼저 시행할 수 있는 예민한 검사이다. 혈중 TSH는 방사면역측정법(RIA), immunochemiluminometric assey(ICMA), 면역방사계수측정법(IRMA)로 측정할 수 있는데, 정상 이하로 억제되면 갑상샘 기능항진증으로 진단할 수 있고, 이후에 추가 검사를 시행하게 된다.

혈청 내 총 T4, T3및 free T4(FT4)는 방사면역 측정법으로 측정이 가능하다. 총 T4는 갑상샘 기능항진증과 같이 갑상샘 호르몬의 증가나 갑상샘 호르몬의 결합단백의 증가에 의해서도 증가한다. 예를 들면 임신이나 급성간염, 에스트로젠, 급성 질환이나 베타차단제, 요오드가 포함된 조영제, 아미오다론 등의 약제에 의해서도 총 T4가 증가할 수 있다. 반면 갑상선 기능저하증을 비롯해 간경변증, 신증후군, 영양실조, 당질코르티코이드, 아스피린, 헤파린, 딜란틴 등은 총 T4를 감소시킬 수 있다. T3는 대부분 말초조직에서 T4로부터 탈요오드화에 의해 전환되어 생성되는데, T3는 갑상샘 중독증, 무증상 갑상샘 기능항진증, 갑상샘 기능항진증의 항갑상샘 치료 후 재발, 아미오다론에 의한 갑상샘 기능항진증의 진단에 도움이 될 수 있다. T4에서 T3로의 전환을 억제하는 상황에서 T4의 농도와 무관하게 T3가 감소할 수 있다. 따라서 방사면역측정법을 이용하여 FT4를 동시에 측정하는 것이 정확한 갑상샘 기능상태를 알아보는데 유용하다.

갑상샘 자가면역 항체는 항갑상샘 과산화효소 항체 (anti-thyroperoxidase antibody), 항갑상샘 글로불린 항체 (anti-thyroglobulin antibody), 갑상샘 자극호르몬 수용체 항체 (thyrotropin receptor antibody)가 있다.

Anti-thyroperoxidase antibody는 anti-microsomal antibody로 불리기도 하며 하시모토 갑상샘염, 그레이브스병, 일차성 점액수종(myxedema), 산후 무통성 갑상샘염에서 양성으로 나타나고 다른 자가면역질환이나 갑상샘종의 경우에도 발견될 수 있다. 자가면역성 갑상샘 질환의 진단 및 고령자나 임산부의 산후갑상샘 기능의 이상을 알아보고 선별검사할 때 유용하며, 불현성 갑상샘 기능저하증이 현성 갑상샘 기능저하증으로의 진행을 예측할 수 있게 하여 이 항체의 역가 변화는 갑상샘염의 활성과 어느 정도 관련성이 있어 널리 사용되고 있다.

Anti-thyroglobulin antibody는 하시모토 갑상샘염, 그레이브스병, 일차성 점액수종에서 검출된다. 항체역가와 갑상샘 상태와는 별 관련성이 없다고 하고 하시모토 갑상샘염에서도 조직손상의 정도와 큰 관련성이 없어 이 항체의 임상적 의의는 분명치 않다.

Thyrotropin receptor antibody에는 방사수용체법으로 측정하는 갑상샘 자극호르몬 결합억제항체(thyrotropin binding inhibitor immunoglobulin, TBII)와 생물학적 측정법인 갑상샘 자극항체(thyroid stimulating antibody, TSAb), 혹은 갑상샘 자극차단항체(thyroid stimulation bloking antibody, TSBAb)가 있다. TSAb의 측정은 상대적으로 방법이 복잡하고

갑상샘 항진증 진단

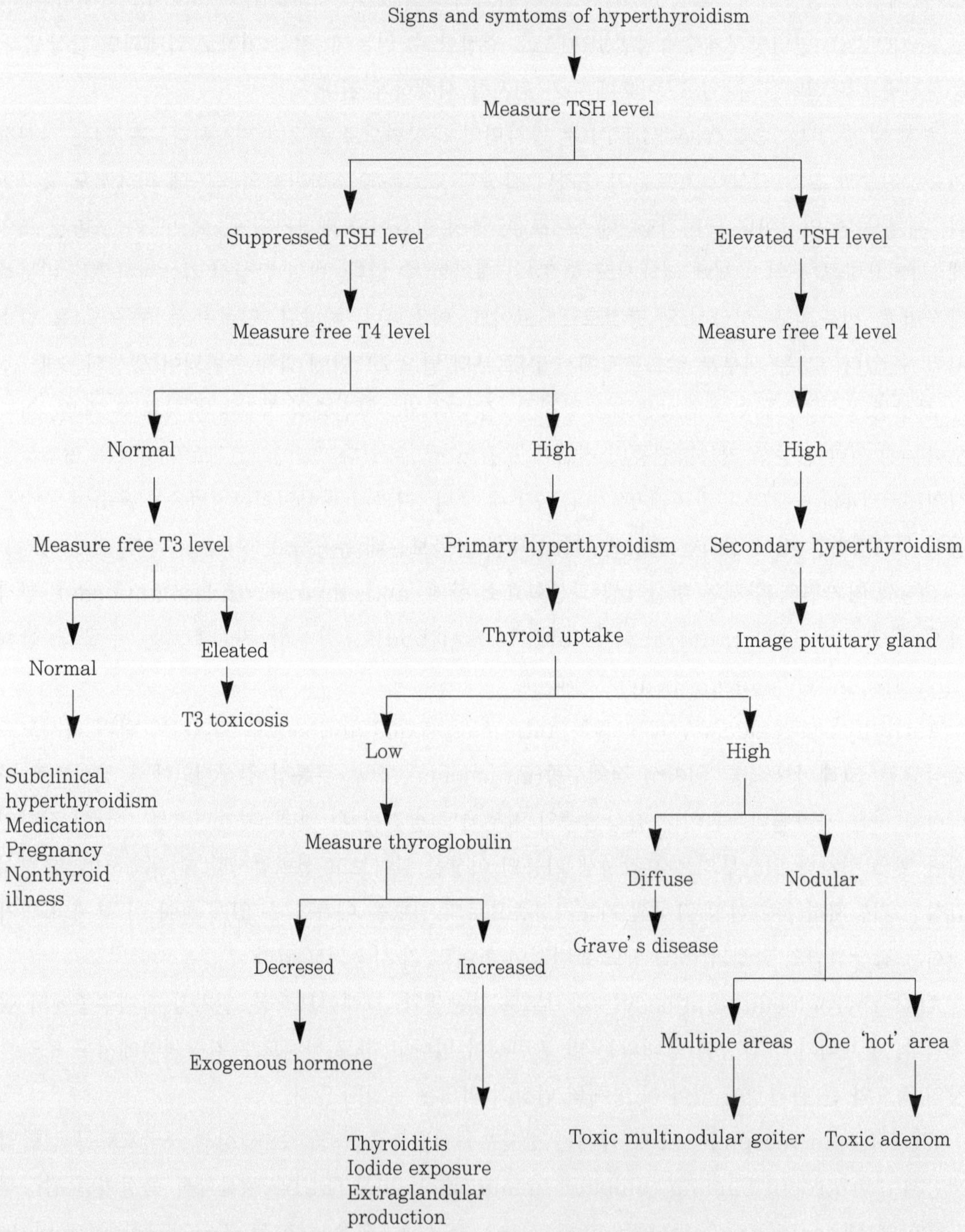

그림 28-1 갑상샘 항진증의 진단 알고리즘

시간과 비용이 많이 들기 때문에 보통 간단한 TBII의 측정이 선호된다. 치료 전의 그레이브스병의 95% 이상에서 항체가 검출되며 그 활성도는 갑상샘종의 크기나 기능항진증의 정도와 잘 연관되고 치료 후 역가가 감소하거나 소실되면 완전관해의 가능성이 커진다. 따라서 그레이브스병의 치료효과나 재발유무를 확인하는 좋은 검사라고 할 수 있다. 하시모토 갑상샘염을 비롯한 자가면역성 갑상샘질환의 10% 내외에서 낮은 역가의 TSH 수용체 항체가 관찰되며 일차성 점액수종의 경우에는 50% 이상에서 높은 역가의 TBII가 나타나는데 이 경우에는 TSAb보다는 TSBAb로 갑상샘 세포의 위축이나 갑상샘 기능저하증을 유발하는데 관여할 것으로 생각된다.

치료는 갑상샘 기능항진증의 원인과 중증도, 나이, 갑상샘종의 크기 등에 의해서 결정된다. 치료의 목표는 항진된 대사상태를 교정하는 것으로 항갑상샘제, 베타차단제, 무기요오드, lithium carbonate, 방사성 요오드, 수술 등이 있다.

항갑상샘제는 가장 보편적으로 사용되며 propylthiouracil(PTU)과 methimazole(MMI)이 있다. 보통 치료를 시작하면 4에서 8주후에 갑상샘 기능이 정상화된다. 약제의 적응증은 40세 이하, 임산부나 수유부, 작은 갑상샘종, 경한 증상, 수술이나 방사성 요오드 치료 전처치 시이다. 경구투여 시 신속하게 흡수되며 PTU는 반감기가 1-2시간으로 MMI의 6-8시간에 비해 짧고 지속시간은 12-24시간으로 MMI에 비해 짧은 편이며 효과도 1/10이다. PTU는 MMI에 비해서 혈장 단백과 결합을 많이 하므로 태반통과가 적고 유즙으로 분비되는 양이 적어 임산부나 수유부에서도 사용할 수 있다. 초기 용량은 PTU는 하루 300-400mg, MMI는 30-40mg이며 하루 3회 분복한다. 약제를 4-8주정도 사용하여 갑상샘 기능이 정상이 되거나 정상에 가까운 정도가 되면 PTU는 하루 25-200mg, MMI는 하루 2.5-20mg의 유지용량을 투여한다. 유지요법은 하루 한번의 투여로 충분하다.

항갑상샘제의 가장 심각한 부작용은 무과립구증이며 0.1-0.5%에서 나타날 수 있고 치료시작 2개월 내에 잘 생기고 약제의 용량이 많을수록, 나이가 많을수록 잘 생긴다. 발열, 인후통, 구강내 궤양이 특징이고, 절대 과립구수가 1,500/mm^3 이하이면 즉시 투약을 중단하고 적절한 항생제를 투여하면서 보존적 치료를 해야한다.

일반적으로 항갑상샘제를 1-2년 정도 사용하면 완전관해율이 35-75%정도로 보고되고 있어 1-2년 치료 후에 치료를 종료하고 재발유무를 관찰하는 방법과 혈청 내 TBII가 소실될 때까지 치료하는 방법을 사용하기도 한다. 최소 1년 정도의 치료기간이 권장되나 2년 이상의 장기투약이 필요한 경우 방사성 요오드 혹은 수술을 고려할 수 있다.

베타차단제는 갑상샘 기능항진증에서 교감신경계 증상을 줄이기 위해서 사용하며 propranolol은 말초조직에서 T4가 T3로 전환되는 것을 어느 정도 감소시킨다. 대게 propranolol 10-20mg tid로 처방하며 1달 정도 단기간만 투여해도 된다.

2) 갑상샘 기능저하증

갑상샘 기능저하증(hypothyroidism)은 갑상샘 호르몬의 결핍으로 전신의 대사과정이 느려져 나타나는 임상증후군이다. 증상 및 징후는 표 28-3과 같다.

갑상샘 기능저하증의 가장 흔한 원인은 자가면역성 갑상샘염이다. 이중 대부분은 하시모토 갑상샘염(Hashimoto's thyroiditis)이다. 다음으로 흔한 원인은 그레이브스병의 치료 목적으로 ^{131}I을 투여받은 경우이고, 그 다음은 그레이브스병이나 갑상샘 결절의 치료를 위해 갑상샘 절제를 받은 경우이다. 흔하지는 않지만 아급성 갑상샘염의 일부에서도 갑상샘 조직의 파괴가 현저하여 영구적인 갑상샘 저하증이 올 수 있다. 약물에 의한 경우는 그레이브스병의 항갑상샘제가 과잉 투여된 경우가 흔하고 lithium의 과량 투여도 원인이 될 수 있다. 선천적인 갑상샘 호르몬 생성장애는 갑상샘종을 수반하여 방사성 요오드 섭취율이 증가하는 것이 특징이다. 갑상샘의 선천적인 위치이상, 즉 이소성 갑상샘에 의해 저하증이 생기는 경우도 있다. 요오드의 결핍 및 과잉 섭취가 원인이 되기도 하지만 국내보고는 아직 없다. 뇌하수체 손상으로 인한 이차성 갑상샘 기능저하증은 일

표 28-3 갑상샘 기능저하증의 흔한 증상 및 징후

증상 및 징후	증상 발현률 (%)
쇠약	99
마르고 거친 피부	97
무기력	91
말이 느려짐	91
안검 부종	90
추위에 약함	89
발한 감소	89
차가운 피부	83
두꺼워진 혀	82
안면 부종	79
거친 머리카락	76
창백한 피부	67
기억력 감퇴	66
변비	61

Information from reference 7

표 28-4 갑상샘 기능저하증의 검사실 검사 소견

TSH	free T4	free T3	진단
High	Low	Low	일차성 갑상샘 기능저하증
>10μU/mL	Normal	Normal	불현성 갑상샘 기능저하증 향후 갑상샘 저하증 위험 높음
6-10μU/mL	Normal	Normal	불현성 갑상샘 기능저하증 향후 갑상샘 저하증 위험 낮음
High	High	Low	선천성 T4-3 전환효소 결핍; amiodarone 효과
High	High	High	말초 갑상샘 호르몬 저항성
Low	Low	Low	뇌하수체성 갑상샘 기능저하증 혹은 최근 보충 치료 후 thyroxine 중단

차성보다 빈도가 낮다. 우리나라에서는 출산 후 합병증은 Sheehan's syndrome이 가장 흔한 원인이고, 이외에도 뇌하수체 종양, 수술, 또는 방사선 치료가 원인이 된다.

임상적으로 갑상샘 기능저하증이 의심되면 TSH를 실시한다. T3는 저하증이 어느 정도 진행될 때까지 정상을 유지하므로 초기에는 진단에 도움이 되지 않는다. 임상적으로 갑상샘 기능저하증이 의심되는 경우 FT4와 TSH검사가 권장된다. 호르몬 수치에 따른 감별진단은 표 28-4에 정리되어 있다.

갑상샘 기능저하증의 치료는 갑상샘 호르몬을 투여하여 정상 갑상샘 기능 상태로 회복함으로써 이루어진다. 성인의 경우 일반적으로 1.7μg/kg정도 필요하나 노인인 경우 1.0μg/kg까지 감소하게 된다. 성인의 경우 남아있는 갑상샘의 기능에 따라 다르지만 일반적인 유지용량은 100-200μg 정도이다.

심혈관질환의 위험이 없는 젊은 환자의 경우 하루에 50μg내지 100μg으로 시작하여 TSH가 정상으로 될 때까지 2-3주 간격으로 50μg씩 증량한다. 심장질환이 있는 노인환자에서는 25μg으로 시작해서 4-6주 간격으로 25-50μg씩 증량한다. 갑상샘 기능저하증의 치료로 호르몬을 복용하였을 때 협심증의 발생률이 증가하는데, 이는 호르몬이 심장근육의 산소요구도를 증가시키기 때문이다. 하지만 갑상샘 호르몬의 정상화와 콜레스테롤 감소, 혈압의 정상화 등 이득이 크기 때문에 호르몬 투여는 필요하다. 치료의 목표는 TSH, FT4, T3가 정상범위로 유지되도록 하는 것이며, TSH가 좋은 지표가 된다. 치료 후 T3, FT4는 2-3주 혹은 그 이상 지나야 정상화 되는 반면 TSH는 적어도 4-8주가 지나야 정상화 된다. 임상적 호전은 치료 후 2-3주에 시작되나 완전히 회복하는데 수개월이 걸릴 수도 있다.

참고 문헌

1. 하승우. 일차진료에서 갑상선 질환의 진단과 치료. 가정의학회지. 2001 May;22(05):175-83.
2. 김광원. 흔히 보는 갑상선 질환의 진단과 치료. 가정의학회지. 1994 Nov;15(11):772-7.
3. 대한가정의학회. 최신가정의학. 서울:한국의학, 2007.
4. Jameson JL, Weetman AP. Disorders of the thyroid gland. In: Kasper DL, Braunwald E, Fauci AS, Hauser SL, Longo DL, Jameson JL, editors. Harrison's principles of internal medicine. 16th ed. New York: McGraw-Hill Co.;2005:2113-7.
5. Goroll AH, Mulley AG Jr. Primary care medicine: office evaluation and management of the adult patient. 4th ed. Philadelphia: Lippincott Williams & Wikins, 2000.
6. Mengel MB, Schwiebert LP. Ambulatory medicine: the primary care of families. 3d ed. New York: Lange Medical Books/McGraw Hill, 2001.
7. Larsen PR, Davies TF, Hay ID. The thyroid gland. In: Wilson JD, Foster DW, Kronenberg HM, Larsen PR, eds. Williams Textbook of endocrinology. 9th ed. Philadelphia: Saunders, 1998:461.

제29장

설 사

조 용 진

1 머리말

설사는 대변의 유동성이 증가되어 대변 배출 빈도(〉3회/일)와 대변의 양(〉200g/일)이 증가하는 현상을 말한다. 하루 4회 이상 묽은 변을 보지만 전체 대변의 양이 하루 200g 미만일 때에는 과민대장증후군, 직장염, 갑상샘항진증 등에서 나타나는 가상설사나 항문직장 혹은 골반근육의 이상으로 수의적인 배변 조절 능력에 이상이 생겨 자신의 의사와 상관없이 자주 배변하게 되는 변실금과 감별해야 한다. 설사의 지속시간이 진단에 중요한데, 설사의 지속기간이 2주 이내이면 급성, 2~4주이면 지속성, 4주 이사이면 만성설사로 정의한다.

2 원인

대부분의 급성 설사는 감염(바이러스, 세균, 기생충)에 의해서 발생하고, 많은 경우가 특별한 조치가 없이도 잘 치유되므로 대증적인 치료만으로 충분한 경우가 많다.

만성 설사는 과민성 대장염, 락토스 과민성(특히, 한국을 비롯한 동양인에 특징적), 음식, 염증성 대장염, 대장암 등에 의해 발생한다.

정상적인 성인은 보통 하루에 1~2리터 정도의 수분을 섭취하고, 소화기관에서는 약 7리터 정도의 소화액이 분비된다. 대부분의 소화액은 소장 말단에서 흡수되고 2리터 정도만이 대장으로 넘어가게 되며 이중 90%가 대장에서 흡수되어 대변으로 150~200g 가량 배출하게 된다. 이러한 일련의 과정에 수액의 분비가 증가하거나 흡수에 장애가 생겨 설사가 발생하게 된다. 설사의 기전으로는 다섯가지가 알려져 있는데 첫째, 삼투성 설사로 장에서 흡수되지 않는 물질이나 락토스, 글루코스 등이 장관 내에 많이 존재할 때 장관 내 삼투압이 증가되어 수분을 장관 내로 끌어들여 설사가 생긴다. 임상적으로 금식을 시키면 설사가 멎는 것이 특징이다. 둘째로 분비성 설사는 여러 가지 세균의 장독소가 장점막세포의 수용체와 결합하여 장내로의 분비를 증가시키므로 설사가 발생한다. 이러한 경우는 금식을 시키도 설사가 멈추지 않는다. 셋째로 장 점막의 손상에 의한 것으로 만성 대장염, 장관 내 감염, 기타 장 점막 손상을 일으키는 원인들이 있을 때 설사가 생긴다. 넷째로 여과의 증가인데, 장폐색의 경우 장관내압이 증가하여 수분이 장관 내로 이동하게 된다. 마지막으로 장관 운동의 이상 항진(심리적 불안, 스트레스가 심할 경우 발생 가능)이나, 장절제로 장의 흡수 면적 감소 시 설사가 생길 수 있다.

또한 지방변의 형태로 나타는 경우도 흔한데 이는 장관 내 지방 소화에 문제가 발생하거나, 장관 점막의 지방 흡수에 장애가 있을 때 발생한다. 장관 내 지방소화 부전은 만성 췌장염 등으로 인한 췌장외분비부전에 의해 가장 흔하게 발생하며, 소장 내 세균의 증식, 간경화, 담관 폐쇄 등의 장관 내 담즙산 대사에 영향을 주는 질환에 의해서도 발생할 수 있다. 글루텐 민감성 장병증 등의 장관 점막 질환에 의해서 지방 흡수에 문제가 발생하면 지방변이 발생하며, 드물게 외상, 종양, 감염 등에 의해 점막하림프관의 폐쇄에 의해서도 지방변이 발생할 수 있다.

3 진단

먼저 변의 특성을 잘 파악하여야 한다. 기름기가 있고 냄새가 고약한 경우는 비흡수성 설사를 의심해야 하고 변에 혈액이나 고름이 묻어 나오는 경우는 암이나 염증성 설사를 의심해야 한다. 반면 점액성 설사인 경우는 과민성 대장염을 의심한다. 복통을 일으키며 급박한 변의를 느끼고 변을 본 후에 복통이 사라지는 경우는 대장이나 직장의 병변을 의심한다. 과민성 대장염의 경우는 변비와 설사가 반복적으로 일어날 수 있고, 야밤에 설사를 일으키는 경우는 기질적인 원인을 반드시 생각하여야 한다. 하제의 남용, 술, 카페인의 과용으로도 설사가 유발되므로 약물이나 기호 식품에 대하여도 자세히 파악해야 한다. 항생제 남용으로 위막성 대장염이 생겨 설사가 유발되며, 락토스 과민성인 경우, 당뇨병 환자, 위절제술 환자, 담낭제거 환자에서도 설사가 유발될 수 있다.

증상과 연관되어 설사의 원인을 알 수 있는 경우는 체중 감소가 있는 경우 갑상샘기능항진증, 흡수불량, 염증성 대장염이나 암을 의심할 수 있으며, 복통이나 열이 동반되는 경우는 염증성 대장염이나 잠재된 암을 의심해야 한다.

갑상선이 커져 있는 경우는 갑상샘기능항진증을 의심해야 하고, 직장수지 검사에서 치루나 농양이 있는 경우는 크론씨 병을 의심할 수 있다.

1) 병력

자세한 병력 청취와 신체진찰이 만성 설사의 원인에 대한 중요한 단서를 제공할 수 있으며, 때로는 원인 감별을 위한 복잡한 검사들을 시행하기 전에 간단한 치료적 시도를 시행하기도 한다.

설사의 시작, 기간, 패턴, 특징, 악화요인 등과 변실금, 발열, 체중감소, 통증 등의 동반증상에 대하여 물어보아야 한다. 발병 전에 여행을 하였는지 오염된 음식물이나 물을 복용하였는지, 하체 등을 고의로 복용하지 않았는지 다른 가족들도 설사를 하는지 확인하여야 한다. 당뇨병, 갑상샘항진증 등의 설사를 동반 할 수 있는 질환이 있는지, 과거에 수술이나 방사선 치료를 받지는 않았는지 알아보아야 하며, 이전에 만성 설사에 대해 평가받은 적이 있다면, 새로운 검사를 시행하기 전에 확인하여야 한다.

2) 신체검진

철저한 신체검진은 설사의 심각성을 평가하는데 매우 중요하며, 때로는 설사의 원인에 대한 단서를 제공하기도 한다. 급성 또는 만성 설사를 보인 모든 환자들의 수분 전해질 상태에 대해 파악해야 하는데, 5%의 체중감소는 상당한 탈수를 의미하며 10%의 체중 감소는 심한 탈수를 의미하다. 저혈압, 기립성 저혈압, 피부탄력 감소 등은 탈수를 의미하는 임상적 소견이며, 과호흡이 있으면 탈수에 의한 대사성 산증을 의심해보아야 한다. 피부의 홍조, 발진, 구강 궤양, 갑상샘 종괴, 천명, 관절염, 심잡음, 간종대, 복부종괴, 림프절 종대, 복수, 부종 등은 만성 설사의 원인을 감별하는데 도움을 주는 신체 소견들이다. 그리고 반드시 항문직장 검사를 하여 항문 괄약근 이완증, 항문주위루, 항문주위농양 등에 대하여 확인하여야 한다.

3) 검사실 검사

일반혈액검사는 빈혈의 동반 여부와 동반된 빈혈의 특징을 확인하는데 도움을 준다. 백혈구의 증가는 만성 설사의 원인이 염증성 질환일 가능성을 제시하며, 호산구의 증가는 종양, 알레르기, 기생충 감염 등이 원인일 수 있음을 의미한다. 일반화학검사는 환자의 수분, 전해질 상태, 영양 상태, 간기능 등에 대한 중요한 정보를 제공한다.

대변 검사는 대부분의 환자에서 설사를 분류하고, 진단하는데 중요한 정보를 제공한다. 대변은 부피, 전해질, 산성도, 잠혈, 백혈구, 지방량 등에 대해 검사해야 한다. 대변의 전해질 검사는 분비성 설사와 삼투성 설사를 감별하는데 도움을 준다. 대변의 산성도는 당흡수장애(PH<5.6)를 감별하는데 도움을 준다. 대변 잠혈과 백혈구 증가는 염증성 설사의 중요한 특징이므로 대변에 잠혈과 백혈구가 증가된 환자는 염증성 장질환, 세균이나 원충에 의한 전염성 장염, 위막성 대장염, 종양성 질환 등에 대해 감별해야 한다. 지방변은 정량검사에 의해 하루에 7g 이상의 지방이 대변으로 배출되거나, 수단 염색에 의해 고배율시야 당 100개 이상의 지방구(fat globules)가 관찰될 때 진단한다.

4) 영상학적 검사

각각의 설사의 양상에 따라 더욱 정확한 원인 감별을 위해 대변 세균배양검사, S상 결장경검사, 대장경검사, 조직 검사, 방사선학적 검사, 호르몬 검사, 생리적 검사 등을 시행할 수 있다.

4 치료

설사는 증상이므로 원인 질병을 치료하는 것이 가장 중요하다. 설사의 치료는 설사에 의해 야기된 수분 전해질 이상교정, 설사와 동반 증상에 대한 대증 치료, 설사를 일으킨 원인에 대한 원인 치료로 나누어 생각할 수 있다.

수분 전해질 이상에 대한 평가와 교정은 설사의 치료에 있어서 가장 중요한 부분이며, 특히 급성 설사의 치료 시에 더욱 중요하다. 오심과 구토가 심하지 않은 경증 설사 환자의 경우에는 경구 포도당-전해질 용액을 줄 수 있으나, 탈수가 심하거나, 구역, 구토가 심하거나, 대사성 산증이 동반되었을 때에는 수분과 전해질을 정맥내로 공급해주어야 한다. 스포츠 이온 음료는 경증 설사에는 별 문제가 되지 않으나 당분이 높고, 전해질이 부족하여 중증 설사 시에는 오히려 설사를 악화시킬 수 있다. 가능하면 설사 중에도 음식을 섭취하는 것이 좋은데, 급성기에는 죽이나 미음 등의 부드러운 음식을 간을 맞춰 섭취하게 하고, 설사가 호전되면 정상적인 식사를 하게 하는 것이 좋다. 다만, 우유 및 유제품은 설사 기간 동안 일시적인 유당분해효소결핍이 동반될 수 있으므로 설사가 호전될 때까지 중단하는 것이 좋다.

중증도 이상의 설사환자에서는 설사 증상을 호전시키기 위하여 대증요법을 시행할 수 있으며, 자주 사용되는 약제로는 bismuth salicylate, dioctahedral smectite, 아편제, 항콜린계 약물 등이 있다. Bismuth subsalicylate는 설사 횟수가 3회 이내인 경도나 중등도 설사에 도움이 되며, 구토를 동반한 경우에 특히 도움이 된다. Dioctahedral smectite는 알루미늄과 실리카의 3중 구조로 되어 있어서 세균, 바이러스 및 독소에 대한 흡착력과 양이온 교환 능력으로 인해 설사에 효과가 있다. 그러나 다른 약제와 동시에 투여하면 약제도 흡착하므로 별도로 복용해야 한다. 아편제는 가장 효과적인 비특이적 설사 치료제로 loperamide 와 diphenoxylate 등이 있다. 항콜린계 약물은 장의 연동 운동을 감소시켜 설사의 치료에 도움을 줄 수 있으나, 빈맥, 구내 건조, 시력 불선명 등의 부작용이 나타날 수 있으므로, 주의하여야 한다.

아기의 경우에는 우유와 이유식(특히 과일)을 4~5시간 중단하고 보리차와 미음을 먹이면서 상태를 관찰한 후 차차 우유의 양과 농도를 늘려가도록 한다. 아무리 물설사라 하더라도 섭취한 음식의 50% 이상의 영양소는 흡수되므로 무작정 금식을 시키는 것은 바람직하지 못하다.

다음은 설사의 증상이 있는 경우 병원을 방문해야 할 때로

1) 2일 이상 계속되고 1일 6~8회의 묽은 변을 볼 때

2) 대변에 피가 섞여 있을 때

3) 체중이 2kg 이상 감소될 때

4) 복통이나 복부경련이 2일 이상 계속 될 때

5) 하루 이상 소변이 나오지 않을 때

6) 열이 동반될 때 등이다.

만성 설사로 항문 주위가 불편할 때는 비누, 화장지, 목욕 수건의 사용을 삼가 하고, 설사 후에 따뜻한 물로 적신 흡수천으로 부드럽게 닦아준 후, 마른 천으로 가볍게 닦아준다. 하루 두세 차례 10분 정도씩 좌욕을 시행하는 것이 좋다.

참고 문헌

1. 송인성. 설사. 김정룡 소화기계 질환. 서울: 일조각, 2000;52-62
2. 송인성. 만성 설사. 제 14회 대한소화기학회세미나. 2002; 46-55
3. Fine KE, Schiller LR. AGA technical review on the evaluation and management of chronic diarrhea. Gastroenterology 1999 ; 116: 1464-86.
4. Ahlquist DA, Camilleri M. Diarrhea and constipation. In : Kasper DL, Braunwald E, Fauci AS, Hauser SL, Longo DL, Jameson JL, eds. Harrison's Principles of Internal medicine, 16th ed. New York : McGraw-Hill, 2005.
5. 정문관. 설사의 약물요법. 대한의사협회지 1999 : 42: 298-308

제30장

변 비

서 주 영

1 정의

변비는 흔한 임상 증상으로 흔히 배변할 때 힘들고 덜 자주 보고 배변 후에도 다 나오지 않은 것 같은 느낌, 딱딱한 변 등으로 나타나며 환자들의 증상 호소에 대한 정확한 이해가 필요하다. 최근 발표된 진단 기준은 2006년에 개정된 로마기준 Ⅲ로 인용된다.

표 30-1 기능성 변비에 대한 로마기준 Ⅲ

하제를 사용하지 않은 경우, 묽은 변 혹은 설사 변이 거의 없고 과민성 장 증후군의 진단 기준에는 부적합하여야 하며, 증상이 최소한 6개월 보다 오래되었으며, 최근 3개월간에 다음의 6개의 항목 중 2가지 이상이 있는 경우를 기능성 변비로 진단하였다.

1) 배변 시 과도한 힘주기가 전체 배변 횟수의 1/4을 초과
2) 덩어리지거나 단단한 대변이 전체 대변 횟수의 1/4을 초과
3) 배변 후 잔변감이 전체 배변 횟수의 1/4을 초과
4) 배변 시 항문 폐쇄감이 전체 배변 횟수의 1/4을 초과
5) 배변을 돕기 위한 수조작이 필요한 경우가 전체 배변 횟수의 1/4을 초과 (대변을 손가락으로 파내든지, 골반저를 지지하는 조작 등)
6) 주당 3회 미만의 배변

2 병태생리

변비는 기질적 원인이 없는 기능성 변비와 대장암, 거대 용종 등 기질적 원인이나 여러 가지 약제들로 인한 이차성 변비로 구분할 수 있다. 기능성 변비는 대장이나 직장, 항문의 운동 기능 장애를 반영한다.

1) 기능성 변비

(1) 대변량의 부족

주로 젊은 여성에서 체중조절을 위한 과도한 식사 절제로 인해 대변이 형성될 수 있을 만한 식이량이 부족한 경우이다.

(2) 변비형 과민성 대장 증후군

과민성 대장 증후군에서 변비가 우세한 형으로 복부 불편감, 통증, 불완전한 배변감과 같은 증상을 호소한다.

(3) 대장 무력형 변비 (colonic inertia)

전체 대장의 운동 기능이 저하되어 변을 대장에서 밀어 보내지 못하여 생기는 변비이다. 평상시 대장운동은 정상인과 유사하나 식사 후 혹은 bisacodyl 투여 후 대장 운동 저하를 관찰할 수 있다. 기전은 장신경총(enteric nerve plexus)의 이상으로 생각하고 있다. 심한 경우 식도나 소장, 기타 방광과 비뇨기증상을 동반할 수 있다.

(4) 경련성 변비(spastic constipation)

S상 결장과 하행 결장에서 비진행성(nonpropulsive) 대장 운동의 항진으로 발생한다. 이렇게 항진된 대장운동은 대장 통과 지연을 초래하고 근위부 대장쪽으로 변의 이동을 초래할 수도 있다. 임상적으로 이러한 변비의 형태는 경련성 복통과 소량의 딱딱한 변과 관련되어 있다.

(5) 배출장애형 변비(outlet obstruction)

배변 시 과도한 힘주기(straining), 잔변감 혹은 항문 주위를 손가락으로 눌러야 변을 보는 경우이다. 이는 근위부 대장의 운동기능은 정상이지만 배변의 마지막 단계에서 이상이 발생한 경우이다. 골반저근 실조(pelvic floor dyssynergia)와 내항문 괄약근 기능장애(internal anal sphincter dysfunction)로 나누어 볼 수 있다. 정상인에서는 변을 보기 위해 힘을 주게 되면 혁대처럼 S결장과 직장을 감싸는 치골직장근이 이완을 해서 각을 펴주게 되고 동시에 항문괄약근이 열려서 변이 자연스럽게 배출하게 되는데, 골반저근 실조 환자에서는 힘을 주게 되면 오히려 이러한 근육들이 수축을 해서 각이 더 심해지고 항문이 닫혀서 변이 밖으로 배출이 힘들어지게 되는 것이다. 내항문 괄약근 기능장애는 기질적 병변 없이 배변곤란증과 함께 내항문괄약근억제성반사가 불충분하거나 고압성항문관압을 보이는 경우이다. 항문내압검사상 내항문괄약근억제성반사가 저하된 대표적인 경우는 Hirschsprung' s disease이다.

2) 이차성 변비(secondary constipation)

변비는 여러 가지 전신 질환과 중추 및 말초 신경질환에서 속발할 수 있다. 원위부 대장은 엉치신경(sacral nerve)으로부터 부교감신경 지배를 받으므로 이 부위신경손상은 대장운동감소, 대장확장, 직장의 긴장도와 감각기능 감소, 원위부 대장의 변잔류와 배변장애를 동반하는 운동 저하성 변

표 30-2 변비의 2차적 원인

1) 급성
  대장폐색: 종양, 협착, 게실, 염증성 장염(크론병, 장결핵 등), 방사선 장염
  항문 괄약근 경련 : 항문열, 동통성 치핵
2) 만성
  과민성 장증후군
  전신질환 및 장애 : 당뇨병, 갑상선기능저하증, 고칼슘혈증, 임신, 포르피리아, 아밀로이드증, 가성장관폐쇄
  정신과적 질환 : 우울증, 식이질환,
  신경학적 질환 : 파킨슨병, 다발성 경화증, 척수 손상

표 30-3 변비를 일으키거나 악화시키는 약물들

Anticholinergics
  antispasmodics, antidepressants, antipsychotics anti-Parkinson drug
Cation containing agents
  iron supplement, antacids(calcium, aluminum)
Opiates
Calcium channel blockers
Diuretics
Ganglionic blockers
Vinca alkaloids
Anticonvulsants

비를 초래할 수 있다. 상부 척수 손상시에도 올 수 있지만 대장반사궁은 온전하여 항문을 자극하면 배변을 유발할 수 있다. 여러 가지 약제나 신체활동 저하가 변비를 초래할 수 있다(표 30-2, 3).

3 진단적 접근

변비의 진단은 먼저 2차성 원인이 될 만한 기질적인 질환이나 전신 질환을 찾는 것이고 치료적 접근을 위해 자세한 문진과 진찰, 추가 검사 등을 통하여 병태생리를 파악하는데 있다.

1) 병력

자세한 병력 청취와 환자의 증상에 대해 파악하는 것은 중요하다. 과거 병력과 복용중인 약물에 대해 물어보고 변비의 지속 기간, 횟수, 변의 경도, 변의 시에 변을 억지로 참지는 않는지, 배변 시 힘을 주는지, 배변을 본 후 남아있는 느낌이 있는지, 자가 관장의 필요를 느끼는지에 대해 물어본다. 평소 식습관에 대한 문진도 중요한데 섬유질의 섭취량은 어떠한지, 체중조절을 위해 식이섭취를 줄이고 있는지, 운동 등 생활습관에 대해서 물어본다. 정신과적 병력에 대해서도 물어보고 평소 성격이나 직장 생활, 변을 보는데 마음이 조급한 편인지 느긋한 편이지에 대해서도 물어보아 정신 심리학적인 원인에 대해서도 살핀다.

2) 이학적 검사

직장 수지 검사를 시행하여 잠혈, 대변 매복, 직장탈, 힘줄 때 골반저의 비정상적인 이동, 직장의 종괴 등을 확인한다. 환자에게 변을 볼 때처럼 힘을 주어보라고 하고 회음부가 내려오지 않는 경우에는 골반저 근육의 이완부전을 의심할 수 있다. 항문 주위 피부를 시진하고 가볍게 긁어 항문괄약근이 반사적으로 수축하는지 확인한다.

3) 대장내시경

대장암 가족력, 체중감소, 직장 출혈 혹은 빈혈, 배변 습관의 변화 등이 있으면 대장내시경 검사를 시행한다. 대장내시경으로 대장 점막의 병변을 확인할 수 있고, 대장점막의 착색, 즉 대장흑색증(melanosis coli)는 카스카라(cascara) 또는 센나(senna)와 같은 anthraquinone계통의 완하제를 장기간 사용했음을 암시한다.

4) 대장 통과 시간의 측정(표지자 검사)

방사선 비투과 표지자를 이용하여 단순 복부 사진 촬영으로 대장 통과 시간을 측정할 수 있다. 이 방법은 일차 의료 시설에서도 손쉽게 이용할 수 있다. 방법은 두 가지가 있는데 단일 표지자 사용법은 20개의 표지자가 있는 젤라틴 캡슐 한 알을 아침에 복용 후 5일 후 KUB를 촬영하여 4개(20%) 미만의 표지자가 남아있는 경우 정상, 20% 이상 남아있으면 비정상으로 판독한다. 다수 표지자 사용법은 20개의 표지자가 들어있는 젤라틴 캡슐 한 알을 매일 일정한 시간에 3일간 연속적으로 복용하고 4일째(마지막 캡슐 복용 후) KUB를 찍는다. X-선 사진에 방사선 비투과 표지자가 남아있으면 3일 간격으로 표지자가 모두 배출될 때까지 X-선 사진 촬영을 반복한다. 과민성대장증후군에 의한 변비는 정상 대장통과시간을 보이는 경우가 많다. 우측 대장, 전 대장에 표지자가 오랫동안 남아있으면 대장운동의 저하 즉 대장무력증(colonic inertia), 서행성 변비(slow transit constipation)로 진단할 수 있고, S상 결장과 직장에 오래 남아있는 경우는 대장 통과 시간은 정상인 출구폐쇄형 변비(outlet obstruction)으로 진단할 수 있다.

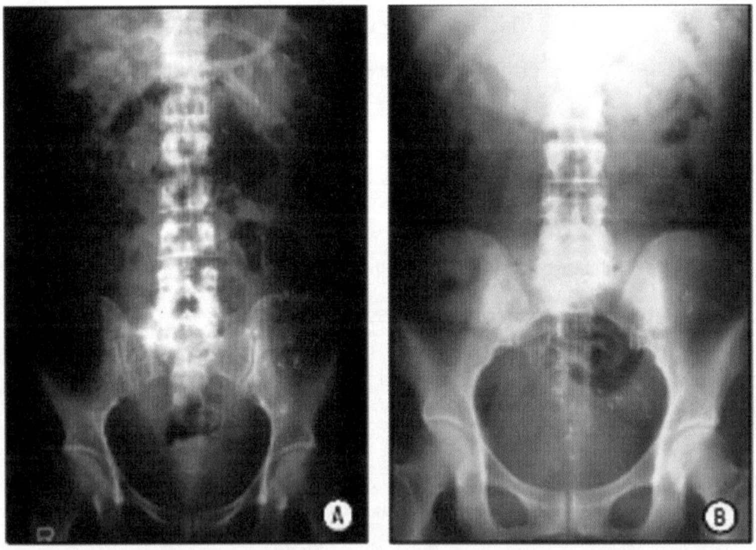

(A) 대장 무력증(colonic inertia) (B) 출구 폐쇄형 변비(oultet obstruction)

그림 30-1 방사선 비투과성 표지지를 이용한 대장 통과 시간 검사

5) 항문 직장 기능 검사

항문직장내압검사(Anorectal manometry)는 내외항문괄약근에서 휴지기와 최고수축기에 압력을 측정한다. 이 검사는 배변 장애나 Hirschsprung's disease 의심될 때 시행할 수 있다. 배변조영술(defecography)은 barium을 사용하여 fluoroscopy로 배변하는 과정을 촬영하며, 완전한

직장 비우기와 말단 구조의 이상을 확인하기 위해 사용된다. 풍선배출검사(balloon expulsion test)는 50ml의 물을 채운 풍선을 이용하여 환자로 그것을 배출하도록 한다.

4 치료

변비의 치료는 일정한 계획 하에 치료를 하는 것이 원칙이다. 치료는 배변습관의 교정, 식이요법, 약물치료, 행동치료, 수술적 요법 등이 있다.

1) 배변습관의 교정

효과 있는 변비의 치료는 단기간 치료 효과보다는 시간이 소요되더라도 정상적인 배변 습관을 되찾도록 환자를 돕는 것이 필요하다. 보통, 바쁜 직장인들이나 노인들은 배출해야겠다는 느낌이 감소하게 된다. 시간이 지나, 이 신호를 반복하여 무시하면, 직장에 정체되고 결국 배변이 지연된다. 정기적 장운동 형태를 되살리기 위해 자연적인 식후 위대장반응(gastrocolic reflex)를 이용하여 식사 직후 배변을 시도하거나, 매일 같은 시간에 정기적으로 노력하는 것은 많은 환자들에게 유익하다.

2) 식사요법

식이 섬유질 섭취를 증가시키는 것은 정상 혹은 느린 통과 변비가 있는 환자에서 사용되는 치료법으로, 대장통과시간을 줄여주고 대변의 양을 증가시켜 준다. 성인의 경우 변비 예방과 치료를 위해 권장되는 식품섬유의 양은 하루 20~30g이다. 도정을 많이 하지 않은 곡류, 과일, 야채, 해조류, 견과류 등을 섭취하도록 권유하며 하루 1.5~2L의 물과 함께 섭취하도록 한다. 치료 초기에 효과를 바로 보지 못하였다고 하더라도 환자가 꾸준히 노력하게끔 교육할 필요가 있다.

3) 약물치료

적당한 운동과 정서적 안정 및 심리적 지지, 올바른 배변습관과 식이요법이 중요하며 약물요법은 생활습관 교정과 병행하여야 하고 장의 기능을 정상적으로 되돌릴 수 있어야 한다. 변비의 약물 치료는 단계적으로 시행하는 것이 바람직하며 먼저 부피형성 완화제, 효과가 없으면 삼투성 완화제, 다음 단계로 자극성 완화제를 사용할 수 있다. 완화제(laxatives)는 가능한 횟수를 줄여 나가다가 약을 완전히 끊는 것이 좋고 의존적이 되지 않도록 한다.

(1) 부피형성 완하제 (Bulk forming agents)

약물치료의 초치료로 사용할 수 있는 약물로 식사만으로 식이 섬유를 충분히 섭취할 수 없는 경우에 유용한다. 작용기전은 장내 수분 흡수로 장내용물을 증가시켜 대변량을 증가시킨다. 생약성분으로 부드러운 배변을 유도하나 다량의 물과 함께 복용(2L)하여야 하고 특히 노인에서는 물을 충분히 마시지 않을 경우 장폐색과 분변축적이 일어날 수 있다. 부피형성 완하제는 만성 변비환자에 있어서 별 도움을 주지 못하고 일시적인 변비의 완화에는 적절치 못해 장기적인 치료의 일부분으로 간주되어야 한다. 그러나 증상이 경한 경우이거나 임산부에게 유용하게 쓰일 수 있다.

(2) 삼투성 완화제 (Hyperosmolar agents)

삼투성 완하제는 polyethylene glycol과 lactulose, sorbitol 같은 비흡수성당분을 포함한 혼합 전해질용액을 포함한다. lactulose와 sorbitol은 대장의 박테리아에 의해 저분자산(acid)으로 분해되고 따라서 변의 산도와 삼투압을 증가시킨다. 용량은 팽대감(bloating), 고창(flatulence), 설사와 같은 부작용을 최소화하고 배변을 조절할 수 있는 양에서 조절된다. lactulose는 혈중으로 흡수가 되지 않아 전신 순환에 의한 위험이 없고 당뇨 환자의 혈당에 영향을 주지 않는다. lactulose는 노인, 젊은 여성, 임산부를 대상으로 한 연구에서 좋은 효과를 보였다. 글리세린은 직장내로 삽입하면 직장 자극을 유발하여 변을 보게 한다. Polyethylene glycol(PEG) 용액은 대장내시경 전처치로 장 청소를 위해 널리 이용되고 있다. 생활습관 교정과 여러 완화제 사용에도 효과를 보지 못한 경우에 PEG를 소량씩(17g/day) 장기복용으로 만성 변비 치료에 쓰이기도 한다.

(3) 염류성 완화제 (Saline laxatives)

Magnesium, sulfate ion, phosphate ion은 장에서 잘 흡수가 되지 않고 삼투압 효과로 장내 수분을 증가시켜 완화 작용을 한다. 경도의 변비환자에서 magnesium hydroxide를 하루에 1.2~3.6g 지속적으로 복용하는 것은 효과적이고 안전하다. Magnesium salt를 과량 복용시 고마그세슘혈증을 일으킬 수 있어 적당량도 신기능 부전환자와 소아에서는 주의해야 한다. 복용시 충분한 수분을 섭취해야 하고, 제산 효과도 있다.

(4) 자극성 완하제 (Stimulant laxatives)

Anthraquinone 계열의 senna, aloe와 diphenylmethane 구성분인 bisacodyl이 대표적인 약제로 장내 점막의 전해질 수송을 변화시켜 대장을 직접 자극하여 운동을 촉진하는 작용을 한다. 장기간 사용할 때 내장근육 위축과 신경총(myenteric plexus)의 손상으로 변비를 악화시킬 수 있고, 저칼륨혈증과 염분 저류, 비타민 흡수장애 등을 일으킬 수 있다. Anthraquinone 계열의 약물의 장기사용으로 발생하는 대장흑색증(melanosis coli)은 검은 갈색의 색소증이 대장에 발생하는 경우로 대장상피세포의 apotosis를 일으켜 대식세포가 핵, 세포질을 포식하여 lipofuscin-like pigment를 형성하게 되어 발생하는 것으로 여겨진다. 대장흑색증은 가역적이며 대장암과는 관련이 없고 6개월 정도 약제를 중단하면 흑색증이 호전된다. 현재 널리 쓰이는 anthraquinone 약물은 논란이 많이 되고 있지만 정상적인 부드러운 변을 유지할 정도의 용량은 해가 되지 않는 것처럼 보인다. 작용이 빨라서 일시적인 변비의 완화에 적합하고 만성변비 환자의 약 처방은 신중히 고려하고 복통과 유동변을 초래하는 고용량은 피하는 것이 좋다.

(5) 기타 약제

장운동 촉진제(prokinetic drugs)가 연동운동을 자극하여 장의 통과시간을 단축시켜 주고 체액의 분비 및 내장 민감도에도 영향을 미치는 것으로 알려져 있다. 5-HT4 촉진제인 tegaserod, mosapride 등이 대표적인 약제이다.

4) 행동치료

변비환자들은 섬유식이, 장운동 촉진제, 여러 완화제 등으로 효과를 볼 수 있지만 그렇지 못한 경우도 있다. 효과를 보지 못한 사람들 중에는 출구 폐쇄형 변비가 흔하다. 이들은 3차 의료 기관으로 의뢰된 변비 환자의 50%에 이른다. 변비에서 바이오피드백 요법(Biofeedback therapy)은

표 30-4 변비 치료의 흔한 약물들

분류	성분	대표 약제	작용 시간
부피형성 완하제 -충분한 양의 물과 함께 복용 안전히나 장폐쇄 환자 사용 금지	차전자 (psyllium)	Mutasil, Agio	12-24hr
염류성 완하제 - 고마그네슘혈증 주의(노인,소아) - 빠른 효과	Magnesium hydroxide	Magmil	3hr
삼투성 완하제 - lactulose는 혈당에 영향 없고, 유소아, 임산부, 노인에게 안전, 간성혼수 치료에 이용	Lactulose	Dupalac	24-48hr
자극성 완하제 - 일시적 완화 목적으로 사용 권장 - Anthraquinone 제제 장기 사용시 대장흑색증 유발	Bisacodyl	Ducolax Bicogreen	6-12hr
	Senna +psyllium	Alaxyl	6-12hr

실조성 배변(dyssynergic defecation)과 변실금(incontinence)환자에게 효과가 있는 것으로 알려져 있다. 이 치료법은 행동요법의 하나로 배변할 때 사용되는 근육들을 재훈련시키는 방법이다. 직장에 풍선이나 전기 탐침을 넣고 근육의 움직임을 환자가 피드백을 받고 배변 근육과 호흡, 자세 등을 조절하게 연습시킨다. 노인에서는 그 효과가 아직 확실하지는 않다. 노인은 동반 질환이나 치매 등 여러 육체적, 정신적 능력을 고려하여 치료법을 선택하는 것을 권장한다.

참고 문헌

1. Harrison's priciples internal medicine, 17th edition. Mc Graw Hill.
2. 한지혜. 변비. 최신가정의학. 대한가정의학회.
3. 송치옥. 만성변비의 진단과 치료. 대한가정의학회지. 2003:24:1069-77.
4. 권혁규, 도현진 외 7인. 60세 이상의 성인에서 기능성 변비와 삶의 질. 대한가정의학회지. 2010;31:35-43
5. Satish SC, Jorge T. Update on the management of constipation in the elderly: new treatment options. Clin Interv Aging. 2010; 5: 163-171.
6. Dipalma JA, Cleveland MV, McGowan J, Herrera JL. A randomized, multicenter, placebo-controlled trial of polyethylene glycol laxative for chronic treatment of chronic constipation. Am J Gastroenterol. 2007 Jul;102(7):1436-41
7. Myung SJ. Biofeedback therapy in constipation and fecal incontinence. J Neurogastroenterol Motil. 2010 Apr;16(2):110-2.
8. Satish SCR, Jorge TG. Update on the management of constipation in the elderly: new treatment options. Clin Interv Aging. 2010; 5: 163-171.
9. 영승재, 이태희 외 5인. 변비의 진단: 체계적인 문헌고찰. 대한소화기학회지. 2010;55:316-324.

제 IV 부

일차의료인으로서의 임상수기

제31장

자궁경부 도말검사

신 경 숙

1 개요

1) 정의

자궁경부 도말검사는 세포병리학적 진단을 위하여 자궁 경부로부터 검체를 수집하는 방법을 총칭하는 것으로, 주걱을 활용하여 외자궁경부 표면에서 세포를 긁어내는 방법 뿐만 아니라 솔질을 이용하여 내자궁경부에서 세포를 얻어 내는 방법을 포함한다.

2) 적용 질환

자궁경부 세포진 검사는 자궁경부상피내종양의 선별검사에 적용할 수 있으며, 자궁경부암이 의심되는 환자의 진단적 검사, 전암성 또는 침윤자궁경부암으로 치료받은 환자의 추구검사에 적용할 수 있다. 자궁경부 도말검사가 자궁경부 상피내 종양을 확진하지는 않으나 선별검사를 위하여 자궁경부 상피로부터 이상 세포를 채취할 수 있다.

2 방법

자궁경부 상피의 변형대로부터 검체를 얻을 수 있으면 가장 이상적이다. 이 부위는 내자궁경부의 원주세포들이 외자궁경부의 편평상피세포로 바뀌는 곳으로 자궁경부의 이형성이 가장 잘 일어나는 곳이다.

검사 받기 24-48 시간 이내에는 성교나 질 세척을 피하는 것이 좋다. 자궁경부 도말검사는 월경주기의 어느 시기에도 가능하지만. 적혈구가 도말검체의 상피세포의 관찰을 방해할 수 있으므로 월경기간 중에는 피하는 것이 좋다. 에스트로겐의 영향에 따라 세포의 형태가 변할 수 있으므로, 가능하면 생리 후 배란기 전에 세포진 검사를 하는 것이 좋다. 분만한 경우에는 6-8주간의 회복기가 지난 후에 자궁경부 도말검사를 시행하도록 한다. 폐경이 된 여성이나 위축성 질염 및 자궁경부염이 심한 여성은 에스트로겐의 결핍으로 세포가 심하게 위축되고 염증을 동반하고 있어서 비정상적인 진단이 나올 확률이 높다 이런 경우에는 환자의 상태에 따라서 2-4주간 에스트로겐 호르몬 질정을 사용한 후에 세포진 검사를 하는 것이 정확도를 높일 수 있다.

자궁경부의 도말검체 채취는 내진이나 다른 시술 전에 시행하는 것이 바람직하다. 이렇게 함으로써 자궁경부 상피세포의 변형을 방지할 수 있다. 환자가 질정을 사용하고 있는 경우는 질정 사용 후 1주일 이상의 휴약기간을 주는 것이 좋다. 질경을 이용하여 자궁경부를 완전히 노출시킨 후에 검체를 채취하여야 한다. 이때에 자궁경부 점액이 많아서 검체 채취를 방해할 것 같으면 건조한 면봉을 사용하여 제거한 후에 검체를 채취하도록 한다. 검체를 채취하기 전에 초산을 포함한 일체의 용액을 사용하지 말아야 하며, 베타딘 용액이나 Gentian blue 용액 등은 절대 금기이다. 수용성의 소량의 윤활제는 질경에 바를 수 있다.

자궁경부 도말 검체는 전통적인 방법으로 직접 슬라이드에 옮겨질 수도 있고 일단 보존액이 들어있는 병에 담은 뒤에 나중에 병리과 의사가 슬라이드에 옮길 수도 잇다. 보존액을 이용한 검체 방법이 전통적 검체 채취 방법보다 민감도가 약간 높아지기는 하지만 비용이 증가하게 되어 비용 효과적이지는 못하다.

1) 검체 채취 도구

자궁경부 도말검사에 필요한 기구들은 질경, 검체 채취 기구, 광원, 유리슬라이드, 95% 알코올

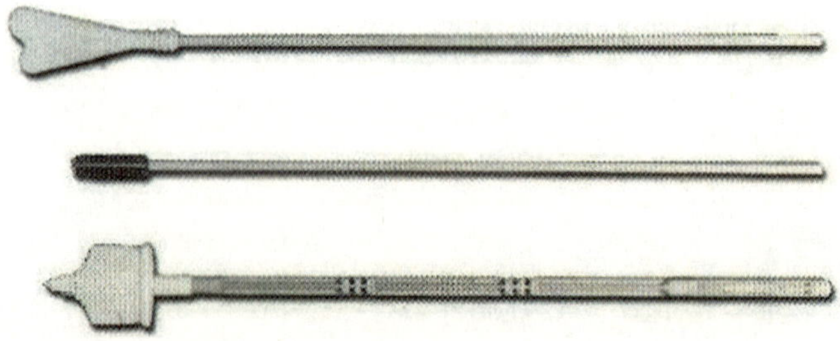

위에서부터 아래로 Ayer spatula, Cytobrush, Cervex brush

그림 31-1 지궁경부 도말검사를 위한 검체 채취 기구

이 담긴 고정액 혹은 스프레이 고정액 등이다. 검체 채취 기구로 Cervex brush, Ayer spatula, Aylesbury spatula, cytobrush, cytopic 등이 활용될 수 있으며, 흔히 사용되는 기구의 모양은 다음의 그림 31-1에 나타나 있다.

2) 검체채취 방법

(1) 전통적 채취 방법

① 남성 의사가 검체를 채취할 때에는 여성 간호사를 동반한다.

② 환자가 쇄석술 자세를 취하게 한다.

③ 무균 상태의 표면이 윤활성이 있고 차갑지 않은 질경을 사용한다.

④ 자궁 경부를 시야에 완전히 노출시킨다.

⑤ 먼저 주걱을 사용하여 자궁경부외구에서 검체를 채취한다.

a. 주걱을 자궁경부 입구에 고정한 후에 부드럽게 360도 회전한다.

b. 주걱에 묻은 점액과 세포 검체를 슬라이드에 골고루 바른다.

c. 슬라이드의 한쪽 끝에는 검사 전에 연필로 환자의 이름을 적어야 한다.

d. 검체 채취 즉시 슬라이드를 95%알코올 고정액에 담그거나, 고정액에 담그거나, 고정액을 분무하여 고정시킨다.

⑥ 주걱을 사용하여 검체를 채취한 후에 자궁경부 내구에서 cytobrush를 사용하여 검체를 채취한다. 이러한 순서를 지킬 때에 혈액에 의한 오염을 최소화 할 수 있다.

a. Cytobrush를 솔의 밑부분이 거의 보일 정도로 자궁 경부내구의 입구로 삽입한다.

b. 솔을 한 방향으로 180도 혹은 360도 회전한다.

c. 솔을 슬라이드 위에서 적당한 힘을 가하여 굴리듯이 바른다.

d. 검체 채취 즉시 고정액에 담근다.

e. Cytobrush 는 임산부에서는 사용하지 않는다.

(2) 보존액을 이용한 채취 방법

① Cervex bush나 한쪽 끝이 뾰족한 Aylesbury spatula나 Ayer spatula와 cytobrush의 병합 방법을 이용하여 자궁경부 외구와 자궁경부 내구의 상피세포를 모두 채취하도록 한다.

② 검체도구를 특수한 보존액이 들어 있는 병에 담그고 충분히 잘 흔들어 철저히 세척하여 기구에 있던 세포들을 용액내로 유리시킨다.

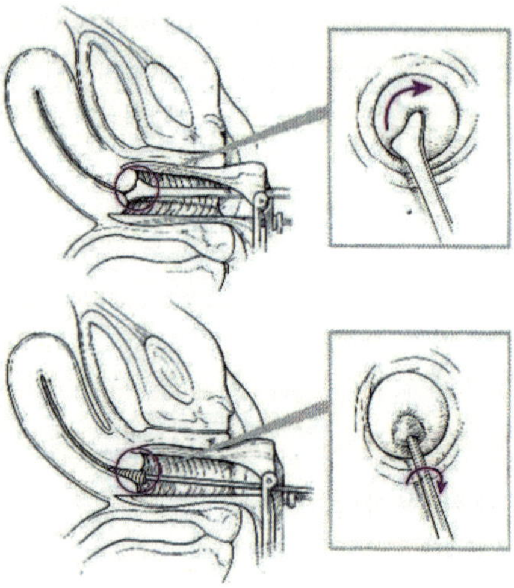

그림 31-2 검체채취 방법

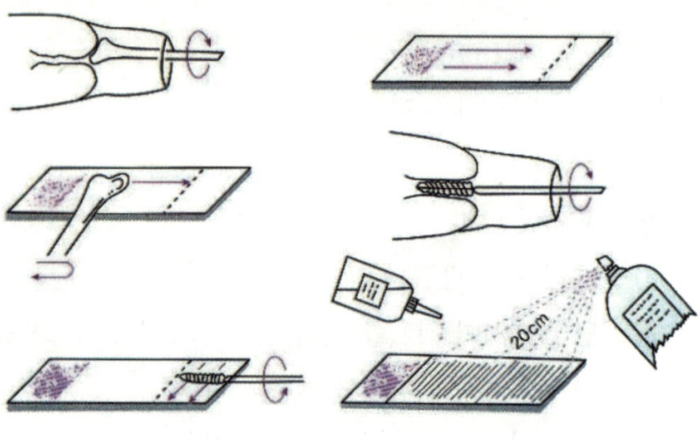

그림 31-3 검체채취 및 도말 과정

③ Cervex brush를 사용하는 경우에는 솔의 강모 가닥이 어느 정도 분리되도록 힘을 주어 용액 병의 바닥에 10회 정도 누르고, 솔을 힘차게 여러 번 누르면서 용액 병 바닥까지 내려간 다음에 다시 힘차게 회전시켜 돌린 후 기구를 버린다.

④ 플라스틱 주걱을 사용하는 경우에슨 용액 병 내에서 10회 정도 힘차게 회전시켜 돌리며, cytobrush를 사용하는 경우에는 용액 벽의 측벽을 따라 여러 번 누르면서 용액 병 바닥까지 내려간 다음에 다시 힘차게 회전시켜 돌린 후 기구를 버린다.

⑤ 뚜껑을 닫고 밀폐한 후에 환자의 신상 기록과 병력을 기록한 보거서와 함께 세포병리 검사실로 보낸다.

(3) 사람유두종바이러스(HPV) 검사

① 전통적 채취방법으로 슬라이드를 한 장 더 만들거나 보존액을 이용한 검체 채취방법에서 얻어진 검체 용액을 이용하여 사람유두종바이러스 검사를 시행한다.

② 자궁경부 도말검사 검체를 채취한 후에 바로 사람유두종바이러스 검사를 시행할 수도 잇고, 도말검사 검체를 판독한 후에 미확정 비정형편평세포로 판독된 경우에 한하여 검사를 시행할 수도 있다.

3 적용

1) 자궁경부 도말검사의 대상과 시기

최근 자궁경부 도말검사에 대한 각 기관의 임상지침이 제시되었다. 지침간에 다소 차이가 있으나 미국가정의학회 및 예방진료특별위원회, 미국암학회, 미국산부인과학회의 권고안을 다음과 같이 요약해볼 수 있다.

(1) 검사 대상자가 자궁경부암의 위험인자를 가지고 있는 동안에는 1년마다 자궁경부 도말검사를 받도록 권한다. 자궁경부암 위험인자는 사람유두종바이러스 감염력을 갖고 있는 경우, diethylstilbesterol에 노출 된 경우, 이전 자궁경부 도말검사가 비정상이었던 경우, 성생활을 조기에 시작한 경우, 성 상대자가 두 명 이상인 경우, 성 상대자가 사람유두종바이러스에 감염된 병력이 있는 경우, 불법적 약물 사용자, 흡연가, 사람면역 결핍 바이러스(HIV) 감염자, 자궁경부 도말검사를 받아 본 적이 없었던 경우, 과거 5년 간 자궁경부 도말검사를 받지 않은 경우 등이다.

(2) 첫 자궁경부 도말검사는 성생활을 시작한 후 3년 내에 혹은 적어도 21세 전에 받도록 한다.

(3) 자궁경부 도말검사를 받기 시작하였으면 전통적 방법에 의한 도말검사는 1년마다 받도록 하고, 보존액을 이용한 도말검사는 2년에 한 번씩 받도록 한다.

(4) 환자의 나이가 30세 이상이고 최근 3회의 도말검사가 정상이었으면 이후의 선별검사는 2-3년에 한 번씩 받도록한다.

(5) 환자가 인체면역결핍바이러스 검사가 양성이면 첫해에는 2번의 선별검사를 받고 이후에는 1년마다 검사를 받도록 한다.

(6) CIN II, CIN III의 과거력이 있었거나, 사람유두종바이러스 DNA검사가 양성인 경우에는 1년마다 도말검사를 받도록 한다.

(7) 환자가 양성 질환에 의해 자궁적출술을 받은 경우에는 도말검사를 시행하지 않는다. 그러나 자궁적출술 후에 자궁경부가 제거되지 않고 보존된 경우에는 자궁을 갖고 있는 여성과 동일하게 검사한다.

(8) 환자가 CIN II, CIN III, 자궁경부암 등으로 자궁적출술을 받았거나 자궁적출술을 받은 이유가 분명하지 않은 경우에는 도말검사를 지속하도록 한다. 계속해서 3회 도말검사 결과가 정상이고, 과거 10년 동안 검사 결과의 이상 소견이 없었다면 도말검사의 중단을 고려할 수 있다.

(9) 도말검사 결과는 정상이지만 자궁경관세포가 보이지 않는 경우에는 과거에 도말검사가 정상이었고 고위험군이 아닌 경우에는 1년 후에 검사를 다시 시행하고, 그렇지 않은 경우에는 4-6개월 후에 반복검사를 시행한다.

(10) 환자가 임신 중이고 검사결과는 정상이지만 자궁경관세포가 보이지 않는 경우에는 분만 후에 도말검사를 반복하도록 한다.

(11) 도말검사 결과가 정상이지만 최근 도말검사 결과에 ASC-US 이상의 소견이 있었던 경우, 과거의 비정상적 도말검사 결과가 충분히 평가되지 않았던 경우, 검사시에 자궁경부가 완전히 노출되지 않았던 경우, 면역결핍상태인 경우, 이전에 충분한 선별검사를 받지 않았던 경우에는 6개월 후에 반복 검사를 시행하도록 한다.

(12) 65-70세 이상의 노인에서는 최근 1년마다 시행한 3회의 검사결과 정상이고, 과거 10년 동안 이상 소견이 없었다면 도말검사를 중단한다.

(13) 65-70세 이상의 노인이지만 자궁경부암 고위험군에 속한 경우에는 1년마다 도말검사를 시행한다.

(14) 환자가 70세 이상이였다 해도 과거에 도말검사를 받아 본 경험이 없거나, 과거 검사결과에 대한 정보를 모르는 경우에는 도말검사를 실시한다.

2) 자궁경부 도말검사 결과의 관리

검체의 도말 상태가 양호하고 결과 정상이라면 환자의 연령과 위험요인의 유무에 따라 적절한 주기로 도말 검사를 시행한다. 도말검사 결과가 ASC-US소견이면 그림 31-4의 흐름도처럼 추가 검사를 시행한다. 도말검사 결과가 LSIL,HSIL소견을 보이면 즉시 질확대경 검사를 시행하도록 한다. 도말 검사 결과가 침유편평상피세포암의 소견을 보이면 산부인과 전문의에게 환자를 의뢰하도록 한다. 도말검사 결과가 AGC 소견을 보이면 질확대경 검사와 자궁경관 소파술을 즉시 실시한다.

미국 질확대경 및 자궁경부 병리학회의 임상지침에 의하면 자궁경부 도말검사가 ASC-US의 소견을 보일 경우에 사람유두종바이러스 검사를 시행하거나, 여의치 않으면 6개월 후에 도말검사를 반복할 수 있다. 반복한 도말 검사 결과가 ASC-US 이상의 소견을 보일 경우에는 즉시 질확대경 검사를 시행한다. 사람유두종바이러스 검사를 시행했을 경우에 환자가 고위험형의 바이러스에 양성소견을 보이면 즉시 질확대경 검사를 시행하고, 음성소견을 보이면 1년 간격으로 도말검사를 시행하도록 한다. ASC-US 소견을 보였고 고위험형의 사람유두종바이러스 양성인 환자에서 질확대경 검사 결과가 자궁경부상피내 종양의 소견을 보이지 않는다면, 6개월 후에 세포진 검사를 반복한다. 또다른 선택으로 12개월 후에 사람유두종바이러스 검사를 반복하고 고위험형의 바이러스에 양성소견이라면 질확대경 검사를 다시 시행한다.

ASC-H 소견이 나온 경우에는 즉시 질확대경 검사를 의뢰한다. 질확대경 검사결과가 이상소견이 없다면 세포진 검사와 조직검사소견을 다시 조사하여 진단을 확인하도록 한다. 변화가 없다면 6개월 후에 세포진 검사를 반복하거나 1년 후에 사람유두종바이러스 검사를 시행하고, 이상소견이 보이면 즉시 질확대경 검사를 시행한다.

LSIL소견을 보이는 경우에는 즉시 질확대경 검사를 시행한다. 질확대경검사 결과가 CIN I이거나 이보다 더 좋은 소견이라면 6개월 간격으로 도말검사를 시행하거나, 1년 후에 사람유두종바이러스 검사를 시행한다. 사람유두종바이러스 검사가 고위험형에 양성소견을 보이면 치료를 시행한다. 조직검사소견이 CIN II,III 라면 즉시 치료를 시행한다.

폐경여성에서는 위축성 변화를 고려하여 도말검사 결과를 해석해야 한다. 위축성 변화가 있는 경우에는 국소 에스트로겐 크림으로 2-4주간 치료한 후에 도말검사를 반복한다. 도말검사소견이 정상이면 정기 도말검사를 시행하고 , 계속해서 이상 소견을 보이면 질확대경 검사를 시행한다. 임신한 여성에서 LSIL 소견을 보이면 임상적으로 적절하다고 판단할 때에만 질확대경 검사를 시행하고, 그렇지 않은 경우에는 세포진 검사나 사람유두종바이러스 검사를 반복할 수도 있다. 청소년들은 LSIL 소견에 대해서는 질확대경검사를 시행하지 않고, 6개월 후에 도말 검사를 다시 하거나 1년 후에 사람유두종바이러스 검사를 시행한다.

HSIL 소견을 가진 환자는 즉시 질확대경 검사를 시행한다. 조직검사소견이 정상인 경우에는

표 31-1 자궁경부 도말검사 결과의 관리(Bethesda 보고체계/미국 질확대경검사 및 자궁경부병리학회(ASCCP) 2001 지침 참조

자궁경부 도말검사 결과	추구검사	추구검사 빈도
정상	도말검사	12개월
ASC-US(HPV 검사 미시행)	도말검사	4~6개월
ASC-US(HPV 검사 음성)	도말검사	12개월
ASC-US(HPV 검사 양성)	질확대경검사	즉시 시행
ASC-H	질확대경검사	즉시 시행
AGC	질확대경검사 및 자궁내막조직 채취	즉시 시행
LSIL*	질확대경검사	즉시 시행
HSIL	질확대경검사	즉시 시행

*자궁경부의 위축이 있는 폐경후 여성에서는 ASC-US와 유사하게 관리될 수 있다. 청소년의 경우에는 6개월 후에 도말검사를 반복해 보거나 12개월 후에 HPV 검사를 시행한 후에 이상소견을 보이면 질확대경검사를 시행하도록 한다.

표 31-2 자궁경부 도말검사와 HPV 검사를 병합한 경우의 관리

자궁경부 도말검사 결과	HPV 검사 결과	추구검사	추구 검사 빈도
정상	음성	도말검사/HPV검사	36개월
정상	양성	도말검사/HPV검사	6~12개월*
ASC-US	음성	도말검사/HPV검사	12개월
ASC-US	양성	질확대경검사	즉시 시행
ASC-US 이상소견	양성	질확대경검사	즉시 시행
ASC-US 이상소견	음성	질확대경검사	즉시 시행
AGC	양성 혹은 음성	질확대경검사 및 자궁내막조직 채취	즉시 시행

*추구 도말검사와 HPV검사가 모두 정상이면 환자는 3년마다 도말검사를 받을 수 있다. 추구 도말검사가 ASC-US이고 HPV 음성이면 환자는 12개월 후에 도말검사와 HPV 검사를 반복한다. 추구 도말검사에서 ASC-US 이상의 소견을 보이거나 HPV 양성이면 즉시 질확대경검사를 시행한다.

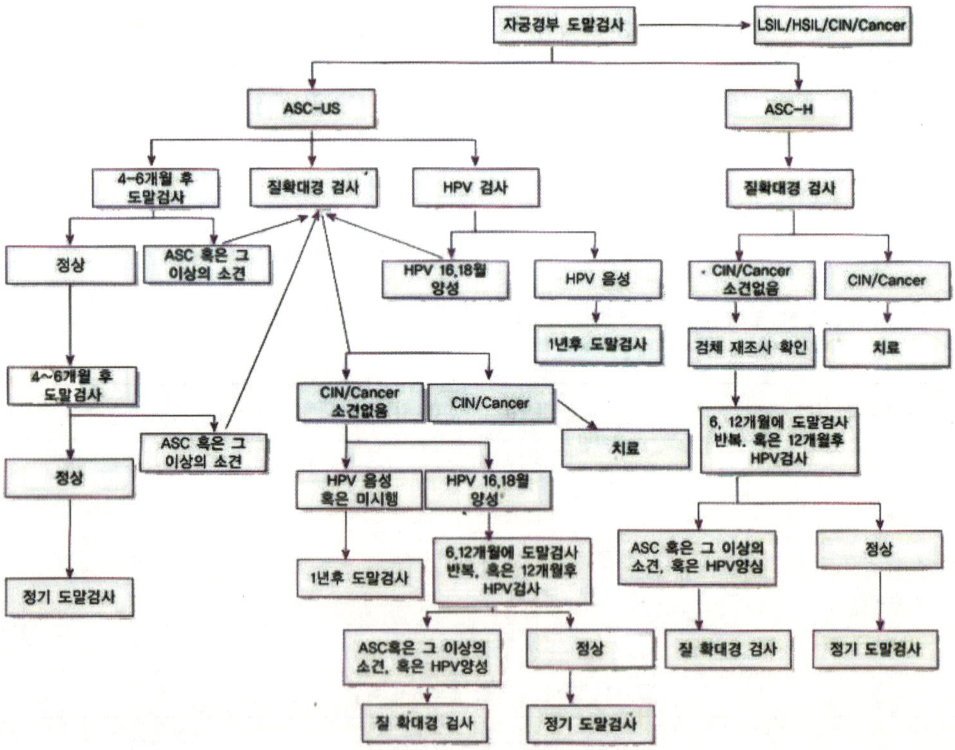

그림 31-4 자궁경부 도말검사 결과에서 비정형편평상피세포(ASC-US, ASC-H) 소견의 관리(ASCCP 2001 지침 참조)

4-6개월 간격으로 1년간 도말검사를 반복하고, 계속해서 도말검사가 양성이라면 환상투열요법(LEEP)을 시행한다.

도말검사 결과 AGC 소견을 보이면 즉시 질확대경 검사와 자궁경관조직검사를 시행한다. 경우에 따라서는 자궁내막조직검사를 시행할 수도 있다.

도말검사소견이 편평세포암 소견을 보이면 LEEP, 혹은 cold knife 원추형 절제술 등으로 조직검사를 시행하도록 한다.

도말검사소견이 내자궁경부내 선암종 소견을 보이면 질확대경 검사로 조직을 얻도록 한다. 질확대경 검사 결과가 내자궁경부내 선암종 소견을 보이지 않으면 cold knife 원추형 절제술을 시행하도록 한다.

3) 자궁경부 도말검사 위음성의 원인

(1) 검체 채취 오류

(2) 검체 채취 후 15초 내에 고정액에 담그지 않은 경우

(3) 혈액이나 점액이 많이 묻어 있는 경우

(4) 감염으로 인해 염증세포가 많은 경우

(5) 검체 직전에 뒷물을 한 경우

(6) 세포병리사의 판독오류

참고 문헌

1. Coleman DV, Evans DMD. Biopsy pathology and cytology of the cervix. 2nd ed. London: Arnold. 1999.
2. 박충학. 자궁경부세포진. 충남: 한영출판사. 2004.
3. Baker RM. Improving the adequacy of Pap smears. Am Fam Physician 1989; 39(6): 109-14
4. Canadian society of cytology. The adequacy of the Papanicolaou smear. Can Med Assoc J 1994; 150: 25-6.
5. Council on Scientific Affairs. Quality assurance in cervical cytology. The Papnicolaou smear. JAMA 1989; 262(12): 1672-9
6. BarrWD. Cervical cancer screening. In Rakel RE(ed) Essential family medicine: fundamentals & case studies. 3rd ed. Philadelphia: Saunders. 2006.

7. U.S. preventive services task force. Screening for cervical cancer: Recommndations and rationale. Am Fam Physician 2003; 67: 1759-66.
8. Schroeder BM. ACS updates: guidelines for the early detection of cervical neoplasia and cancer. Am Fam Physician 2003; 67: 2011-16.
9. American college of obstetrician and gynecologists. ACOG practice bulletin: clinical management guideline for obstetrician-gynecologists. Cervical cytology screening. Obstet Gynecol 2003; 102: 417-27.
10. Solomon D, Davey D, Kurman R, et al. The 2001 Bethesda system: Terminology for reporting results of cervical cytology. JAMA 2002; 287: 2116-9.
11. Wright TC, Cox JT, Massad LS, et al. 2001 consensus guidelines for the management of women with cervical cytological abnormalities. JAMA 2002; 287: 2120-9.
12. Wright TC, Schiffman M, Solomon D, et al. Interim guidance for the use of human papillomavirus DNA testing as an adjunct to cervical cytology. Obstet Gynecol 2004; 103: 304-9.

제32장

유방 진찰

서 주 영

1 개요

유방암은 우리나라 여성암 발생율 1위인 질환으로 유방 진찰은 유방암을 비롯하여 여러 유방 증상 및 질환에 대한 중요한 임상 진찰법이다. 한국유방암학회에서는 30세 이후의 여성은 매월 유방 자가 검진할 것, 35세 이후부터는 2년 간격으로 의사에 의한 임상 검진을 받을 것, 40세 이후부터는 1~2년 간격의 임상 진찰과 유방촬영을 할 것, 고위험군인 경우에는 의사의 상담을 받을 것을 권고하고 있다. 유방암의 진단은 자가 검진 및 임상 진찰, 유방 촬영술, 유방 초음파술, 생검 등이 있고 최근에는 MRI, PET-CT 등도 이용된다.

병력 조사와 이학적 검사는 어느 질환에서든 매우 중요하다. 일차 진료 의사는 유방 진찰을 잘 숙달하고 환자로 하여금 유방 자가 검진을 할 수 있도록 교육할 필요가 있다.

2 유방 진찰 방법

유방 진찰은 가능하면 상의를 벗고 가운을 입은 상태에서 진찰하며 충분한 조도를 지닌 검사실에서 한다. 먼저 시진을 시행한 후 촉진을 시행한다. 유방 진찰은 유방 전체와 앞가슴벽(anterior chest wall) 주변까지 포함하여 진찰한다. 시진은 환자가 양팔을 환자의 옆구리에 붙인 상태에서 먼저 시행하며, 이후 양팔을 환자의 머리위로 올린 상태에서 관찰하고, 마지막으로 양손을 허리에 붙여서 대흉근(Pectoralis major)을 긴장시킨 상태에서 관찰한다. 양측 유방의 대칭성, 완만한 곡선 여부를 확인한다. 관찰되는 선조(striae), 수술 상처 등이 있는지, 유방의 피부에 함몰이나 변형, 혈종, 국소적인 피부의 편평성, 과다한 혈관 분포 등이 있는지 살핀다.

촉진은 액와부와 쇄골 상부의 주변 림프절에 대한 촉진과 유방 촉진 및 유두 촉진을 한다. 환자가 앉아있는 상태에서 쇄골 상부 및 하부의 림프절을 촉진한다. 한 손은 어깨부위가 올라가지 않도록 고정시킨 다음, 액와부 깊숙이 반대편 손을 넣고 아래로 밀어 내리 듯이 액와부 림프절을 촉진한다. 환자를 앙와위로 눕히면 유방의 두께가 얇아져 평가하기에 좋으므로 유방을 촉진할 때는 앙와위로 눕히고 진찰하는 것이 좋다. 유방이 큰 경우에는 촉진하고자 하는 등쪽에 베개를 대거나 한 손으로 유방을 안쪽으로 당기면서 유방의 바깥쪽을 관찰한다. 검사하고자 하는 유방의 가슴을 약간 올린 상태에서 상지를 외전시켜 환자의 머리 뒤로 위치시킨 뒤, 손가락 끝으로 유방 촉진을 시행하는데, 보통 가운데 세 손가락의 끝을 사용한다. 유륜을 중심으로 원모양으로 돌아가며 촉진하거나 상하방향으로 하는 방법이 있는데 일관성 있게 빠짐없이 검사하는 것이 중요하다. 때때로 양측 유방의 비대칭성이 관찰될 경우 양측 동시 유방 촉진이 도움이 될 수 있으며, 피부에 종괴가 붙어 있는 경우, 주변 피부를 긴장시켜 종괴 위의 함몰 현상을 관찰할 수 있다. 유두의 촉진은 엄지와 검지로 유두를 촉진한 뒤 유관의 비후된 부위나 유두 내 결절 유무를 확인한다. 유두 분비물이 있을 경우 유륜 외곽에서 유두 쪽으로 부드럽게 압박하면 효과적으로 관찰할 수 있다. 이상이 있는 경우 위치, 크기, 경도, 이동성, 동통 등을 기록한다. 위치는 환자를 앞에서 보았을 때 몇 시 방향, 유두로부터 거리를 기록한다. 유두 분비물이 있는 경우는 구멍의 위치와 유륜의 어느 부위를 눌렀을 때 잘 나오는지를 기록해 두면 병소의 위치를 짐작할 수 있다.

3 진찰 소견

1) 유방암 (Breast cancer)

유방암은 유방 진찰에서 가장 염두를 두어야할 질환으로, 유방암의 종괴는 다양하고 불규칙한 형태로 나타난다. 경계가 불분명하거나 유방조직의 두께가 두툼해지는 것만 나타날 수도 있다. 보통 딱딱하고 주변 유방 조직과 연결되어 운동성이 적지만 항상 그런 것은 아니다. 압통은 흔하지 않고 보통 단일 종괴로 나타난다. 40세 이상의 여성에서 고형 종괴가 발견되면 악성의 가능성이 많으므로 유방촬영술, 유방초음파, 조직 검사 등 추가 검사를 한다.

2) 양성 낭종 (Benign cyst)

양성 낭종은 크기는 다양하며 보통 여러개로 관찰된다. 모양은 둥글거나 타원형이고 주변 조직과 경계가 잘 구분된다. 경도는 부드럽고 잘 움직이고 압통은 약간 있거나 없다.

3) 섬유선종 (Fibroadenoma)

섬유선종은 크기가 다양하고 둥근모양이거나 경계가 잘 구분되는 엽상모양이다. 보통 부드럽거나 단단한 경도를 가지고 잘 움직인다. 압통은 드물고 보통 여러 개가 출현하고 시간이 지나면서 늘어나기도 한다.

4) 유두 분비물 (Nipple discharge)

유두 분비물은 관내유두종(intraductal papilloma) 또는 관내유방암(intraductal carcinoma)의 징후일 수 있다. 단일 유두관에서 저절로 분비되는 혈성 분비물은 관내유두종을 의심해 볼 수 있고, 여러 개의 관에서 회색, 녹색 분비물과 유륜 아래의 변형은 duct ectasia, stasis를 의심할 수 있다.

5) 피부 변화 (skin change)

유방 전체적으로 분포한 피부 발적(erythema)은 급성 또는 만성 염증 소견을 나타내며 염증성 유방암(inflammatory carcinoma of breast)의 소견일 수 있다. 국소적 피부 발적은 표면에 있는 암일 수도 있고, 외상이나 지방 괴사 또는 유방 농양 가능성이 있다. 부종은 종괴나 염증으로 인해 림프관의 부전으로 발생한 것으로 소위 오렌지양 피부 변화(peud"orange skin change)는 국소적으로 진행된 유방암이거나 염증성 유방암을 의미한다. 피부아래 정맥 확장 소견은 빠르게 진행하는 악성 종양을 의심할 수 있다.

6) 유방곡선의 변화 (Convex change)

유방곡선의 변화는 피부가 편평해지거나 수축되어 나타나는데 이것은 보통 쿠퍼씨 인대(Cooper' s ligament)가 섬유화되어 일어난다. 암이 가장 흔한 원인이며 양성인 경우는 염증, 지방 괴사, 조직검사로 인한 반흔, 위축성 변화 등이다. 주로 유두의 바깥쪽이나 유방의 상위부분(upper-outer quadrant)에서 관찰된다.

7) 기타

궤양은 보통 암으로 인한 종괴로 인하여 일어난다. 유방종괴와 함께 1cm 이상의 둥글고 단단한 액와부 림프절은 전이된 림프절을 강력히 시사한다. 쇄골위림프절은 같은 쪽 유방암의 전이된 소견일 수 있다.

4 유방 자가 검진

우리나라 여성의 유방은 작고 섬유조직이 많기 때문에 자가 검진이 유용한 방법이 된다. 정상 유방 조직은 월경이 끝나면 부드러워지므로 월경 시작 후 5일 전후가 자가 검진하는데 적절한 시

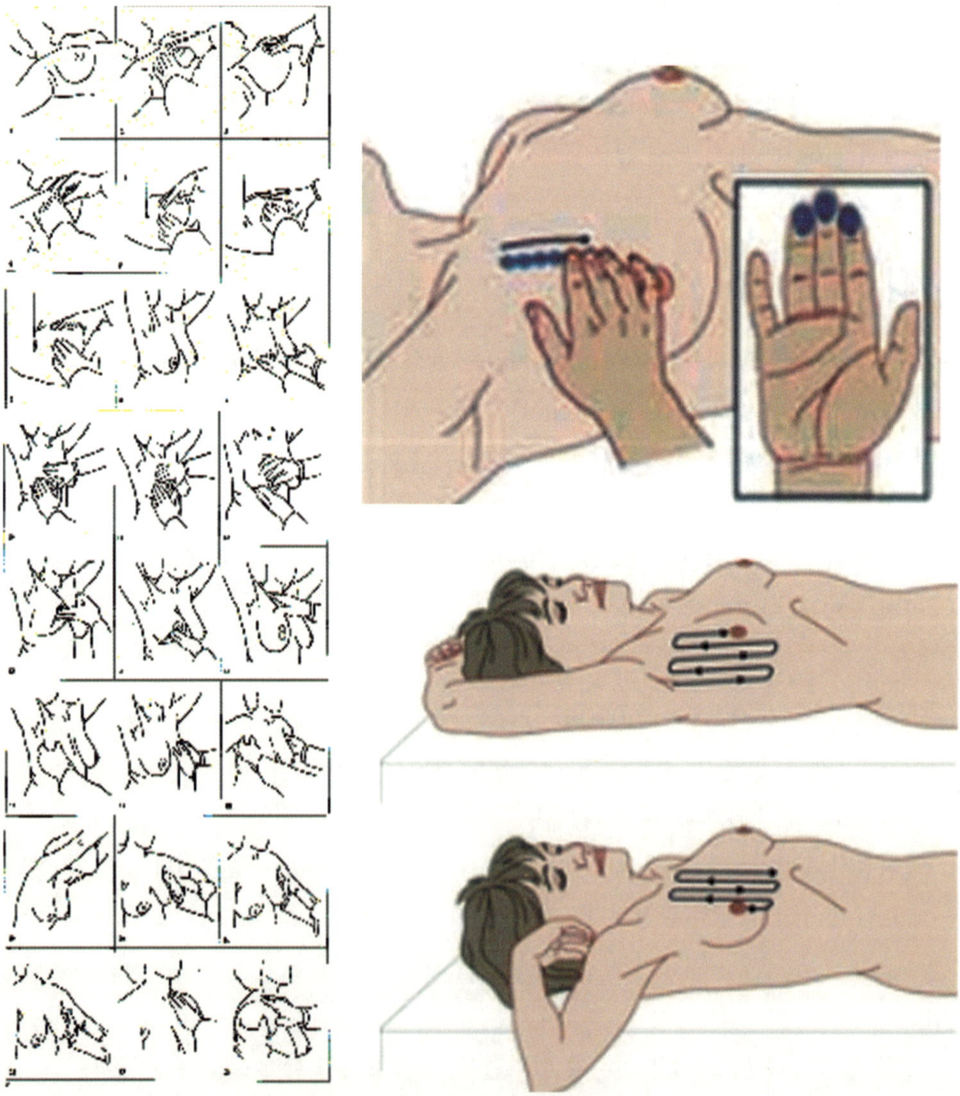

그림 32-1 유방 진찰법

기이다. 자궁절제술을 받았거나 폐경 후 여성은 매달 일정한 날짜를 정하여 시행한다.

방법은 1단계로 거울을 보면서 육안으로 관찰하는 것으로 양팔을 내린 상태, 머리 위로 올린 상태, 양허리에 손을 대고 가슴에 힘을 주어 앞으로 숙인 상태로 유방의 모양, 윤곽의 변화 등을 관찰한다. 2단계로 서거나 앉아서 촉진하는 것으로 샤워하면서 할 수도 있다. 3단계는 편한 자세로 누워서 검사하는 쪽에 베개나 타월을 놓고 검사하는 쪽 팔을 머리 위로 올리고 반대쪽 손으로 촉진한다. 처음 자가 검진할 때는 매일 검진하여 자신의 유방의 특성을 파악하여 두는 것이 좋다. 자가 검진의 효과를 높이기 위해서는 매달 시행하여 습관화 하도록 하고, 평상시 자신의 유방의 모양이나 윤곽에 관심을 가지고 본래의 모습을 기억해 둔다. 촉진할 때는 가운데 세 손가락 끝을 이용하여 원을 그리며 빠짐없이 유방전체를 검진한다. 유방 자가 검진법에 대한 환자 교육을 할 때는 시각적인 자료를 이용하거나 진료실에서 시범을 보임으로써 효과적으로 교육할 수 있다. 대한가정의학회나 한국유방암학회에서 제공하는 환자 교육 자료도 유용하다.

참고 문헌

1. 송홍지. 유방 진찰. 최신가정의학. 대한가정의학회.
2. 강한성, 이은숙. 일차 진료 의사를 위한 유방 증상의 진단과 치료. 가정의학회지 2001;22;6:773-784.
3. The breast examination. Butterworth Publishers, a division of Reed Publishing. 1990. http://www.ncbi.nlm.nih.gov/bookshelf/br.fcgi?book=cm&part=A5151&rendertype=figure&id=A5157
4. Barton MB, Harris R, Fletcher SW. Does this patient have breast cancer? The screening clinical breast examination: Should it be done? How?. JAMA. 1999;282:1270-1280
5. 유방암백서. 한국유방암학회.
6. 유방암 조기 발견과 자가 검진. 대한가정의학회.

제33장

귀지제거법

조 용 진

1 머리말

귀지는 귀 바깥쪽에서 안쪽으로 약 3cm 들어온 지점에 있는 귀지선에서 분비되는 피부 기름과 각질이 합쳐져 생긴 것으로 라이소자임과 세균과 진균 성장을 억제하는 여러 물질을 함유하고 있다. 귀지에는 마른 귀지와 젖은 귀지의 두 가지 종류가 있다. 마른 귀지는 노랗거나 회색으로 잘 부수어지나, 젖은 귀지는 갈색이며 축축해 염증으로 오해하는 사람도 있다. 그러나 이는 병이 아니고 유전적으로 결정되는 것으로 우리나라 등 몽골 계통은 마른 귀지가, 백인과 흑인에는 젖은 귀지가 많다고 한다.

적당한 귀지는 오히려 귀의 건강에 이롭다. 귀지는 지질 성분이 풍부하기 때문에 물기가 스며들지 못하게 하고 약산성이기 때문에 병원균들이 잘 증식할 수 없게 한다. 라이소자임을 함유하고 있어 항균성을 지니고 있고, 귀지 성분이 외이도뿐만 아니라 피부표층에도 녹아들어 세균의 피부 침투를 막아 보호하는 역할을 한다. 귀지 양이 너무 적은 경우 감염이나 외이염이 잘 생길 수도 있다.

귀지를 일부러 제거하지 않아도 되는 이유는 외이도와 고막의 피부는 표면 위로 성숙되는 일반 피부와 달리 그 표피층이 귀 바깥 방향으로 자라나가게 되어 귀지들이 자연히 배출된다. 그 이동 속도는 하루 0.05mm로 손톱 성장과 비슷하다. 그러나, 귀지의 이점에도 불구하고 임상적으로 귀지를 제거해야 하는 경우는 이구 전색과 같이 외이도가 완전히 막혀 청력 소실을 가져오거나, 막힌 듯한 느낌으로 인한 불편감, 그리고 고막 관찰을 용이하게 하기 위한 수단 등의 다양한 이유 때문에 시행된다.

2 방법

1) 기구이용법

여러 기구들을 이용할 수 있으나 외이도는 기구 조작에 상당히 민감하기 때문에 주의해야 한다. 특히 소아는 기구 조작시 매우 주의해야 한다. 하지만 이 방법에 숙련되면 매우 쉽고 간단한 방법이라는 것을 알 수 있다. 하지만 무리하게 이구전색을 빼내려다 보면 환자의 통증을 유발하며 외이도벽에 손상을 일으킬 수 있다.(그림33-1)

(1) 시술자의 손을 이용하여 환자의 머리를 고정시킨다.

(2) 귀지가 이미 외이도벽과 분리된 부위에서부터 조작한다.

(3) 기구를 주의하면서 이구전색 부위의 가장자리부터 먼저 조작한다.

(4) 귀지를 되도록 한 덩어리로 꺼내도록 한다.

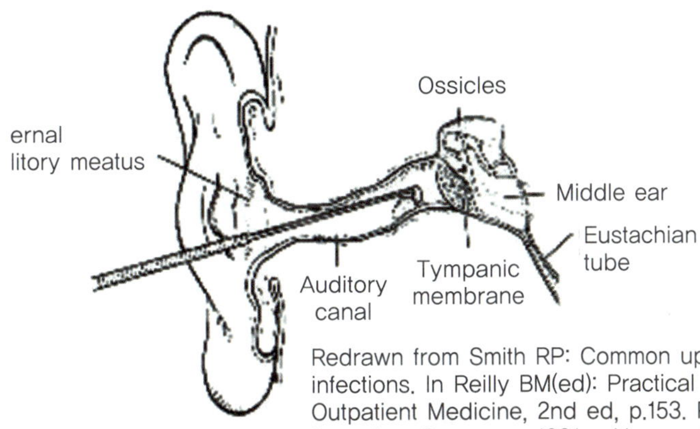

Redrawn from Smith RP: Common upper respiratory tract infections. In Reilly BM(ed): Practical Strategies in Outpatient Medicine, 2nd ed, p.153. Philadelphia, WB Saunders Company, 1991, with permission.

그림 33-1 귀지 제거법

2) 외이도 온수세척법(Warm water ear lavage)

외이도 온수세척법은 귀지제거법 중에서 가장 부드러운 방법인데, 세척 전에 반드시 고막에 이상이 없는지 확인해야 한다. 만약 고막천공이나 중이염이 있으면 오염된 세척액이 중이강으로 들어갈 수 있다. 식염수 또는 온수를 사용하는데 체온으로 가온하여 내이 자극으로 인한 현기증을 예방한다. 세척 후 외이도를 잘 관찰하고 잔여물이 있으면 흡입한다. 외이도에 남은 물이나 습기는 건조시켜 외이도염을 예방하여야 한다. 부작용이 많으므로 일반 외래에서 시행하기 보다는 전

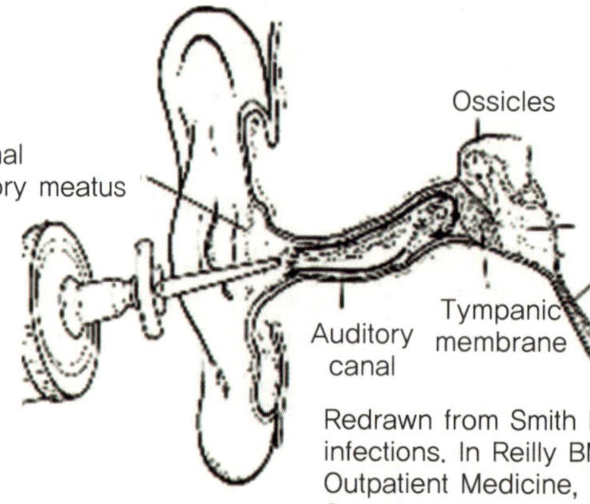

Redrawn from Smith RP: Common upper respiratory tract infections. In Reilly BM(ed): Practical Strategies in Outpatient Medicine, 2nd ed, p.153. Philadelphia, WB Saunders Company, 1991, with permission.

그림 33-2 온수 세척법

문 병원에서 하도록 한다.(그림33-2)

(1) 귀이개를 후방으로 젖힌다. 환자에게 방수되는 가운을 두르게 하고 물을 받아낼 basin을 귀 밑에 위치시킨다.

(2) 적당한 압력을 가한다. 이때 너무 지나친 압력을 가하면 고막 천공을 일으키거나 이구 전색을 더 안쪽으로 밀어 넣을 수 있다.

(3) 외이도 상부나 이구전색 중 열린 부분으로 주사액을 직접 넣는다. 물 분사 방향은 고막에 직접 향하지 않도록 외이도의 위쪽, 뒤쪽으로 향한다.

3) 그 외 흡인법이나 귀지연화제 사용법 등이 있으나 이배농, 이통, 발진, 현기증 환자, 고막 천공이 있거나 외과수술 환자, Tympanostomy tube가 있는 환자에게는 금기이다.

3 요약

귀지는 적응증이 되지 않는 한 대부분 제거할 필요가 없다. 귀지는 세균 침입을 막는 보호막 역할을 하는데다 귓속을 잘못 건드릴 경우 염증이 생기거나 심할 경우 고막까지 손상을 입어 청각을 잃을 수도 있다.

귀지제거법에는 기구이용법, 세척법, 흡인법, 귀지연하제 등이 있으며 이를 선택할 때는 시행 연령과 이구 전색의 형태를 고려하는 것이 도움이 된다. 그러나, 일반 외래에서는 귀지 제거를 시행하지 않는 것이 바람직하며 반드시 전문 기구나 장비가 있는 곳으로 유도해야 한다.

참고 문헌

1. 민양기, 최종욱, 김리석. 일차진료를 위한 이비인후과학임상. 270, 344-345. 일조각.
2. Redrawn from Smith RP : Common upper respiratory tract infections. In reilly BM(ed) : Pratical Strategies in Outpatient Medicine, 2nd ed, p153. Philadelphia, WB Saunders Company, 1991.
3. Robert Sauder. Otitis Externa : A Practical Guide to Treatment and Prevention. Ame Fam Phy 2001 ; 63(5) : 927-936.
4. Browning G. Wax in ear. Clin Evid 2002;7:490-7.
5. Singer AJ, Sauris E, Viccellio AW. Ceruminolytic effects of docusate sodium: a randomized, controlled trial. Ann Emerg Med 2000;36:228-32.
6. Whatley VN, Dodds CL, Paul RI. Randomized clinical trial of docusate, triethanolamine polypeptide, and irrigation in cerumen removal in children. Arch Pediatr Adolesc Med 2003;157:1181-3.

제34장

이경사용법

박 재 홍

1 개요

고막이나 외이도의 해부학적 구조를 이해하고 대략적인 중이의 상태를 알기위해 이경검사를 시행한다. 금속제 이경은 고정식 광원과 일반적으로 현미경을 함께 사용하며 크기와 모양이 다양하다(그림 1). 전지식 이경은 휴대광원과 확대경을 함께 가지고 있어, 왕진시 고막관찰에 많이 이용된다(그림 2). 고막의 움직임을 관찰하기 위해 전지식 이경에 양압 및 음압을 만들 수 있는 고무공

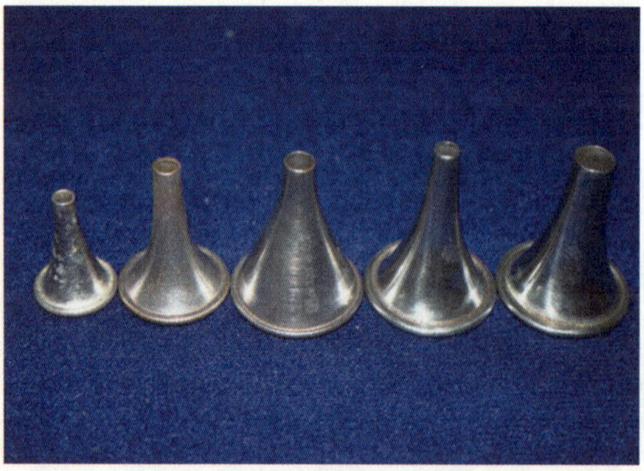

그림 34-1 금속제 이경

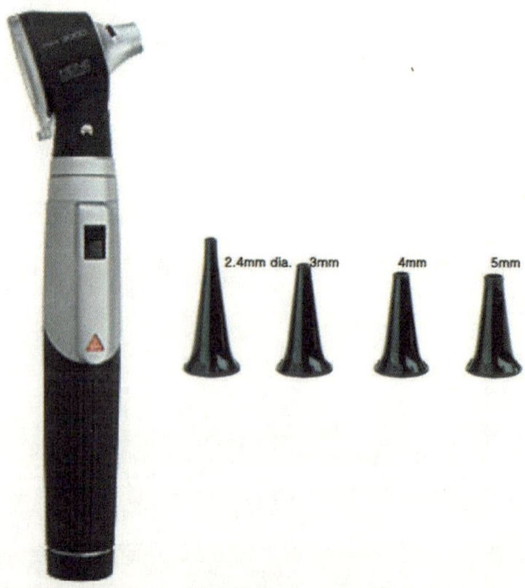

그림 34-2 전지식 이경

과 공기관이 부착된 공기 이경(pneumatic otoscope)을 사용하기도 한다. 이경 검사시에는 연골성 외이도를 확대시키고 최대한 수평이 되는 자세로 관찰하되 이경이 골성 외이도에 닿으면 동통을 호소하므로 연골성 외이도까지만 조심스럽게 넣어야 한다.

2 방법

이경 검사를 위해서 먼저 환자를 검사할 수 있도록 진료 의자에 앉히는데, 환자의 머리를 검사자보다 조금 낮게 하고 뒤로 약간 젖힌다. 먼저 귓바퀴와 주변 조직을 시진하여 기형, 종물, 기타 피부병변 유무에 대하여 확인하며 통증이나 분비물, 염증 소견이 보이면 귓바퀴를 위아래로 당기거나 눌러보며 확인한다. 외이도와 고막의 관찰을 위해 이경을 사용하는 데, 환자의 우측 귀를 검사할 경우 검사자의 왼손 중지의 끝을 귓바퀴의 앞부분 들어간 부위에 넣고, 약지의 내측면을 귓바퀴의 뒷면에 대고 이 두 손가락으로 귓바퀴를 잡고 성인의 경우 후상방으로 잡아당기되 약간 바깥 방향으로 잡아당기며 유소아에서는 후하방으로 잡아당긴다. 다음에 환자에게 이경을 넣는다고

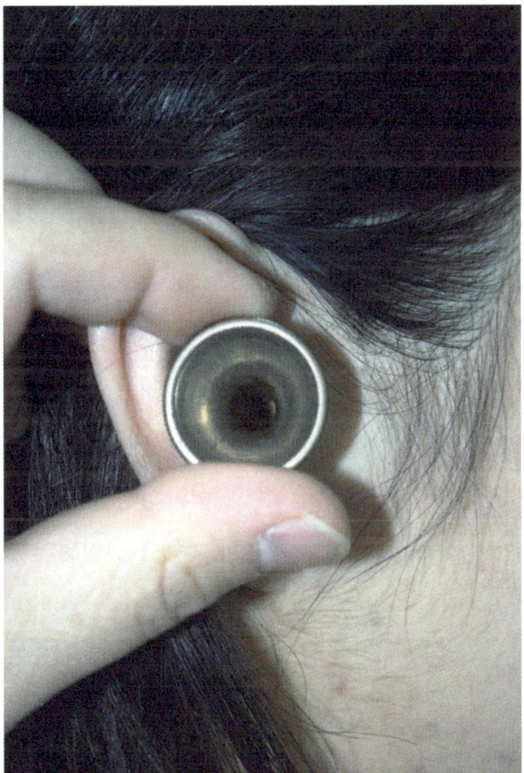

그림 34-3 우측 귀 (금속제 이경 잡은 모습)

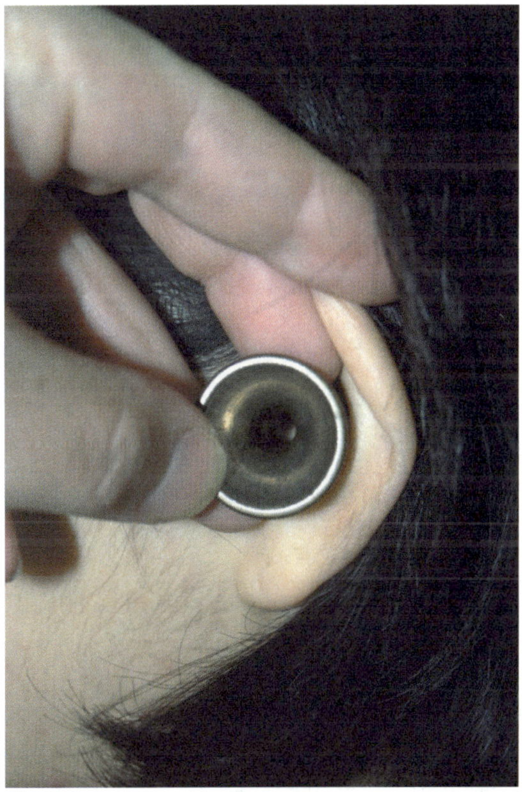

그림 34-4 좌측 귀 (금속제 이경 잡은 모습)

알린 후 움직이지 않도록 설명하며 엄지와 검지 사이에 잡은 이경을 외이도에 조심스럽게 삽입한다. 이때 새끼손가락은 환자의 유양돌기부에 적당히 고정시킨다. 왼쪽 귀를 검사할 때는 검사자의 왼손 검지의 끝을 귓바퀴 앞부분에 놓고, 중지는 귓바퀴의 뒷부분에 대어 이 두 손가락으로 귓바퀴를 잡으면서 성인의 경우 검지의 끝을 환자의 후상방으로 끌어올린다. 다음에 엄지와 검지 사이에 잡은 이경을 외이도에 삽입한다. 이때 새끼 손가락과 약지는 환자의 귓바퀴 전상부에 적당히 고정시킨다(그림 3,4) 이경을 통해 외이도의 부종, 발적, 분비물 유무를 확인하며 고막의 색깔, 모양, 천공유무를 살핀다. 전지식 이경의 경우, 환자를 편안하게 검사할 수 있도록 앉힌 후, 이경은 엄지손가락과 다른 손가락들 사이로 잡고, 손의 일부를 환자의 얼굴에 대어 갑작스러운 환자의 움직임에 이경으로부터 외이도가 자극되지 않도록 이경을 고정한 후 외이도에 이경을 약간 전하방으로 삽입한다.

3 적용

앞서 언급한 바와 같이 이경 검사 전에 먼저 양쪽 귓바퀴와 주변조직에 변형이나 종괴, 피부병변이 없는 지 먼저 살펴보아야 한다. 만약 귀에 통증이 있다면, 귓바퀴를 위아래로 움직여 보고, 귀구슬(tragus)을 눌러보고, 귀 바로 뒤쪽을 강하게 압력을 가해서 눌러본다. 급성 외이도염에서는 귓바퀴와 귀구슬이 움직일 때 통증이 있지만 급성 중이염에서는 귀를 움직일 때에는 통증이 나타나지 않고 다만 귀 뒷부분에 압통이 나타날 수 있다.

외이에 대한 시진이 끝나면 이경을 통해 외이도를 관찰하면서 피부의 발적, 부종, 분비물내지 이물은 없는 지 살핀다. 귀지는 그 색이나 경도가 다양한데, 엷은 노란색에서부터 끈적끈적한 갈색, 심지어는 거무스름하고 딱딱한 귀지까지 있을 수 있으며, 귀를 관찰하는데 장애가 되기도 하며 무리하게 제거하다가 외이도내지 고막에 손상을 줄 수 있으므로 주의해야 하며 이용액을 이용하여 녹인 후 제거하기도 한다. 고막 관찰 시에는 먼저 그 색깔이나 윤곽을 살핀다. 정상고막은 진주빛의 회백색 또는 담홍색을 띤다. 광추(cone of light)는 쉽게 관찰할 수 있는데 방향을 잡는데 도움을 준다. 광추는 고막의 전하부에 위치한다. 이곳에서 제(umbo)를 찾는다. 그 후 전상방으로 추골병(handle of malleus)의 위치를 확인한 후에 따라 올라가 추골의 단돌기(short process of malleus)를 관찰한다. 이경을 부드럽게 움직이면서 위쪽으로 고막의 이완부(pars flaccida)를 포함하고, 긴장부(pars tensa)의 경계까지 고막을 최대한 많이 볼 수 있도록 움직이며 천공유무와 함몰과 팽윤을 포함한 고막의 모양을 꼼꼼히 확인한다(그림5,6). 고막은 반투명의 막으로 고막의 색깔변화가 있거나 혹은 광택을 소실한 경우, 정상적으로 보여야 할 구조물의 모양이 변하든지 혹은 보이지 않을 경우에는 병적인 상태로 보아야 한다. 공기 이경(pneumatic otoscope)으로는 확대관찰이 가능하고 딸린 고무공에 의하여 외이도내에 양압 및 음압을 만들 수 있어 고막의 움직임을 관찰할 수 있다. 이때 이경이 외이도 크기와 비슷하여 새는 공기가 적을 때 효과적이며 중이내 점액저류상태내지 양압 또는 음압시 어지러움이 발생하는 지 여부를 주의깊게 관찰하며 기타 청력저하와 연관된 질환의 진단에도 도움이 된다. 이경을 사용한 후에는 타인으로 전염이 될 수 있으므로 소독을 시행하도록 하며 특히 이루(otorrhea)가 있는 경우 이경을 통한 감염이 쉬우므로 일회용을 쓰거나 보다 철저한 소독을 시행하여야 한다

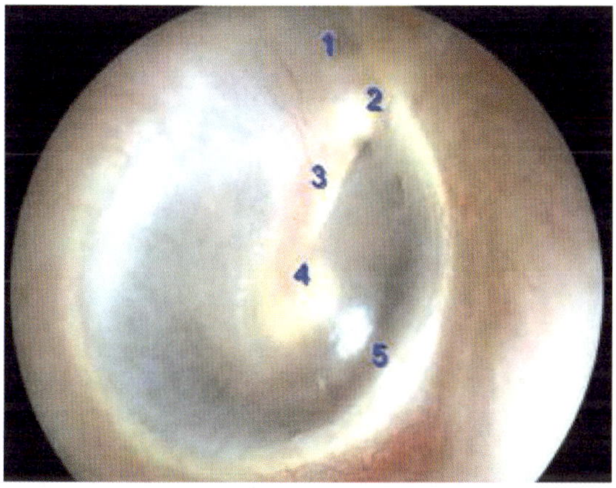

그림설명: 1) 고막의 이완부
2) 추골의 단돌기
3) 추골병
4) 제
5) 광추

그림 34-5 정상고막(우) 설명

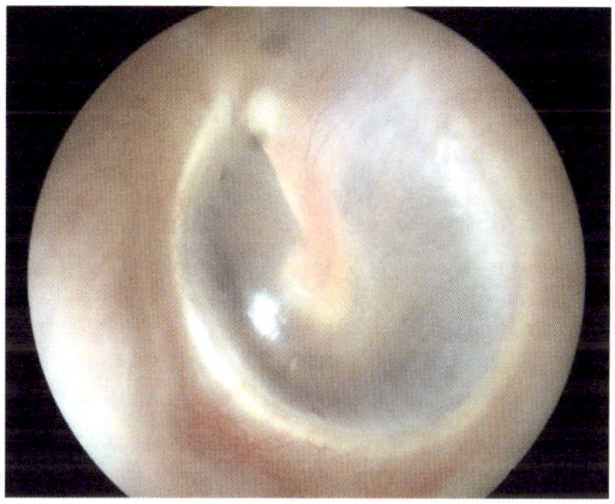

그림 34-6 정상고막(좌) 사진

제35장

검안경 사용법

유 병 욱

1 개요

검안경 검사법에는 직상검안경 검사법과 쌍안도상검안경 검사법이 있으며, 직상검안경 검사법은 안저를 약 15배 정도 확대된 망막을 직상을 볼 수 있는 가장 보편적이며 오래된 안저검사법으로 단시일 내에 습득할 수 있는 비교적 쉬운 방법이다. 안저 검사는 산대된 동공을 통하여 눈의 내부 즉 유리체 시신경유두, 망막, 맥락막을 관찰하는 것으로 안과 진료의 기본일 뿐 아니라 전신 질환 상태의 가늠에 필수적인 것이므로 모든 의사들은 검안경에 익숙해야 하고 일상적인 전신 질환 검사의 한 부분으로 시행하여야 한다.

2 구조

안저를 관찰하려면 광선을 동공으로 투입하여 안저에서 반사되어 나오는 광선이 검사자의 눈으로 들어가야 한다. 직상검안경은 투입광선을 프리즘으로 굴절하여 투입시키고 그 윗부분의 구멍을 통하여 반사광선이 관찰되도록 되어있다.

검안경(그림 35-1)에는 두 가지 다이얼이 있다. 하나는 필터와 불빛 구멍을 조절하는 것이며, 또 하나는 환자와 검사자 모두의 굴절 이상을 조정하기 위해 있는 렌즈조절을 위한 것이다. 검안경 불빛의 크기나 색깔은 작은 개구, 큰 개구, red-free(green)필터를 통해 조절할 수 있다. 작은 개구를 통한 직경이 작은 불빛은 산대되지 않은 동공을 위한 것이며 큰 개구는 산대된 동공을

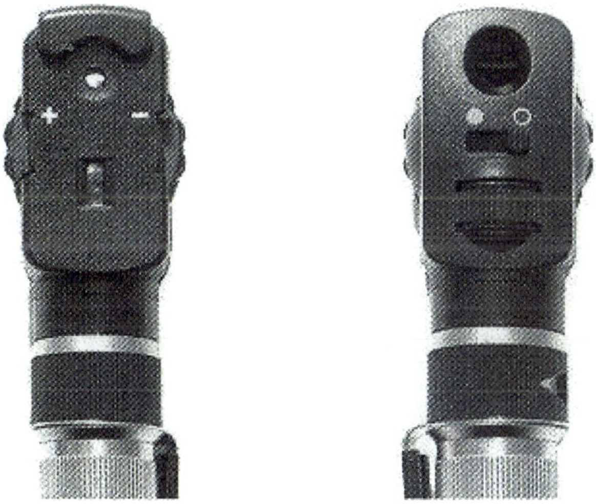

(A) 검사자 쪽에서 본 모양　　　　(B) 환자 쪽에서 본 모양

그림 35-1 직상검안경의 머리

위한 것이다. 또 red-free(green)필터는 붉은 빛의 광선을 제외시키는 것으로 혈관과 출혈을 관찰하기 위해 디자인된 것이다. 이 필터로 보면, 망막은 회색으로 보이며, 유두는 하얗게, 황반은 노랗게, 혈액은 까맣게 보인다.

3 방법

1) 환자의 산동

검사자는 각 안구에 tropicamide 0.5%를 한 방울씩 점안한다. 점안은 아래 눈꺼풀의 안쪽에 떨어뜨려야 하며, 각막 표면에 떨어뜨리지 않도록 주의해야 한다. 점안이 가볍게 따가울 수 있음, 햇빛에 대해 눈부심을 야기할 수 있다는 걸 환자에게 말해야 한다. 산동작용의 지속시간은 약물에 대한 환자의 민감성에 의해 결정된다. 모양근 조절의 마비 작용은 약 6시간동안 지속된다. 콘텍트렌즈를 쓰고 있는 환자에서도 이런 점안을 사용할 수 있다.

2) 기구 사용법

먼저 망막을 쉽게 관찰하기 위해서 검사실은 어두워야한다. 환자의 오른쪽 눈을 검사하기 위해서 의사는 오른손으로 검안경을 잡고 환자의 오른쪽에 서서 의사의 오른쪽 눈으로 검사를 시행하고 반대로 환자의 왼쪽 눈을 검사하려면, 의사는 왼손으로 검안경을 잡과 환자의 왼쪽에서 서서

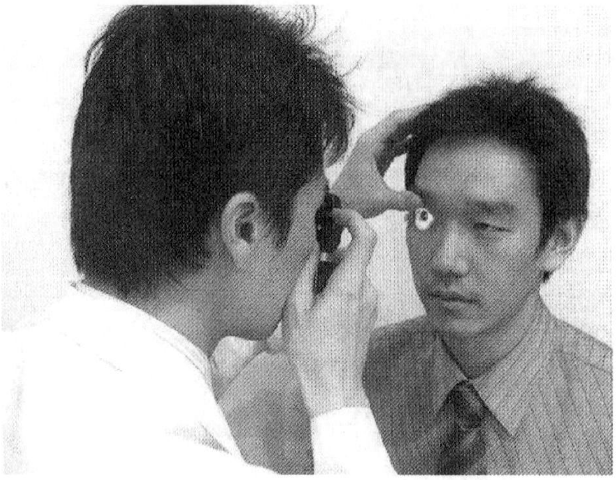

그림 35-2 검사의 전체적인 장면(모양)

의사의 왼쪽 눈으로 검사를 시행하여야 한다. 환자에게 정면을 바라보고, 멀리 있는 한 곳을 주시하게 한다. 만약, 검사자가 안경을 꼈다면, 망막을 좀 더 잘 보기 위해서 벗어야 한다. 검안경 불빛을 켜고, 개구를 작은 개구로 돌린다. 만약 검사자가 안경을 쓰지 않는 다면, 렌즈 디오터 다이얼을 0에 맞추고 시작해야 한다. 근시 검사자는 붉은 색 숫자로 표시되어 있는 "마이너스"렌즈에서 시작해야 하고 원시 검사자는 검정색 숫자로 표시된 "플러스"렌즈가 필요하다. 검지는 초점을 쉽게 맞추기 위하여 다이얼 위에 올려 놓는다.

검안경을 검사자의 이마에 위치시키고, 검사자의 왼쪽엄지 손가락은 환자의 오른쪽 위 눈꺼풀을 들어올린다. 검안경과 검사자의 머리는 하나의 unit으로 함께 움직여야 한다. 그림 2에서 보이는 바와 같이 검안경을 통해 보는 검사자는 환자의 눈의 레벨에서 30-40cm 정도 떨어진 곳에서 중심에서 약 20도 가장자리 쪽에서 다가가야 한다. 환자의 동공에서 붉은 빛이 보일 것이다. 붉은 불빛 붉은 반사는 빛의 경로가 혼탁한 수정체에 의해 가려지지 않는 한 동공을 통해 보인다. 이런 붉은 동공반사가 보이면 검안경을 검사자의 눈에 댄 채로 같은 20도 선상에서 환자를 향해 다가가면서 망막의 혈관을 찾기 시작해야 한다. 검사자는 환자의 빰을 향하여 검안경을 손에 쥐고 환자에게 가까이 다가간다. 환자와의 접촉이 이루어지면 시신경 유두 또는 혈관들이 보일 것이다. 검지로 디옵터 바퀴를 조정하면서 검사자는 정확한 초점을 맞추어 이들이 정확히 보이도록 한다.

3) 안저 관찰 방법

안저의 중요한 구조들로는 시신경 유두, 망막혈관, 황반 등이 있는데 우선 시신경 유두부터 관찰하여야 한다. 이곳은 시세포가 없기 때문에 환자가 밝은 광선에 적응되지 않은 상태에서 이곳에 불을 비추어도 눈이 심하게 부시지 않기 때문이다. 시신경 유두에는 생체에서 유일하게 외부에서 관찰 가능한 혈관들이 있다. 이 혈관들은 다른 장기들의 혈관 상태를 알아보는데 있어서 매우 중요한 단서를 제공하고 또한 신경학적 질환들에 대한 뻗어가는 망막혈관들, 황반, 나머지 망막 순서로, 순차적으로 검사, 접근해야 한다.

(1) 시신경 유두

시신경유두는 망막의 뒤쪽 끝의 코 쪽 방향에 위치하고 있다. 이는 시신경의 머리 부분으로서 망막의 신경섬유들이 안구를 빠져나가는 곳이다. 시신경유두는 1.5mm의 직경을 가지고 있고 계란형이다. 주변의 망막부위보다 옅은 색이며 황핑크색이다. 시신경유두가 상대적으로 창백한 것은 시신경의 유수초로부터 빛이 반사되기 때문이다. 시신경유두의 경계는 명확하게 유지되어 있는데 유두부종이나 시신경염이 발생하여 유두가 부어오르고 충혈되면 유두연의 경계가 불분명해진다. 정상 시신경유두의 중심에는 생리적 함몰이라고 알려진 깔때기 모양의 함몰이 있다. 이 작은 움푹 패인 곳은 정상적으로 유두 직경의 30%를 차지하는데 녹내장에서는 이 비율이 증가하며 녹내장의 중요한 소견 중의 하나이다. 이 함몰은 유두의 중심에 있으며 좀 더 밝은 색을 띠고 망막혈관들이 관통하고 있다. 정상C/D 비는 0.1에서 0.5까지 다양하다. 양쪽 눈의 C/D비가 동일한지 알기 위해 양쪽을 검사해야한다.

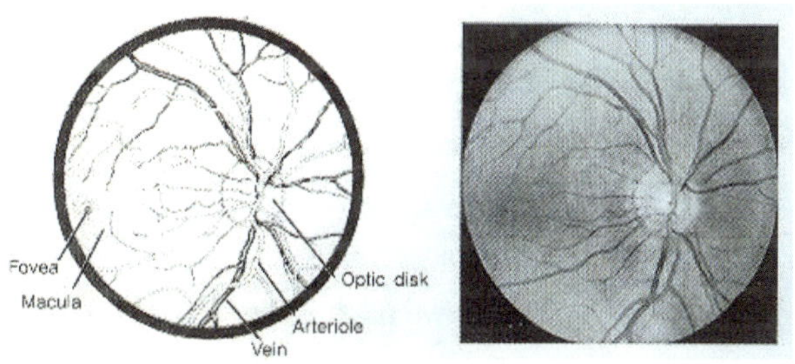

그림 35-3 정상 안저의 사진 및 도해

(2) 망막혈관

망막의 혈관들은 유두로부터 나오며 망막의 표면으로 분지를 낸다. 동맥은 정맥보다 더 밝은 빨간색을 띠며 더 가늘다. 동맥과 정맥의 직경비는 2:3~4:5정도가 정상이다. 중심망막동맥은 생리적 함몰을 통해 안구로 들어간다. 함몰 속에서 나눠지고, 다시 표면상에서 나눠져서 네 개의 주요 분지로 나타나며 안저의 상하좌우 사분면에 분포한다. 빛 반사는 검안경의 빛이 동맥의 혈관 벽에서 반사되어 나타나는 것이며 대게 정상적으로 혈관 내경의 1/4 정도의 굵기로 나타나는데 동맥경화가 진행 되면 빛 반사선의 폭이 증가한다. 정맥은 환자의 85%정도에서 박동을 나타낸다. 이는 망막정맥이 시신경으로 들어가는 부분에서 가장 잘 나타난다. 모든 혈관들은 디스크에서 멀어지는 방향으로 점점 가늘어지며 주행한다. 동맥과 정맥의 교차는 디스크에서 디스크의 크기의 2배 범위 내에서 일어나는데 고혈압, 동맥경화에서 안저 검사를 시행할 때는 이 동정맥 교차 부위를 잘 관찰하여야 한다. 병변 부위가 보이면, 그것의 원인을 결정하기 위해서는 색깔과 모양이 중요하다. '붉게 보이는지, 검게 보이는지, 회색으로 보이는지, 또는 하얗게 보이는지' 관찰해야 되고, 붉게 보이는 병변은 대개 출혈이다. 이는 검안경의 green contrast filter를 통해 가장 잘 보인다.

(3) 황반

검안경은 디스크 높이를 유지해야 하며, 디스크 지름의 1.5~2배만큼 코 쪽으로 움직여야 황반을 볼 수 있다. 이것은 망막의 중심 반사를 보이는 망막중심오목을 포함한 무혈관구역이다. 만약 검사자가 황반을 보기 힘들다면 환자에게 빛을 직접 보도록 시켜야 망막중심오목을 볼 수 있다. Red-free filter 를 쓰면 황반을 찾는데 도움이 될 수 있다. 황반은 작고 둥그런 모양을 하고 있으며 대체로 유두 정도의 크기이며 유두에서 3.5mm 측두 쪽 0.5mm 앞쪽에 위치하고 있다. 황반은 망막혈관들이 결여되어 있으므로 쉽게 찾을 수 있다. 황반의 중심부분인 망막중심오목은 함몰되어 있으며 원뿔세포로만 이루어져 있다. 이 부위는 중심 시력을 나타내는 부위로 중요하며 혈관

표 35-1 안저의 흰 병변에 대한 감별진단

	Cotton-wool 반점	Fatty 삼출물	Drusen	Chorioretinitis
병인	고혈압 당뇨병성 망막병증 후천성면역결핍증 홍반루푸스 피부근염 유두부종	당뇨 망막정맥폐쇄 고혈압성 망막병증	나이가 들면서 정상적으로 생길 수 있음 나이가 들면서 나타나는 황반의 퇴행성 변화	Toxoplasmosis Sarcoldosis Cytomegalovirus
경계	섞임	잘 경계지워짐	잘 경계지워짐 비색소침착	종종 지저분한 경계와 심한 색소침착
모양	불규칙	작고, 불규칙적임	둥글고, 잘 둘러싸임	매우 다양함
유형	다양함	때때로 둥글거나 별모양의 덩어리	다양함. 양측안구에 대칭적으로 생김	다양함
언급사항	망막의 시신경섬유층의 허혈성 관류이상으로 인해 생김: 희미한 망막혈관 : 대개 다양한 수로 존재	망막의 깊은 층에서 생김	때때로 fatty 삼출물과 혼동됨. 망막혈관의 깊은 층에 생김	white 삼출물로 급성으로 생김. 색소침착된 병변으로 치유됨 (toxoplasmosis)

이 없는 특징이 있고 크산토필이라는 색소가 많이 분포되어 황갈색을 띤다. 표1은 안저소견 상 흰 병변이 있을 때 고려해야 할 감별진단을 보여준다.

4 주의점

검안경을 사용하다 보면 다음과 같은 어려운 사항이 자주 발생하게 된다.

(1)작은 동공

(2)외부로부터의 빛

(3)검안경의 부적절한 사용

(4)근시가 있는 환자

(5)백내장이 있는 환자

망막을 보다 더 잘보기 위해서 산동제를 점안하는 것이 중요하다. 많은 의대생이 이 점안이 협각 녹내장이라는 부작용을 야기 시키지 않을까하고 겁내한다. 하지만 조사에 따르면 산동제 점안에 의한 이런 부작용의 증상이 생기는 경우보다 산동 시키지 않아서 망막 병변을 놓치는 경우가 더 많다는 결과가 있다. 다만 Atropine 사용은 피해야한다. 왜냐하면, 이 약물의 작용 시간이 약 2주 동안 지속되기 때문이다. 동공이 커졌을 경우 검안경의 큰 구경을 사용할 수 있다.

검사실은 망막을 가급적 쉽게 검사하기 위해 어두워야한다. 자주 겪게 되는 다른 문제점은 각막 반사이다. 때때로 빛은 각막에서 반사되어 보이는데 이는 검사자로 하여금 더 곤란하게 한다. 많은 검안경에 있는 작은 구경이나 편광 filter를 사용하는 것이 도움이 될 수 있다.

근시 환자는 초보 검사자에게 더 많은 어려움을 야기 시킨다. 근시안에서 망막 이미지가 커져 보이는데 이는 망막을 적절하게 관찰하는데 어려움을 일으킨다. 만약 환자가 심한 근시가 있다면 환자로 하여금 검사하는 동안 보정렌즈를 착용하도록 하는 것이 필요하다.

백내장에서는 망막을 적절하게 관찰하는데 어려우며, 특히 백내장이 중심성이면 더욱 어렵다.

참고 문헌

1. 윤동호, 이상욱, 최억. 안과학 제 5판.
2. Mark H. Swartz, 의학계열 교수 27인 공역, 슈왈츠 임상진단학 Textbook of Physical Diagnosis: History and Examination 4th edition.

3. for Fundoscopic Screening: A Study of Duration of Action. Ann Intern Med 107: 181, 1987
4. Albert DM, Jakobiec FA: Atlas of Clinical Ophthalmology. Philadelphia, W. B. Saunders Co., 1996.
5. Daniel G. Vaughan. General Ophthalmology fourteenth edition.
6. Zadnik K: The Ocular Examination: Measurements and Findings. Philadelphia, W. B. Saunders Co., 1997.
7. Batterbury M, Bowing B: Ophthalmology: An Illustrated Colour Text. Edinburgh, Chrchill Livingstone, 1999.
8. Kanski JJ, Nischal KK: Ophthalomology: Clinical Sign and Differential Diagnosis. London, Harcourt Publishers Ltd, 2000.
9. 이재흥. 안저검사에 의한 감별진단. 서울대학교 출판부. 1997.

제36장

비경 사용법

유 병 욱

1 개요

비경검사는 코 안의 여러 기관의 해부학적이상, 콧물의 양상, 종괴 유무 등을 관찰하는데 이용되는 기본적인 이비인후과적 검사이다. 비경 검사에는 전비경 검사와 후비경 검사가 있으나, 여기에서는 1차 의료에서 쉽게 사용할 수 있는 전비경 검사법에 대해서만 기술하였다.

2 방법

검사를 위해서는 밝은 광원과 반사경 비경이 필요하며, 광원과 반사경 대신 헤드라이트가 이용되기도 한다. 초점을 맞추기 위해서는 반사경의 위치를 올바르게 하는 것이 중요하다. 또한 환자의 외비공 크기에 알맞은 크기의 비경을 잘선택하여야 한다. 비강의 후방 2/3 특히 중비도를 관찰하려고 할 때에는 날이 긴 비경이 필요할 수 있다.

1) 전비경 검사

(1) 피검자를 검사자와 비슷한 높이에 편안한 자세로 앉힌다.

(2) 비경은 왼손으로 쥐고 1cm 정도 비전정에 삽입하여 부드럽게 상하로 벌려 관찰한다. 이때 수평으로 벌리면 비중격에 접촉하게 되는데 비중격은 출혈이 쉽게 되며 통증이 심하므로 주의하여야 한다. 집게 손가락을 그림1과 같이 콧등에 올려 손이 흔들리지 않도록 안

정을 시킨다.

(3) 환자의 머리 위치를 바꾸어 가면서 비강 전체를 관찰한다.

(4) 비점막의 울혈 때문에 관찰이 어려울 때에는 에피네프린 등의 비혈관 수축제를 분무하고 나서 보면 비강이 넓어져 후비공까지 관찰할 수 있다.

(5) 오른손은 이물제거, 농성비루 흡입 등의 기구를 사용하거나 환자의 머리 위치를 바꾸는데 사용한다.

3 적용

비경을 이용하여 비강 점막의 위축, 비후여부, 분비물의 양과 특성, 용종이나 종양 유무를 확인한다. 비강 내 점막은 정상적으로 구강 내 점막보다 홍조를 띄므로 진단에 오류를 범할 수 있다. 또한, 국소 충혈제를 도포하여도 울혈이 호전되지 않으면 만성 증식성 비염의 가능성이 높다. 점막 농성 분비물은 감염을, 수양성 분비물은 알레르기나 혈관 운동성 비염을 시사한다. 흔히 중비갑개를 용종으로 착각할 수 있는데 비용종은 잘 움직이고 창백하며 자극에 대하여 통증이 없는 것이 특징이다.

최근에는 전비경보다 비내시경 등으로 더 정확히 비강을 관찰할 수 있고 화면을 통해 영상을 얻을 수 있어 사용 빈도가 많아지고 있다.

4 요약

비경 검사는 간단하고 일차의료에서 쉽게 시행할 수 있으며 코를 진찰하는데 가장 기본이 되는 검사이다. 비전정의 병변에서부터 비염, 부비동염, 용종이나 종양 등을 진단할 수 있고 비강내 이

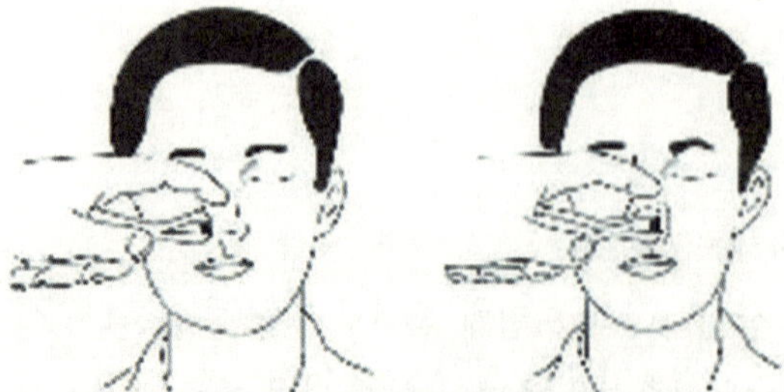

그림 36-1 전비경 검사법

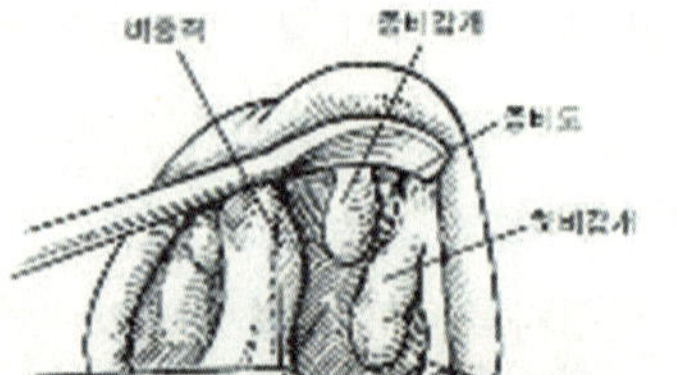

그림 36-2 비경을 통한 비강 구조물

물제거 시에도 사용되므로 비경의 사용 방법을 잘 숙지하여야 한다. 특히 잘 낫지 않거나 재발하는 부비동염에서는 병발한 비용종이나 비강내 종괴 등의 가능성도 있음을 유념하여야 한다.

참고 문헌

1. 박정수. 일차의료에서 이비인후과 검진. 가정의학회지 2005; 26(11S): S204-6
2. 비강 및 부비동의 검사법. 민양기, 최종욱, 김리석 (일차진료를 위한) 이비인후과학임상. 서울: 일조각; 1999. p.24-37
3. 비강과 부비동의 진찰 및 검사법. 대한이비인후과학회. 이비인후과학. 1판. 서울: 일조각; 2005. p.246-7
4. Rakel DP. Rhinolaryngoscopy. In: Saunders manual of Medical practice, 2nd ed, Rakel RE. Philadelphia, Saunders, 2000; p.87

제37장

직장수지 및 전립샘검사

유 병 욱

1 개요

주로 직장 및 골반과 하복부의 이상 유무(남자의 경우 주로 전립선, 여자의 경우 자궁과 난소)를 확인하기 위해 시행된다. 때로는 방광을 검사하기 위하여 시행하기도 한다.

직장수지 검사(digital rectal examination)는 전반적인 신체검사 중 자주 시행하여야 할 검사인데도 실제 잘 시행하지 않는 검사이다. 이 검사는 환자를 거북하고 당황하게 할 수 있으나, 숙련된 사람이 한다면 대개의 경우 그렇게 고통스럽지 않다.

젊은 환자에서 증상을 전혀 호소하지 않을 때에는 직장 검사는 생략해도 좋으나, 중년 이후 성인 환자에서 이 검사를 생략할 경우 무증상 암종의 발견을 놓치게 도리 수 있다. 검사에서는 손가락을 천천히 부드럽게 움직이며, 환자에게 검사를 설명해 주는 것이 좋다.

여성의 생식기관 정기 검진과 이상 질 출혈, 골반통 등의 증상이 있을 때, 항문 출혈, 잠혈반응 양성, 복통, 골반통, 요로증상, 배변습관 변화 등의 증상이 있을 때, 항문의 치핵, 암 검사에 유용하나 촉지가 어려운 경우도 종종 있어 직장경 검사가 필요할 수 있다.

2 검사방법

1) 환자의 자세

어떤 부위를 검사할 것인가에 따라서 여러 가지 자세에서 검사할 수 있다.

(1) **측와위** (decubitus position)

항문 주위와 천미골 (sacrococcygeal) 부위를 잘 검사 할 수 있다. 환자를 좌측으로 눕게 한 뒤 둔부를 검사대 모서리 가까이 두게 한다. 엉덩이와 무릎을 굽힌다. 환자를 편안하게 한 후 조명을 밝게 한다. 우측 손에 장갑을 끼고 좌측 손으로는 항문이 보이도록 엉덩이를 벌린다.

(2) **쇄석위** (lithotomy position)

직장 내부 깊은 곳의 암이 의심 된다면, 쇄석 위에서 접근하는 것이 좋다. 이 자세에서 다른 손을 복부로 가져가면 곧 양수 검진으로서, 골반 내 종괴를 찾는데 도움이 된다.

(3) **전립선 촉진법**

환자는 검사대를 양손으로 잡고 양다리를 약간 벌려 똑바로 서게 한 다음 허리를 굽혀 상체를 수평이 되게 한다 (그림 37-1).

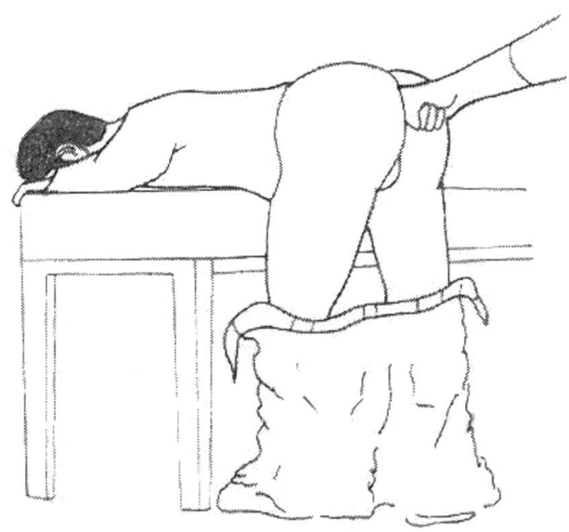

그림 37-1 전립선 촉진법

2) 검사 순서

(1) 천미골 부위와 항문 주위에 혹 (lump), 궤양, 염증, 발진, 또는 찰상 등이 없는가 본다. 성인에서 항문 주위의 피부는 정상적으로 주변의 둔부 피부보다 더 착색이 심하다. 찰상과 함께

붓고, 두꺼워지고, 갈라진 피부는 항문 소양증을 뜻한다. 압통은 항문 주위 농양의 존재를 시사할 수 있다.

(2) 인지에 윤활액을 묻히고 환자에게 검사를 설명한 다음, 검사 시 장관을 움직이는 느낌을 들게 할 것이라고 말한다. 밑으로 힘을 주게하고 항문에 어떤 병변이 없나 시진한다. 성병 사마귀, 매독 하감, 항문 포진, 암종 등이 발견될 수 있다.

(3) 환자가 힘을 줄 때, 인지를 항문 위에 가져다 대고 있다가 괄약근이 이완되면 항문관 내로 부드럽게 배꼽을 향한 방향으로 손가락을 밀어 넣는다. 괄약근이 닫혔으면 환자에게 긴장을 풀도록 다시 설명하고, 괄약근이 열리는 순간 손가락을 밀어 넣는다. 정상적인 항문괄약근은 삽입된 손가락을 적당한 힘으로 물고 있다. 항문 열창 등의 경우에 통증으로 인하여 검사를 지속할 수 없는 때가 있는데. 이런 때에는 검사를 계속하지 않는 것이 좋다.

(4) 손가락을 직장 내에 더욱 깊이 넣어 직장벽을 가능한데까지 검사한다. 우측 옆, 뒤쪽, 좌측 옆의 순으로 결절이나 불규칙한 면이 없나 촉지한다.

(5) 손을 돌려 직장의 전벽과 전립선을 검사할 준비를 한다. 환자에게 이제부터 전립선을 검사할 것이며 환자는 소변을 보고 싶은 느낌이 들 것이라고 말한다. 가능하다면 전립선 위의 정낭이 있는 부위와 복막강 부위까지도 촉진한다. 결절이나 압통이 있는지 본다.

(6) 손가락이 미치지 않는 곳의 직장 병변은 환자에게 밑으로 힘을 주라고 시킴으로써 때로 촉지될 수 있다. 암 등이 의심될 때 이 방법을 사용한다.

(7) 부드럽게 손가락을 빼내고 환자의 항문을 닦아주거나 환자에게 닦도록 한다. 장갑에 묻은 변은 색깔을 본 후 잠혈 반응을 검사한다.

(8) 여성에서의 검사 방법은 남성에서와 비슷하다. 직장의 전벽을 통하여 자궁경부를 촉지할 수 있다.

3 검사해야 할 구조물

1) 괄약근과 하부 직장 (sphincter, lower rectum)

괄약근의 검사는 중요한 의미를 지닌다. 근육의 이완은 요도괄약근과 방광 근육의 변화와 같이 와서 신경인성 방광의 진단에 도움이 된다.

(1) 항문직장 누관 (fistula)

이는 염증성 관이고 한쪽 끝은 항문이나, 직장에 개구하고 다른 한쪽은 피부나 또는 다른 내장에 개구한다. 이와 같은 누관에는 대부분 농양 형성이 선행한다.

(2) 항문열 (fissure)

이는 항문관에 있는 난원형 궤양으로서 통증이 심하며, 대부분 후방 정중선에 나타나고, 드물게는 전방 정중선에 나타난다. 이것의 긴 축은 종으로 놓여 있다. 관찰해보면 이 항문열 바로 밑에는 '보초'(sentinel), 피부 표적이 있고, 항문 주위가 조금 벌어져 있어, 항문열의 하부 경계선임을 알 수 있다.

(3) 외치질 (esternal hemorrhoid)

치질은 정맥류다. 외치질은 항문 직장선 밑에서 생기며 항문 피부로 덮여 있다. 합병증이 없는 겨우는 휴식을 취할 때 나타나지 않으나, 혈전성인 경우는 통증이 있고, 푸르스름하고 반짝이는 난원형의 덩어리가 항문경부에서 보인다.

(4) 내치질 (intrnal hemorrhoid)

내치질은 항문직장 경계부 상부에서 생기며 피부가 아닌 점막으로 덮여있다. 이것은 항문을 통해서 탈출되지 않으면 보이지 않고, 촉진으로 부드러운 부종을 만질 수 없다. 진단을 위해서는 직장경이 필요하다.

(5) 직장탈출 (proapse)

대변을 보려고 힘을 줄 때 직장점막이 근육층과 함께 또는 단독으로 항문을 통해서 탈출할 수 있으며, 도우넛(doughnut) 모양 또는 장미꽃 장식을 나타낸다.

(6) 직장 폴립 (polyps)

직장 폴립은 흔하다. 크기가 크거나 개수가 다양하고 점막 가까이에 발달될 수 있다 이들은 감촉이 부드럽고 검사하는 손가락이 닿아도 느끼기 힘들거나 불가능하다. 진단을 위해서는 직장경이 필요하고 양성과 악성을 구별하기 위해 생검이 요구된다.

(7) 직장 암종 (carcinoma)

증세가 없는 직장 암종의 진단은 어른에서 일관적으로 직장의 검사를 해야만 알 수 있다. 위에서 언급한 바와 같이 폴립양 종양은 악성일 수가 있다. 또 다른 흔한 양상은 궤양성 암종이 딱딱하고, 결절성으로 말려진 가장자리에 나타나는 것이다.

(8) 복막전이 (metastasis)

어는 부위에서나 복막에 널리 전이된 경우는 직장 전방의 복막 반사 부위에서 발생될 수도 있다. 단단하고 딱딱한 '직장 선반' 이 검사하는 끝에서 만져질 수 있다(그림37-2)

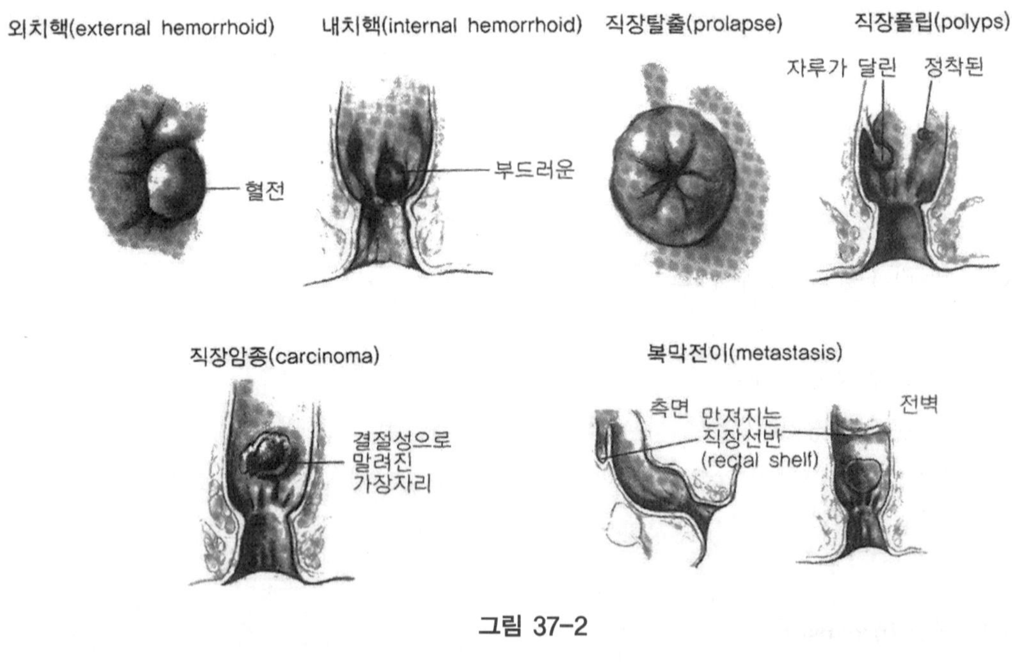

그림 37-2

2) 전립선 (prostate)

직장 검사를 하기 전에 소변 검사를 일반적으로 시행하여야 한다. 왜냐하면, 전립선 검사를 할 때 직장세서 전립선을 손가락으로 만지면 전립선액이 요도로 흘러나오기 때문에 이액에 농이 섞여 있으면 소변 검사 시에 오염이 되기 때문이다.

(1) 크기 및 모양

① 전립선의 크기는 4x4 cm 크기로서 상부는 방광 경부까지 있으며, 방광에 인접된 근위부의 가로가 더 길고 원위부는 짧으면서 뾰족한 듯 만져지는데 이 부위를 전립선 첨부 (prostatic apex) 라고 부른다.

② 직장 내에서 촉지되는 선체는 전립선의 일부분인 (1cm 미만이 돌출됨) 후엽과 좌우측엽이고 중엽과 전엽은 촉지되지 않는다. 양측엽이 중앙에서 만나는 곳은 약간 들어가 있어 중간구 (median groove) 를 형성한다.

③ 전립선이 커지면 양측엽이 커지면서 깊어지고, 중간구가 점차 없어지고 측구 (lateral sulcus) 가 점점 깊어진다. 내측의 고랑이 막히게 되면 전립선은 길어지고 커져서 전립선 비대증 증상이 나타난다.

④ 정상 성인 전립선의 무게가 20gm 정도 되는 것을 기준으로 하여 30, 40, 60 gm 등 무게로 표시하기도 하고 정상의 크기를 기준으로 하여 몇 배라고 기술하기도 한다.

⑤ 중요한 것은 전립선 비대증의 증상과 전립선의 크기와는 무관하다는 사실이다.

(2) 경도 (consistency)

전립선의 경도는 정도에 따라 '고무같은 (rubbery)', '굳은 (firm)', '단단한 (hard)', '돌같이 단단한 (stony hard)' 의 순으로 표현할 수 있다.

① 정상적으로 전립선의 경도는 주먹을 쥐었을 때 엄지손가락 쪽의 손바닥 볼을 만지는 느낌과 비슷하여 표면을 평활하고 탄력이 있다.

② 급성 염증이 있는 경우, 크기는 보통이거나 커져있으며 표면이나 경도가 일률적이 아니고 불규칙하다.

③ 전립선 농양이 있는 경우, 단단하게 만져지거나 그 안에 파동(fluctuation)이 있는 부분이 만져지기도 한다.

④ 단단한 부위가 만져지는 경우 감별이 중요한데 특이성 염증의 경우에 나타나는 섬유화 (fibrosis), 육아종성 전립선염(granulomatous prostatitis), 결핵성 전립선의 경결, 전립선식, 직장벽의 정맥석 (phlebolith), 전립선암 등이 있다.

⑤ 일반적으로 감염에 의한 결절은 전립선의 표면에 생기고, 그 끝에서 정상 주위 조직으로 점차 단단하게 되며 종양은 그와 반대로 의심스러운 부위가 없이 단단한 부위가 갑자기 외측엽 부위에 나타나게 된다.

(3) 운동성 (mobility)

전립선의 운동성은 다양하다. 진행된 암의 경우 전립선 막을 통하여 직접 전이가 되어 주위 조직에 단단히 조정되어 있다.

(4) 전립선 마사지 (massage of prostate)

① 환자는 그림 2와 같은 자세를 취하, 방법은 인지의 바닥으로 전립선을 위에서 아래 방향으로 전립선 요도를 따라 약간 누르면서 외측에서 내측으로 훑터내리듯 손가락을 구르듯 하며 시행한다.

② 마사지의 세기에 따라서 전립선액의 양이 다를 수 있고 외요도구를 통하여 나오는 분비물을 슬라이드에 받아 직접 검사하거나 만일 전립선액이 나오지 않으면 소량의 소변을 보게하여 몇 방울의 요로서 현미경적 검사를 시행한다.

③ 다량의 농세포(pus cell)가 나오면 전립선염의 진단이 된다. 비특이성 세균, 즉 결핵성 세균, 임균, 혹은 클라미디아 등을 알기 위해 전립선액으로 배양 검사를 할 수 있다.

④ 급성 요도염의 분비물, 급성 전립선염, 급성 전립선 방광염, 요폐로 방광이 찬 경우, 전립선 암인 경우는 금기이다.

3) 정낭 (seminal vesicle)

정상적인 정낭은 만져지지 않으나 커져있는 정낭은 물주머니 같다. 정낭은 방광의 하부에 있고 아래에서 위로 갈라진다.

① 만성 염증, 즉 결핵, 주혈흡충증(schistosomiasis)이나 진행된 전립선암이 있는 경우 팽팽하거나 아주 단단해져 있다.

② 전립선염이나 감염이 있을 때에는 전립선 마사지와 같이 정낭의 마사지로서 정낭을 짜내야 한다.

③ 정낭의 원발성 암은 매우 드물다. 간혹 전립선 주위나 바로 위에 낭성 종물이 만져질 때가 있는데, 이는 뮐러관(Mullerian duct)이나 전립 소실(utricle)의 낭종이다.

4 직장수지 검사의 유용성 및 한계점

1) 직장수지 검사에서 의심스러운 결절이 만져질 때 이중 약 50% 정도는 조직 검사에서 전립선암으로 밝혀진다. 일반적으로 선별 검사에서 결절이 만져져서 조직 검사를 하였을 때 전립선암으로 진단되는 직장수지 검사의 양성 예측도는 21~53% 이다. 특히 전립선암 환자의 약 25%는 혈청 전립선 특이항원 (PSA) 값이 4.0ng/mL 이하의 정상 소견을 보이므로, 직장수지 검사에서 이상 소견이 촉지될 때에는 혈청 PSA 값에 관계 없이 반드시 생검을 시행해야 한다.

2) 직장수지 검사만을 시행하는 경우 한계점도 분명히 존재한다.

(1) 우선 직장수지 검사만을 시행할 경우 대다수의 조기 암을 놓칠 위험이 크다. 즉 직장수지 검사에서 진단된 전립선암의 50% 는 이미 병리조직학적으로 진행된 암이다. 왜냐하면, 직장수지 검사에서 정상 소견을 보였던 전립선암이 혈청 PSA 상승 또는 경직장초음파 검사상 이상 소견이 있어서 시행한 조직 검사로 발견되기 때문이다.

(2) 직장수지 검사자의 숙련도에 따라서 많은 차이를 보이는 것도 큰 문제점이다.

(3) 여러 가지 이유로 전립선암을 조기에 발견하자면 직장수지 검사 외에 요검사, 혈청 PSA, 경직장초음파 검사, 조직 검사 등의 보조적인 검사가 반드시 필요하다.

참고 문헌

1. 대한비뇨기과학회. 비뇨기과학. 제 3판, 서울; 고려의학 2001: 40-2.

2. 2000년 가정의 개원의 연수강좌. 대한가정의학과개원의협의회. 2000; 121-6.

3. Brickley LS, Hoekelman RA. Bate's Guide to physical examination and history taking. 7th ed. Philadelphia: Lipppincott Williams & Wilkins; 1999. 449-59.

제38장

내향성 발톱의 치료법

윤 여 준

1 정의

Ingrown nails (내성 발톱, Onychocryptosis)는 lateral nail fold의 periungual skin이 nail plate로 인해 관통되며 일어나는 foreign body reaction이다. 손톱보다는 발톱, 주로 엄지

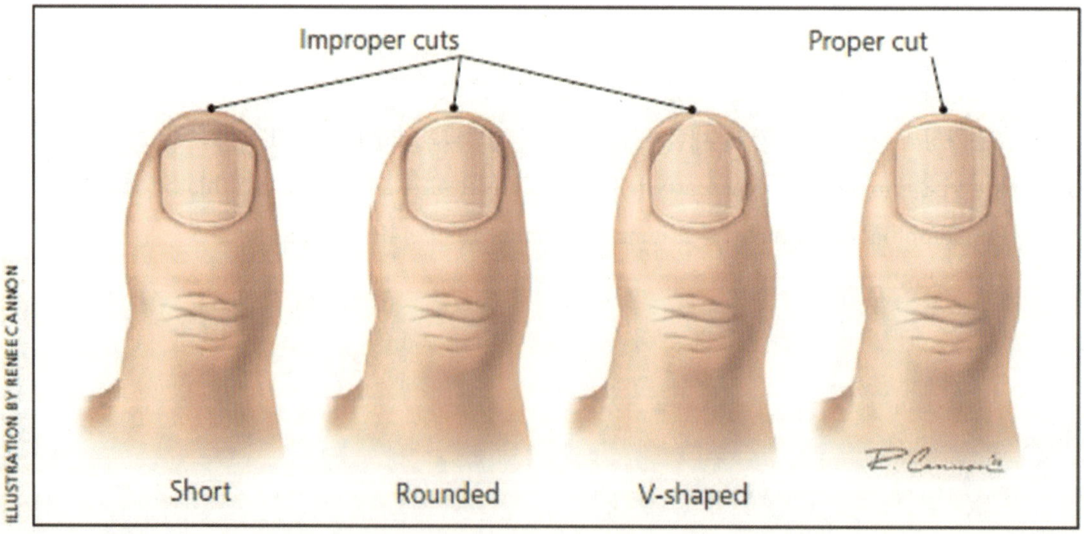

그림 38-1 Examples of improper and proper toenail trimming. Toenails should be cut straight across, and the corners should not be rounded off.

발톱에 많이 발생하며 위험 인자에는 넓은 발, 잘 맞지 않거나 발가락 폭이 좁은 또는 굽이 높은 신발, lateral nail plate의 malalignment, hypertrophic lateral nail folds, 발톱을 직선이 아닌 반월형으로 깎는 것, 그리고 hyper-hidrosis 등이 있다. Nail plate가 nail fold skin을 손상시킬 경우 이차적 감염이 일어날 수 있다.

사춘기 청년 및 성인에서 nail fold embedding 및 spicule formation은 lateral portion에 일어나기 쉬우며 영유아 및 소아에서는 distal portion에 일어나기 쉽다. 전자는 내성 발톱이 자주 재발하기 쉬우며 수술적 치료가 권장되며 후자는 conservative treatment에도 반응이 좋은 편이다.

2 치료

올바른 nail cutting 및 신발 착용이 주 치료법이다. Ingrown nails는 severity에 따라 I에서 III급으로 나뉘며 I급은 erythema and swelling, pain with pressure, II급은 increased swelling, seropurulent drainage, infection, nail fold의 ulceration, III급은 granulation tissue의 exuberant overgrowth, chronic inflammation, 그리고 marked nail-fold hypertrophy를 보인다.

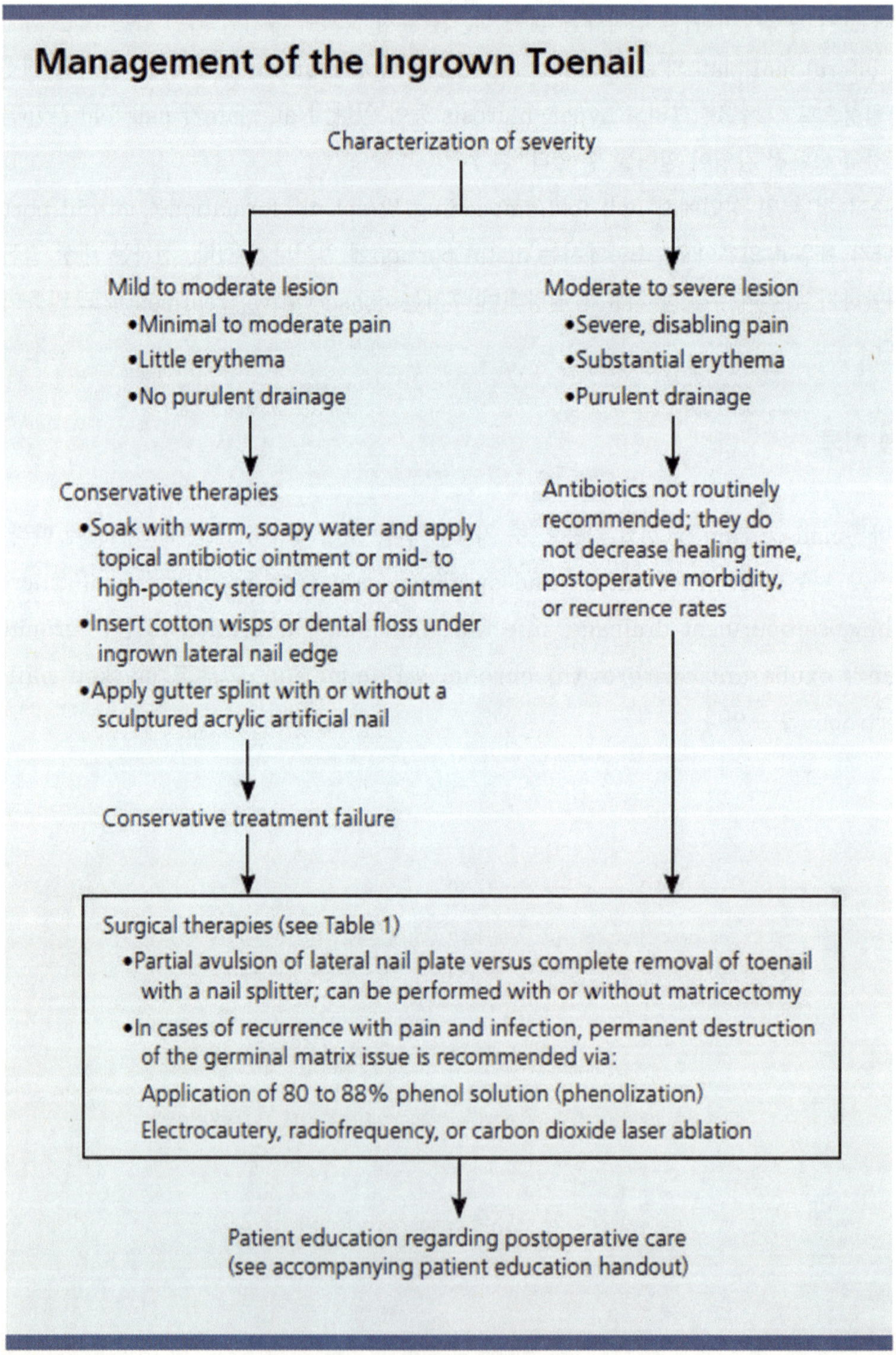

그림 38-2 Algorithm for a suggested approach to the patient with an ingrown toenail

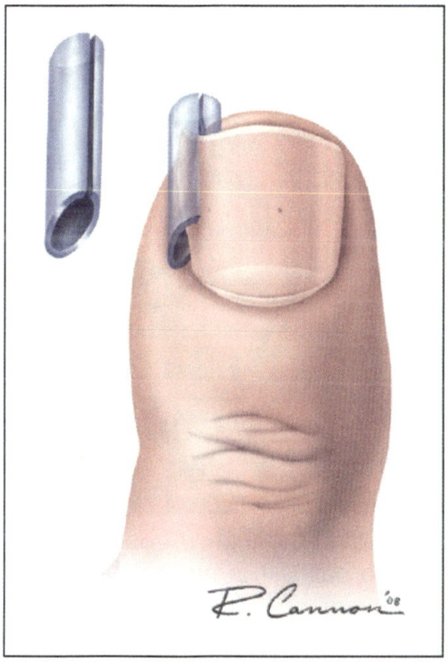

ILLUSTRATION BY RENEE CANNON

그림 38-3 Gutter splint treatment for ingrown toenails

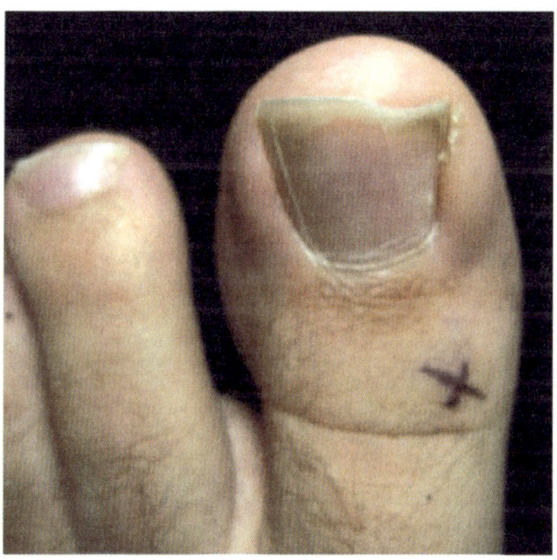

그림 38-4 Ingrown left great toenail (medial right edge of the nail)

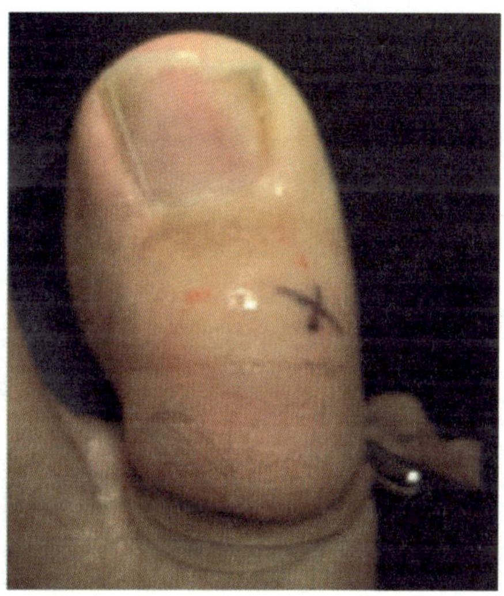

그림 38-5 Application of tourniquet

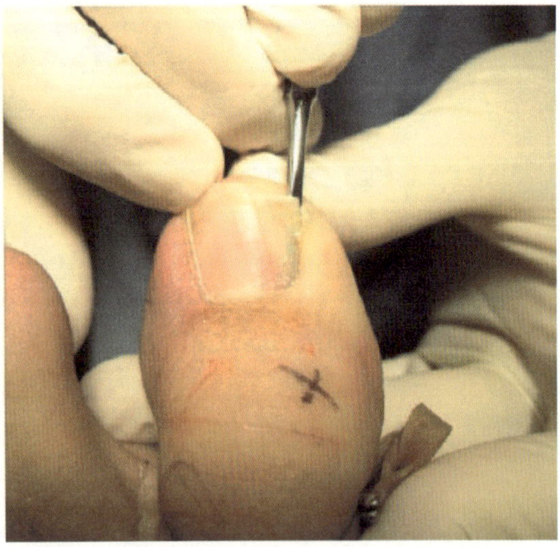

그림 38-6 Separation of the nail from the nail bed with a nail elevator

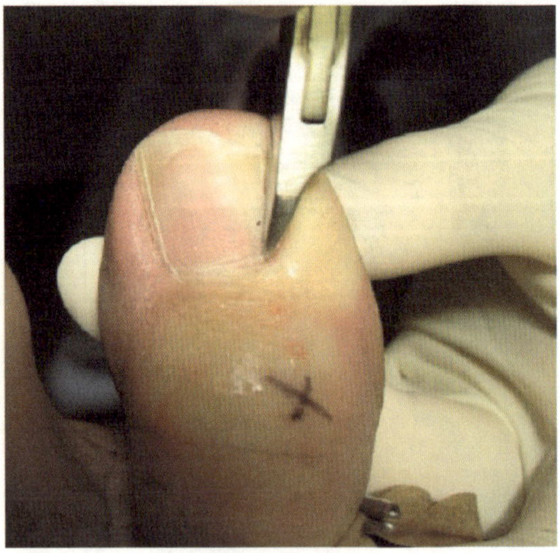

그림 38-7 Cutting the ingrown portion of the nail with a nail splitter

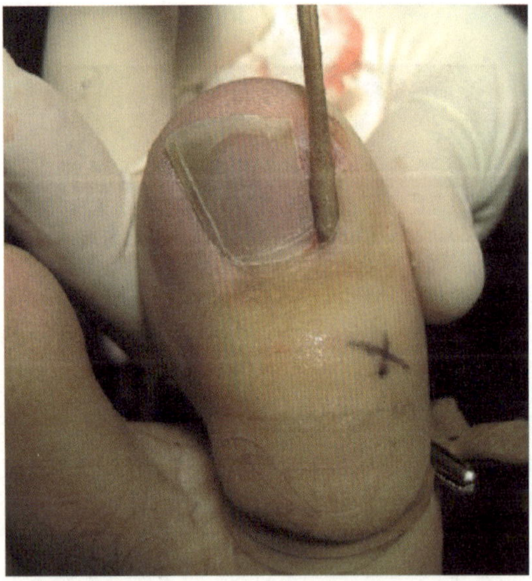

그림 38-8 Application of phenol to the nail matrix

참고 문헌

1. Heidelbaugh JJ, Lee H. Management of the Ingrown Toenail. *Am Fam Physician. 2009;79(4):303–308, 311–312*
2. Haneke, 2002. Haneke E.: Ingrown and pincer nails: evaluation and treatment. *Dermatol Ther* 2002; 15:148–158.
3. Rounding and Bloomfield, 2005. Rounding C., Bloomfield S.: Surgical treatments for ingrowing toenails. *Cochrane Database Syst Rev* 2005.CD001541

제39장

심폐소생술

윤 여 준

1 정의

Cardiopulmonary resuscitation (CPR)은 심정지에 빠진 환자를 살리려 하는 응급 조치이다. 무호흡 또는 헐떡이는 호흡을 보이며 반응을 하지 않는 사람에게 시행하며 원내 또는 원외에서 시행할 수 있다.

적어도 분당 100회의 흉부 압박을 통해 피를 심장에 인공적으로 순환을 하도록 도모하며 이에 더해 구조자는 oral-to-oral ventilation 또는 breathing apparatus 등을 통해 폐에 공기를 공급할 수 있다 (인공호흡, artificial respiration). 현재 recommendation은 인공호흡에 중점을 둔 기존의 A-B-C method보다는 고품질의 흉부압박에 중점을 둔 C-A-B method를 권장하고 있고 훈련받지 못한 구조자에게는 단순히 흉부압박 만을 권장하고 있다.

CPR 자체로는 심장을 다시 시작하기 보다는 훈련된 구조자가 도착하기 전까지 뇌 및 심장에 oxygenated blood의 혈류를 유지하여 성공적인 resuscitation에 도움을 주고 조직 손상 및 영구적인 뇌 손상을 방지하는데 있다.

Ventricular fibrillation 혹은 pulseless ventricular tachycardia가 있는 경우에는 심장에 대한 전기 충격 (Defibrillation)을 통해 normal sinus rhythm을 복원 시킬 수 있으며 병원 바깥의 환경에서도 portable AED (Artificial External Defibrillator)가 보급되어 있어 CPR시 생존률의 증가에 도움을 주고 있다. Ventricular defibrillation은 asystole 또는 pulseless electrical activity에는 큰 도움이 되지 않으나 흉부 압박 자체가 심장을 shockable rhythm으로

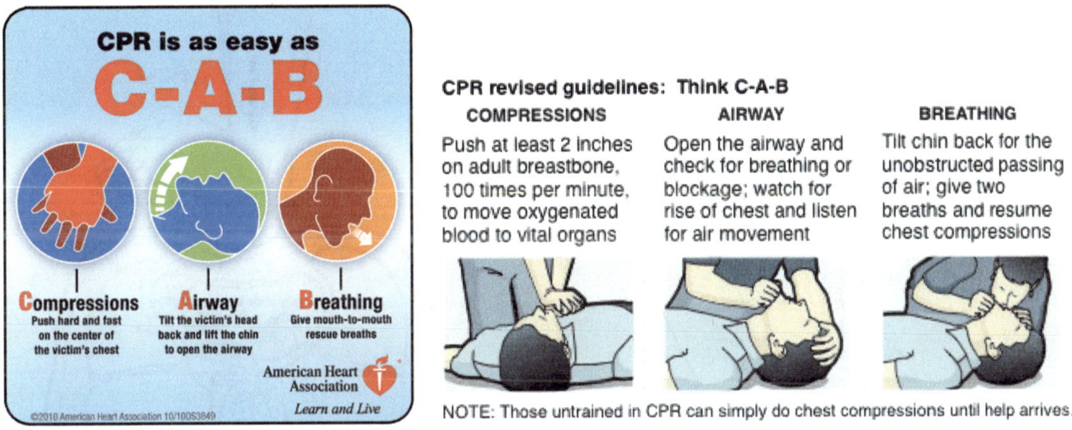

그림 39-1

회복시킬 수 있으며 흉부 압박의 중단이 최소화 될수록 defibrillation의 성공 가능성이 높아진다.

CPR은 환자가 return of spontaneous circulation (ROSC)이 이루어지거나 사망할 때까지 시행한다.

2 방법

1) 흉부 압박

구조자 들은 고품질의 CPR을 제공하는데 주의를 기울여야 하며 특기할 사항은 다음과 같다 :

(1) 충분한 분당 회수의 흉부압박 (적어도 분당 100회)

(2) 충분한 깊이의 흉부 압박 :

- 성인 : 적어도 5cm.
- 영아 및 소아 : 흉곽의 AP diameter의 적어도 1/3 이상. 영아에서는 4cm, 소아에서는 5cm.

(3) 각 압박 후에 충분한 흉곽 복원이 이루어지도록 할 것.

(4) 흉부 압박이 멈추는 것을 최소화 할 것.

(5) 과환기를 피할 것.

(6) 구조자가 여러 명일 경우 흉부 압박을 2분마다 교대하며 시행한다.

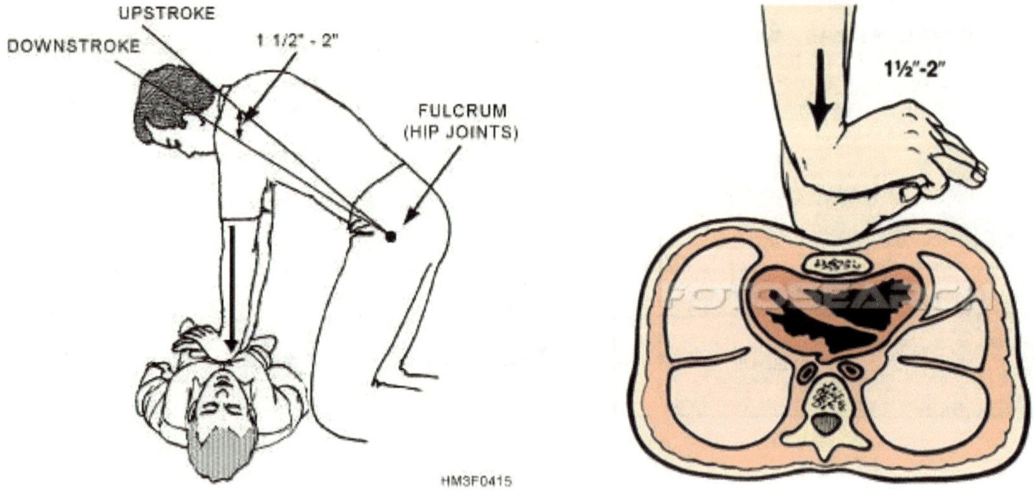

그림 39-2

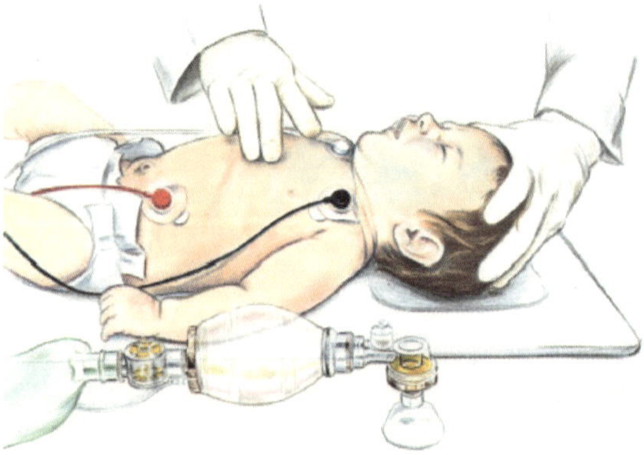

그림 39-3 Two-finger chest compression technique in infants (1 rescuer)

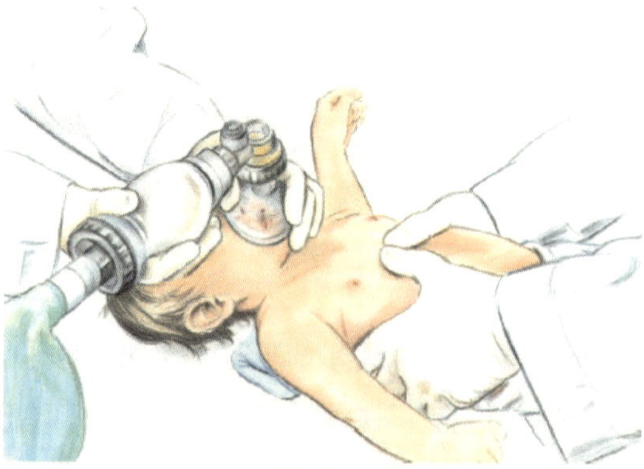

그림 39-4 Two thumb-encircling hands chest compression in infants (2 rescuer)

2) Airway 및 Ventilations

Head tilt-chin lift 또는 Jaw thrust maneuver 후에 rescue breath를 시행할 경우 oxygenation 및 ventilation에 도움이 될 수 있으나 이러한 maneuver 들은 훈련 받지 못한 일반인에게는 용이치 않으며 단독 구조자 일 경우 흉부 압박이 중단될 가능성이 커지기 때문에 Compression-only CPR을 시행하도록 한다. Asphyxial cause의 심정지가 의심되는 경우에는 ventilation을 시행해야 한다 (eg, infant, child, drowning victim). Advanced airway가 확보

된 경우에는 의료진은 6-8초에 1회의 속도로 (분당 8-10회) ventilation을 시행하며 흉부압박을 중단하지 않는다.

3 Adult Basic Life Support

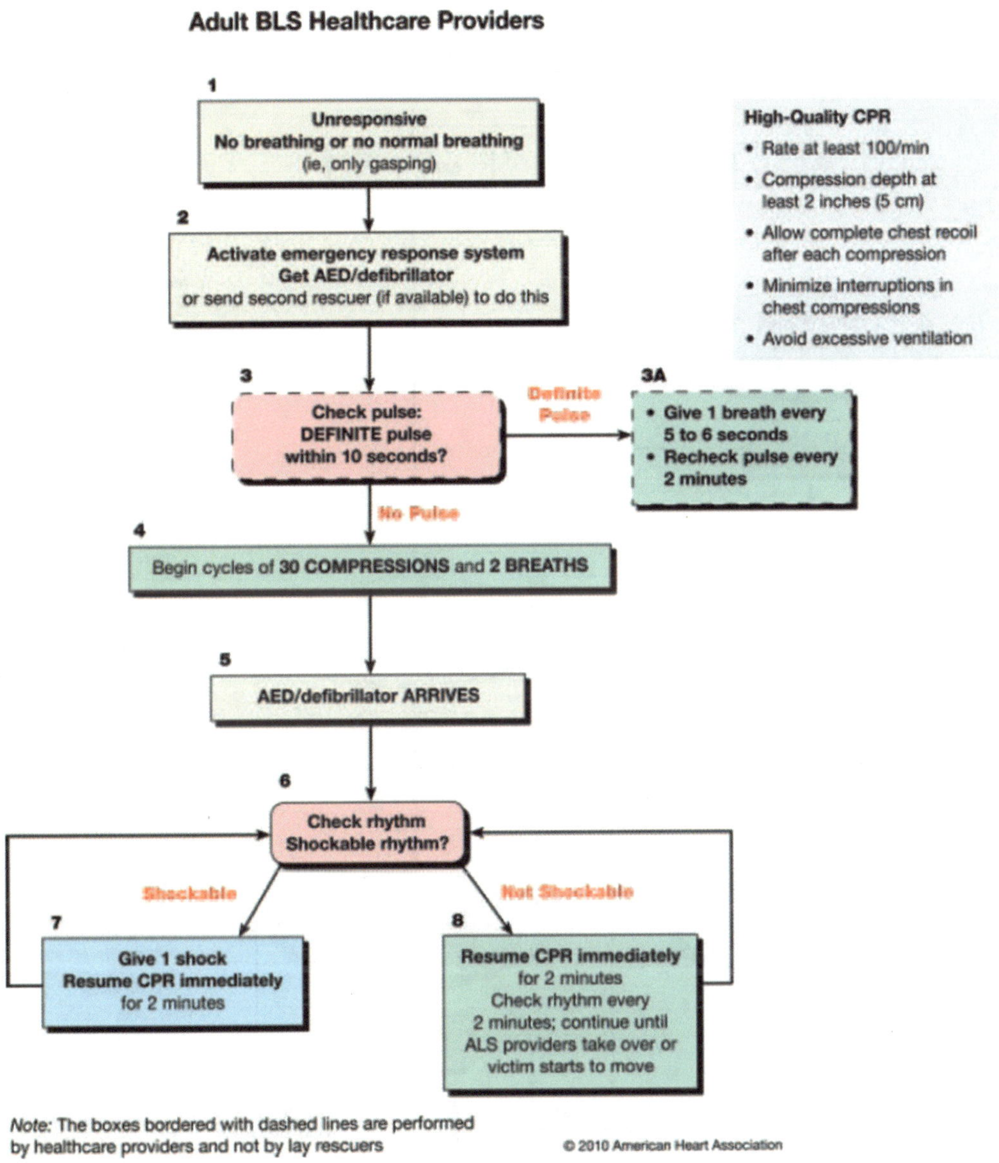

4 Adult Cardiac Arrest시 CPR Management

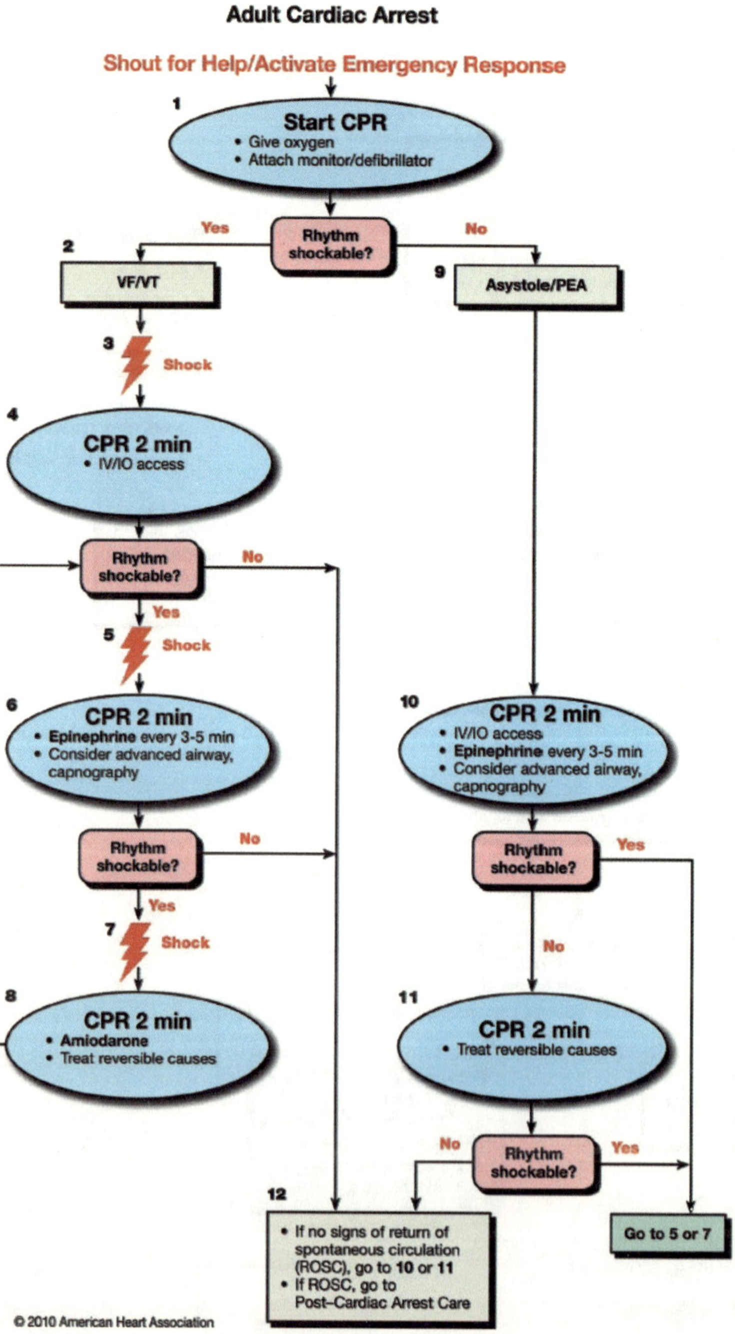

CPR Quality
- Push hard (≥2 inches [5 cm]) and fast (≥100/min) and allow complete chest recoil
- Minimize interruptions in compressions
- Avoid excessive ventilation
- Rotate compressor every 2 minutes
- If no advanced airway, 30:2 compression-ventilation ratio
- Quantitative waveform capnography
  - If P_{ETCO_2} <10 mm Hg, attempt to improve CPR quality
- Intra-arterial pressure
  - If relaxation phase (diastolic) pressure <20 mm Hg, attempt to improve CPR quality

Return of Spontaneous Circulation (ROSC)
- Pulse and blood pressure
- Abrupt sustained increase in P_{ETCO_2} (typically ≥40 mm Hg)
- Spontaneous arterial pressure waves with intra-arterial monitoring

Shock Energy
- **Biphasic:** Manufacturer recommendation (120-200 J); if unknown, use maximum available. Second and subsequent doses should be equivalent, and higher doses may be considered.
- **Monophasic:** 360 J

Drug Therapy
- **Epinephrine IV/IO Dose:** 1 mg every 3-5 minutes
- **Vasopressin IV/IO Dose:** 40 units can replace first or second dose of epinephrine
- **Amiodarone IV/IO Dose:** First dose: 300 mg bolus. Second dose: 150 mg.

Advanced Airway
- Supraglottic advanced airway or endotracheal intubation
- Waveform capnography to confirm and monitor ET tube placement
- 8-10 breaths per minute with continuous chest compressions

Reversible Causes
- Hypovolemia
- Hypoxia
- Hydrogen ion (acidosis)
- Hypo-/hyperkalemia
- Hypothermia
- Tension pneumothorax
- Tamponade, cardiac
- Toxins
- Thrombosis, pulmonary
- Thrombosis, coronary

그림 39-5 ACLS Cardiac Arrest Algorithm

5 Pediatric Basic Life Support

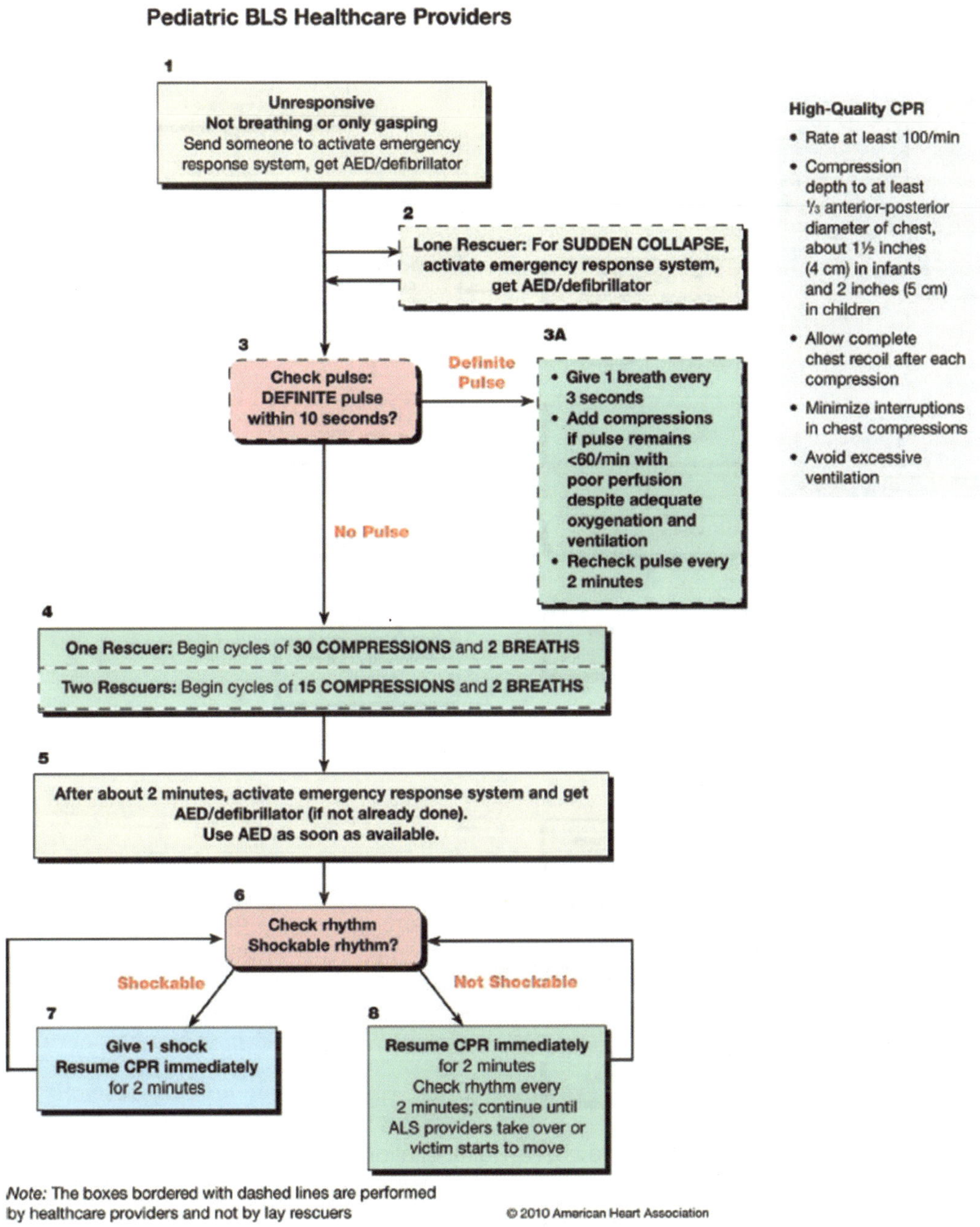

6 Neonatal Basic Life Support

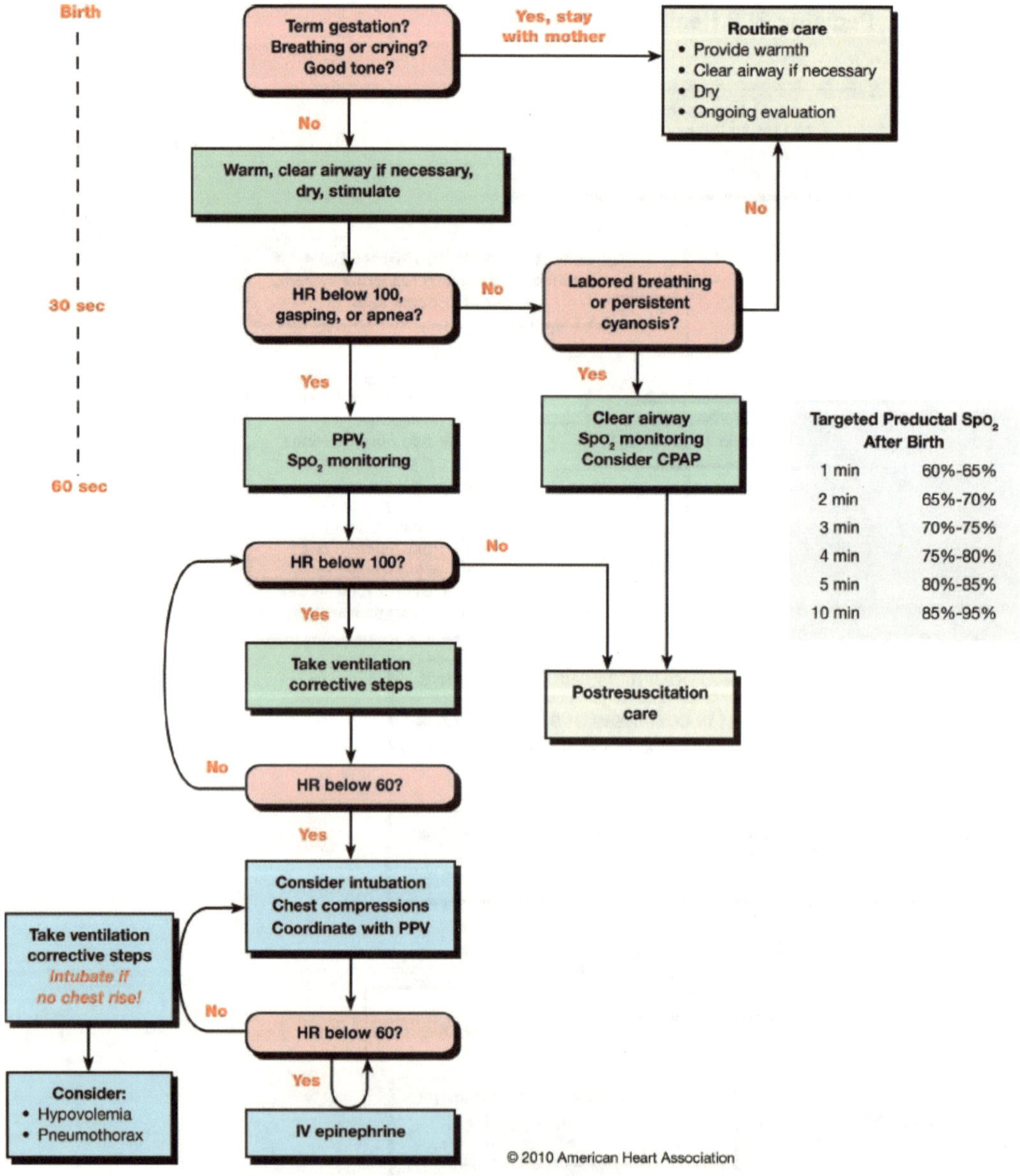

그림 39-6 Newborn Resuscitation Algorithm

참고 문헌

1. Travers AH et al Part 4: CPR Overview 2010 American Heart Association Guidelines for Cardiopulmonary Resuscitation and Emergency Cardiovascular Care. *Circulation* 2010;122;S676–S684.
2. Robert A. Berg et al. Part 5: Adult Basic Life Support 2010 American Heart Association Guidelines for Cardiopulmonary Resuscitation and Emergency Cardiovascular Care. *Circulation* 2010;122;S685–S705.
3. Robert W. Neumar et al. Part 8: Adult Advanced Cardiovascular Life Support 2010 American Heart Association Guidelines for Cardiopulmonary Resuscitation and Emergency Cardiovascular Care. *Circulation* 2010;122;S729–S767.
4. Berg MD *et al.* Part 13: Pediatric Basic Life Support 2010 American Heart Association Guidelines for Cardiopulmonary Resuscitation and Emergency Cardiovascular Care. *Circulation* 2010;122;S862–S875.
5. Kattwinkel J *et al.* Part 15: Neonatal Resuscitation 2010 American Heart Association Guidelines for Cardiopulmonary Resuscitation and Emergency Cardiovascular Care. *Circulation* 2010;122;S909–S919.

찾아보기

〈ㅁ〉

〈ㅂ〉

〈ㅅ〉

〈ㅇ〉

〈ㅈ〉

〈ㅊ〉

〈ㅋ〉

임상가정의학

펴낸날 : 2011년 4월 1일 초판 1쇄 발행

엮은이 · 순천향대학교 의과대학
펴낸이 · 손풍삼
펴낸곳 · 순천향대학교 출판부
주　소 · 충남 아산시 신창면 읍내리 646
Tel (041) 530-1115 | Fax (041) 530-1719
www.sch.ac.kr

출판등록 : 2010년 6월 14일 제 251-2010-5호

ISBN 978-89-964627-3-6 93510
정가 20,000원